不安
生活用品
見極めガイド

使うならどっち!?

渡辺 雄二
Yuji Watanabe

sanctuary books

はじめに

ドラッグストアや薬局には、ボディソープ、シャンプー、歯磨き粉、ラップフィルム、ゴキブリ駆除剤、風邪薬、頭痛薬、サプリメントなど、さまざまな生活用品があふれんばかりに並んでいます。また、スーパーやコンビニにも、さらにインターネット通販などでも、それらが売られています。

そして、テレビや新聞などでは、商品の素晴らしさや必要性を強調する、巧みな宣伝が繰り広げられています。それは、まさに「洪水」のようで、私たち消費者はそれにどっぷり呑み込まれているような状況です。

そんな中で、消費者はより安全で役に立つ製品を買って使うようにしていかなければなりません。そうしないと、お金をドブに捨てるようなことになるばかりでなく、健康を害することにもなりかねないからです。

たとえば、ボディソープですが、みなさんは市販の製品を当たり前のように使っていると思いますが、それらには刺激性の強い成分が入っているものが多いのです。ですから、知らず知らずにそれが原因で肌荒れを起こしている可能性があります。

また、歯磨き粉にも刺激性物質が入っているため、ブラッシングが不十分となり、歯周病や虫歯の原因になっていることが考えられます。

さらにリップクリームの場合、多くの製品には発がん疑惑物質が入っています。ラップフィルムにも、発がん性物質がふくまれているものがあります。

一方、風邪薬や頭痛薬などの医薬品は、人によっては副作用が現れることがあります。しかも、時には命にかかわる重い副作用が現れることがあるので、慎重に選択しなければなりません。

サプリメントは医薬品ではありませんので、副作用が出ることはあまりありませんが、効果がないものが多いばかりでなく、危険性の高い添加物をふくむものがあります。

ですから、成分や原材料をきちんと見て、よりよい製品を買い求めるようにしなければならないのです。

製品選びのポイントは、まず安全性でしょう。どんなに役に立つものでも、それを使って健康が害されるようでは困りものです。ですから、本書では安全性をもっとも重視しています。また、本当に必要なのかという視点を持つこともポイントになります。

商業には1つの鉄則があります。それは、「必要ないものほど宣伝しないと売れない」というものです。ですから、CMに惑わされてはいけないのです。本当に必要な製品をきちんと見極めなければならないのです。

とはいえ、新しい製品が次々に出てくると、「いいものでは？」と思って、買いたくなるという人も少なくないと思います。それを我慢するのはなかなか大変で、我慢しすぎるとかえってストレスになるかもしれません。

そこで、そこそこ必要で、安全性の高い製品を選択するというのも、1つの方法と考えられます。本書では、そういう点も考慮して、ある程度必要なもので安全性の高いものを「使うなら、こっち」としているケースもあります。

なお、医薬品については、胃腸薬や頭痛薬、便秘薬など、日常生活の中で最低限必要と考えられるものを選びました。

ただし、医薬品はどんなものでも、人によっては、副作用が現れることがあるので、その点を十分ご承知おきください。とくに頭痛薬や風邪薬などの場合、アレルギーを起こしやすい人だと、アナフィラキシーショック（服用後すぐの皮膚のかゆみ、じんましん、のどのかゆみ、息苦しさ、動悸、意識の混濁など）を起こし、生死にかかわることがあります。

また、まれにスティーブンス・ジョンソン症候群（高熱、目の充血、のどの痛み、皮膚の広範囲の発疹・発赤など）という重い副作用が現れることもあります。

これらの副作用は、「使うなら、こっち」とした医薬品でも、まれに起こるケースがありますので、十分に説明書を読んで使うようにしてください。

それから、サプリメントについてですが、本来ビタミンやカルシウムなどの栄養素は食品から摂取すべきものですが、どうしてもとりにくいという人もいると思います。そこで、そういう人のために、効果がはっきりしていて、安全性の高いサプリメントを選んで、「使うなら、こっち」としました。この点も、ご承知おきください。

なお、第5章で医薬品とサプリメントを取り上げていますが、頭痛薬から便秘薬までが医薬品で、マルチビタミン以降がサプリメントです。

今、私たち消費者は、まさしく製品の「洪水」の中で暮らしているかのようです。それに流されないようにするためには、選ぶ目を持たなければなりません。

それは、容易なことではありませんが、自身や家族の健康を守るためには必要なことなのです。本書が、その一助となることを願ってやみません。

本書の見方

本書では、**日頃の生活でよく使われている代表的な生活用品**を取り上げて、使うならどちらが適しているか、という判断をしています。

「こっちは、ダメ」は、危険性の高い、あるいは刺激性の強い成分をふくんでいるもので、使わない方がよいものです。また、環境を汚染する成分をふくむ製品もこちらに入ります。

一方、**「使うなら、こっち」**は、**「こっちは、ダメ」**とは逆で、危険性の高い成分をふくんでいないため、使っても害が出る心配のほとんどないものです。また、環境汚染を引き起こすことも少ない製品です。

なお、本書で使われているマークは、次のようなものです。

「これも、ダメ！」……**「こっちは、ダメ」**と同様に危険性の高い、または環境汚染を起こしやすい成分をふくむ製品

「使わない方が安心！」……危険性が高いとまではいえないが、安心して使えない成分がふくまれている製品

「ギリギリＯＫ！」……多少不安を感じさせる成分がふくまれているが、慎重に使えばそれほど害はないと考えられる製品

「これもＯＫ！」……**「使うなら、こっち」**と同じで、危険性の高い成分をふくんでいないため、害が出る心配がほとんどなく、環境汚染も起こしにくい製品

以上ですが、本書では具体的な製品名をあげて「使うなら、どっち⁉」の判定を行っていますので、買い物の際にぜひ参考にしていただければと思います。

目次
CONTENTS

くすり・サプリ

お風呂用洗剤

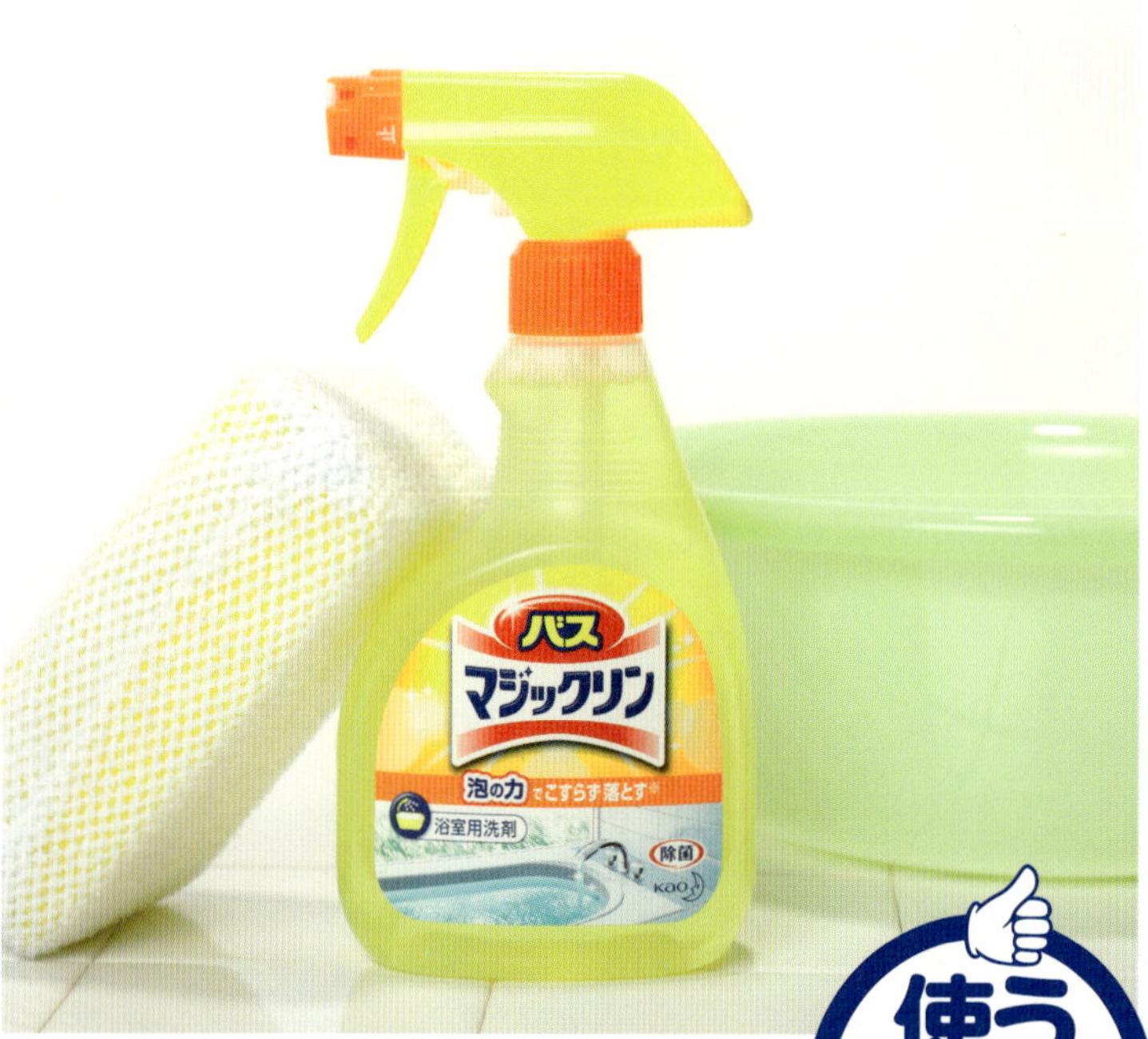

使うなら、こっち

バスマジックリン泡立ちスプレー（花王）

界面活性剤（9% 脂肪酸アミドプロピルベタイン）、泡調整剤、金属封鎖剤

これらには刺激性の心配があるため、直接皮膚に付着しないように注意

界面活性剤の一種。皮膚や目に対する刺激性が弱いのが特徴。また、化学構造を見る限り、環境汚染も起こしにくいと考えられる

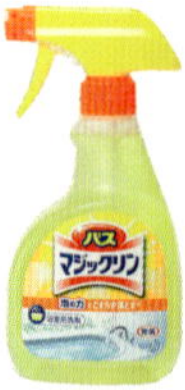

脂肪酸アミドプロピルベタインは、皮膚や目に対する刺激性が弱い。また、化学構造を見る限り、比較的分解されやすいと考えられるため、使うなら、こっち。

よく耳にする合成界面活性剤だけど
種類で危険度が違うことを知っていましたか?

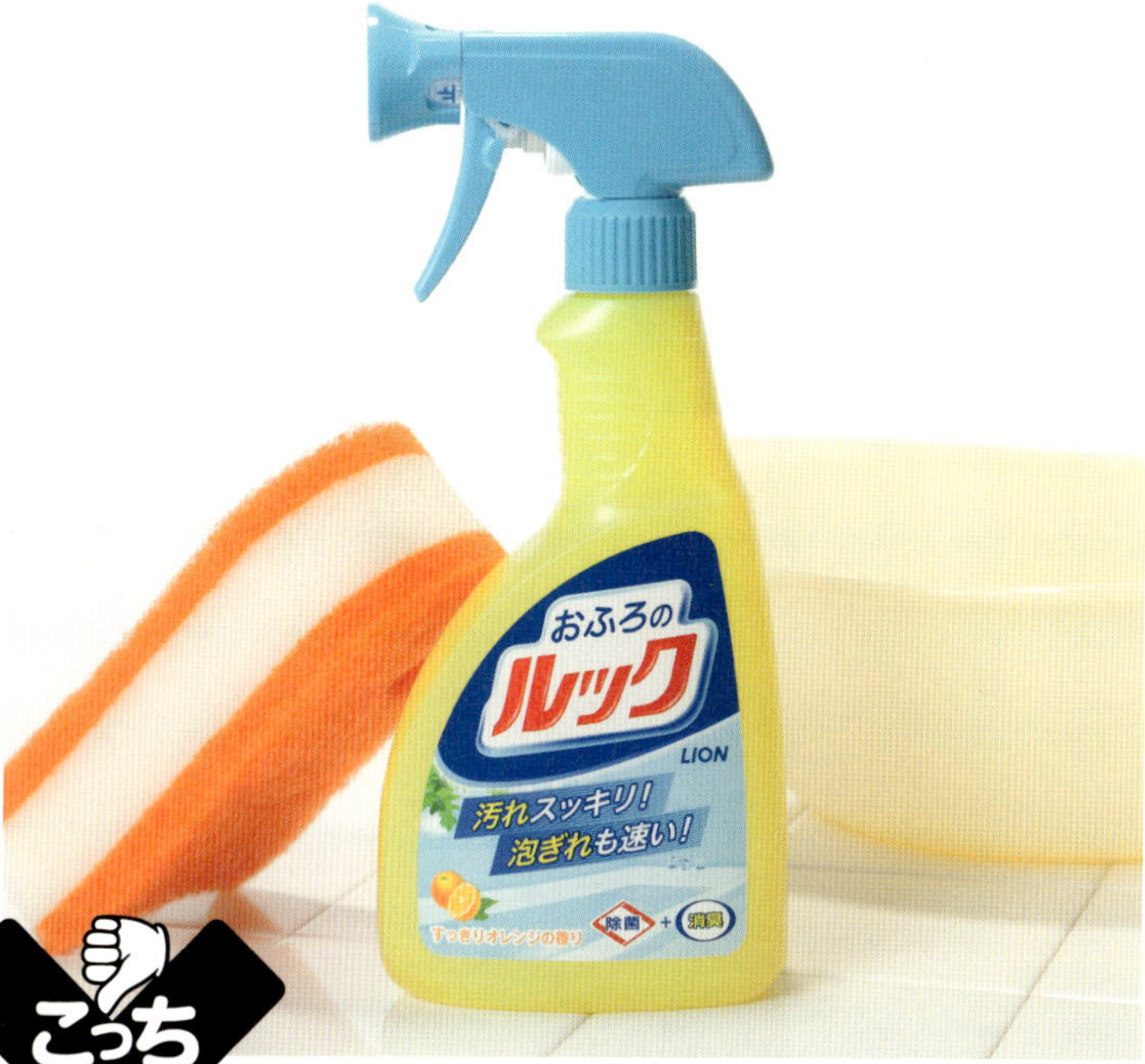

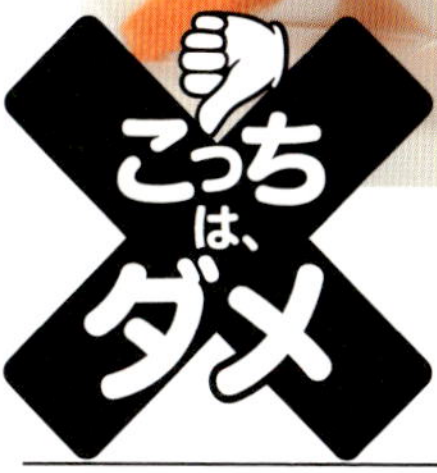

おふろのルック
(ライオン)

直鎖アルキルベンゼンスルホン酸ナトリウムは、現在使用されている合成界面活性剤の中で毒性がもっとも強い。そのため、使ってはダメ。

界面活性剤 (5%　直鎖アルキルベンゼンスルホン酸ナトリウム)、泡調整剤、キレート剤

毒性が強く、人が誤飲すると、量によっては死亡する可能性がある。過去の動物実験では、催奇形性（胎児に障害をもたらす毒性）を疑わせる結果が得られている

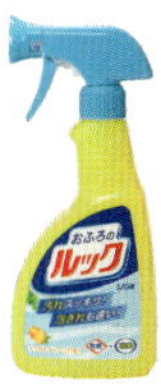

お風呂用洗剤

お風呂の浴槽は湯垢がつきやすく、いったんついてしまうとなかなか落ちにくいものです。ですから、こまめに洗う必要があるのですが、ただスポンジでこすっていては重労働です。

そこで、お風呂用洗剤がよく使われるのですが、使う場合は、できるだけ皮膚に対して刺激性が弱く、環境汚染を引き起こしにくいものを選びたいものです。

ところが、【おふろのルック】に使われている直鎖アルキルベンゼンスルホン酸ナトリウム（略称ＬＡＳ）は、現在使用されている合成界面活性剤の中では、毒性がもっとも強いもので、人が誤飲すると、量によっては死亡する可能性があります。さらに、皮膚に対して刺激性があり、過去の動物実験では、催奇形性《さいきけいせい》（胎児に障害をもたらす毒性）を疑わせる結果が得られています。

これもOK!

お風呂用ティンクル

（大日本除虫菊）

酢酸は、お酢の成分であり、安全性は高い。また、界面活性剤のアルキルベタインは、皮膚や目に対して、低刺激性のものなので OK。

酢酸（1.5%）、界面活性剤（アルキルベタイン）、キレート剤、溶剤

また、分解されにくいため、河川や湖沼に流れ込んだ場合、水質汚染を引き起こしたり、魚やプランクトンなどにも悪影響をおよぼしたりする可能性があります。下水道に流れ込んで、下水処理場に行き着いた場合でも、汚染物質である有機物を分解する微生物の生息に悪影響をおよぼす心配があります。

したがって、LASをふくむ洗剤製品は、できるだけ使わないほうがよいでしょう。

一方、【バスマジックリン 泡立ちスプレー】に使われている界面活性剤の脂肪酸アミドプロピルベタインは、皮膚や目に対する刺激性が弱いのが特徴です。

また、化学構造を見る限り、比較的分解されやすいと見られ、環境汚染も起こしにくいと考えられます。

ただし、ほかに泡調整剤や金属封鎖剤が使われているためか、液だれなどで手に付着すると、多少刺激を感じるので注意してください。

オールマイティー おふろ洗剤

（ミツエイ）

これもダメ

【おふろのルック】と同様、合成界面活性剤の直鎖アルキルベンゼンスルホン酸塩が使われている。これは、毒性が強く環境汚染を起こしやすい。

界面活性剤（5%直鎖アルキルベンゼンスルホン酸塩）、泡調整剤、キレート剤

台所用洗剤

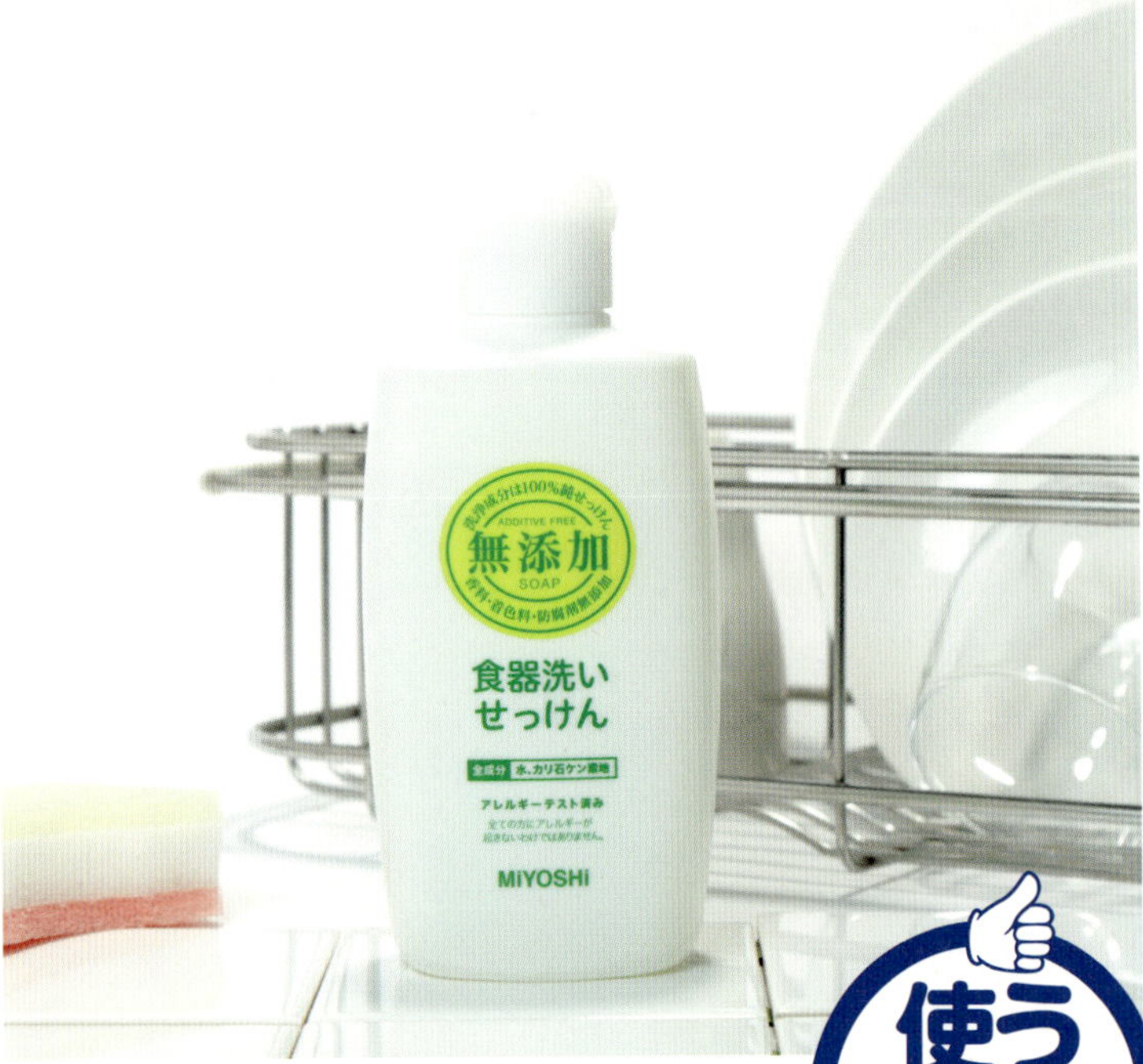

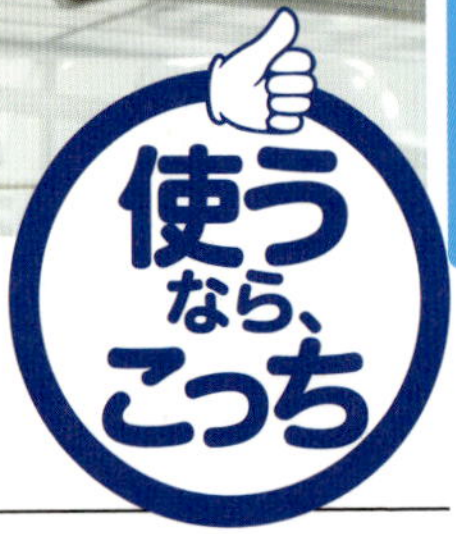

無添加 食器洗いせっけん

（ミヨシ石鹸）

純石けん分 (28%　脂肪酸カリウム)

皮膚に対する刺激が弱く、
毒性はほとんどなし

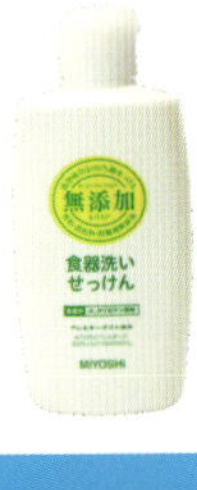

合成界面活性剤を使っておらず、成分は脂肪酸カリウムだけで作られている。手が荒れて困っているお母さんには、とくにオススメの製品。

手荒れで困っている人は合成界面活性剤に注目!
入ってないものを選べば悩みが解消するかも!!

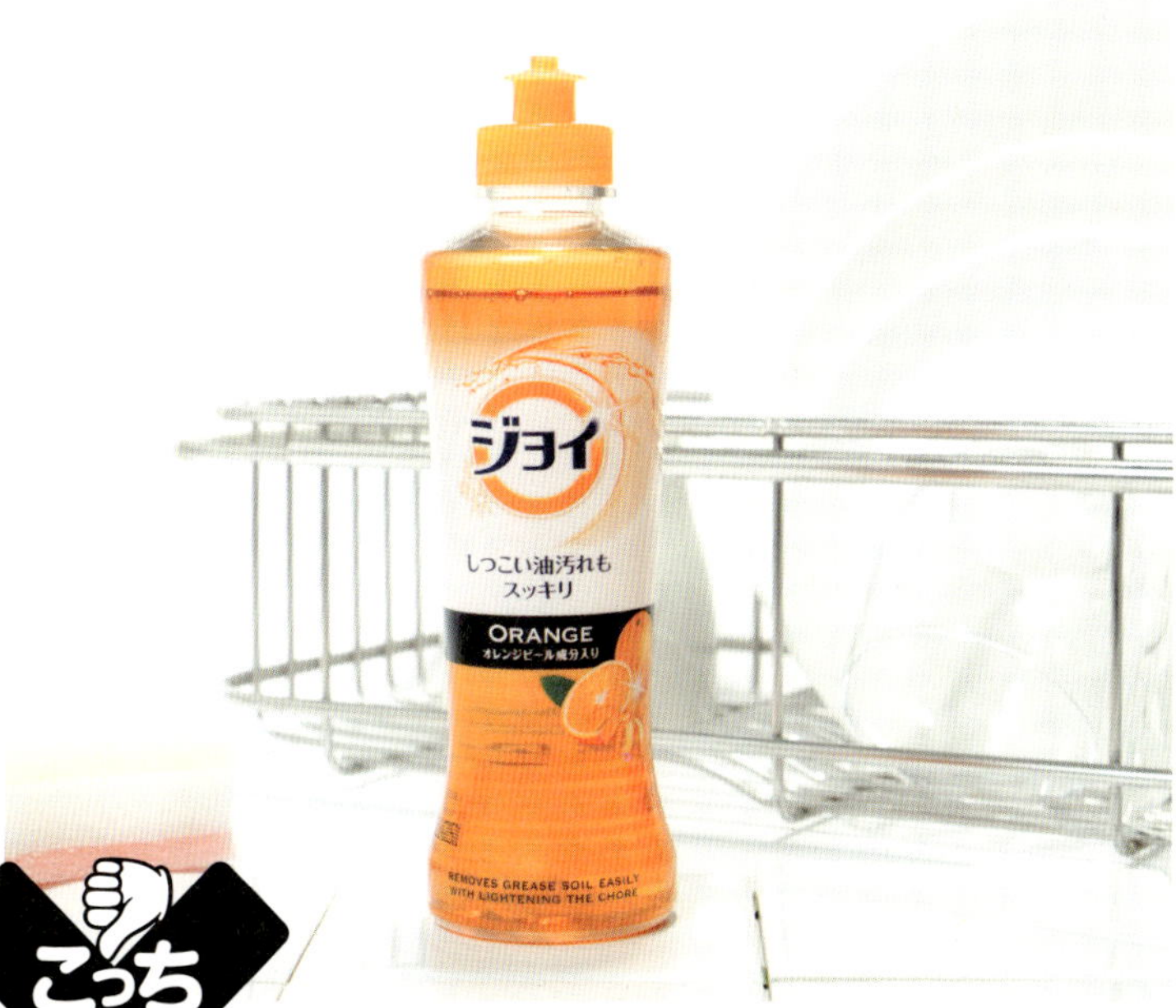

こっちは、ダメ

ジョイ
(P&G)

アルキルエーテル硫酸エステルナトリウム以外に、2 種類の合成界面活性剤がふくまれている。そのため、使わない方が無難。

界面活性剤 (32% アルキルエーテル硫酸エステルナトリウム、アルキルアミンオキシド、ポリオキシエチレンアルキルエーテル)、安定化剤、粘度調整剤

合成界面活性剤のひとつ。刺激性があり、肌がヒリヒリ傷んだりする

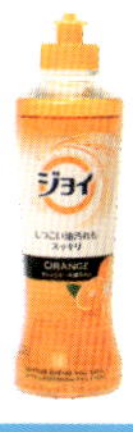

台所用洗剤

「台所用洗剤を使うと手が荒れる」という人は多いと思います。そのため、ゴム手袋などをして、食器を洗っている人がほとんどなのではないでしょうか。

では、なぜ手が荒れるかというと、合成界面活性剤が、皮膚の細胞に作用して、たんぱく質を変性させるからなのです。そのため、刺激を感じたり、ヒリヒリ傷んだりするのです。

【ジョイ】には、合成界面活性剤のアルキルエーテル硫酸《りゅうさん》エステルナトリウムのほかに、2種類の合成界面活性剤がふくまれています。

また、【ヤシノミ洗剤】にも、やはりアルキルエーテル硫酸エステルナトリウムがふくまれています。この製品は、ヤシの実を原料に作られ、「自然にやさしい」ことをうたっていますが、いくら原料に天然のものを使っていても、最終的に作られるものは、石油か

ヤシノミ洗剤

（サラヤ）

これもダメ

原料は天然由来でも、ふくまれているのは合成界面活性剤のアルキルエーテル硫酸エステルナトリウムなので、皮膚に刺激を覚える心配あり。

界面活性剤（20%、アルキルエーテル硫酸エステルナトリウム、アルキルベタイン）、安定剤

ら作られたものと変わらないということです。したがって、皮膚に対する影響も同じなのです。

一方、【キュキュット】の場合、「高級アルコール系（陰イオン）」となっています。これは、実際にはアルキルエーテル硫酸エステルナトリウムのことであり、【ジョイ】や【ヤシノミ洗剤】と変わりません。

これらに対して、【無添加 食器洗いせっけん】の場合、合成界面活性剤が使われておらず、成分は「脂肪酸カリウム（カリ石けん）」のみです。脂肪酸カリウムは、油を構成する脂肪酸にカリウム（K）を結合させたもので、皮膚に対する刺激が弱く、毒性はほとんどありません。また、自然界でも分解されやすいため、河川や湖沼を汚染することが少ないのです。

「手が荒れて困る」と悩んでいる方は、それまでの台所用洗剤をやめて、一度【無添加 食器洗いせっけん】を使ってみることをオススメします。

キュキュット

（花王）

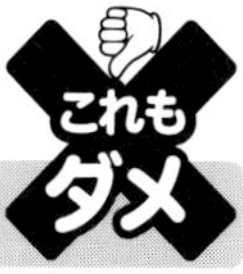

合成界面活性剤が４種類もふくまれているほか、除菌剤も入っているため、かなり手の皮膚に刺激を感じたり、痛みを覚える心配がある。

界面活性剤（43%、高級アルコール系（陰イオン）、アルキルヒドロキシスルホベタイン、アルキルグルコシド、アルキルグリセリルエーテル）、安定剤、除菌剤

キッチン用洗浄剤

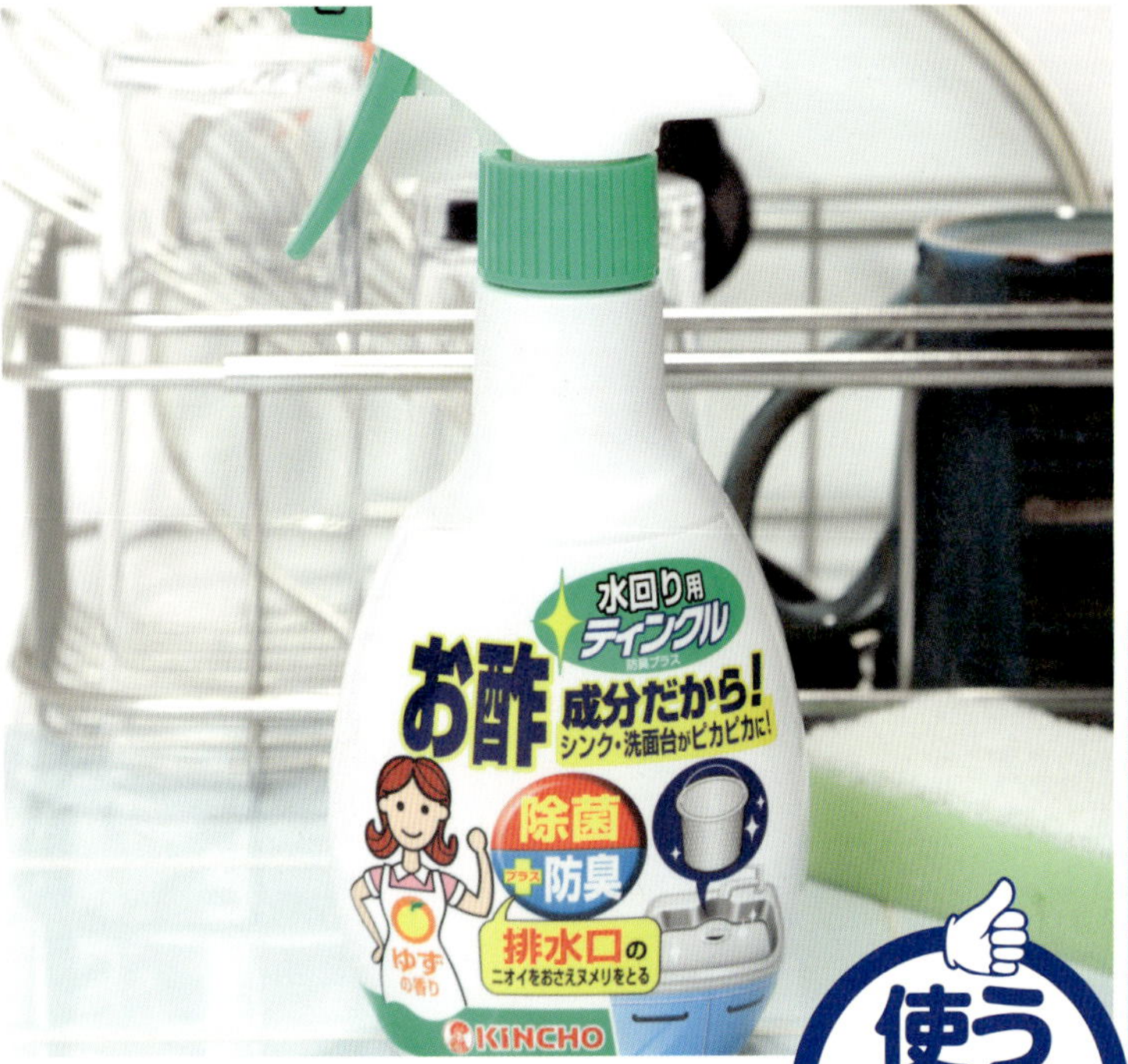

使うなら、こっち

水回り用ティンクル

（大日本除虫菊）

酢酸 (1.5%)、界面活性剤 (アルキルベタイン)、キレート剤、溶剤

皮膚や目に対して低刺激性の界面活性剤。また、環境への負荷も少ないと考えられる

お酢の成分である酢酸は安全性に問題なし。界面活性剤・アルキルベタインも、皮膚や目に対して、低刺激性のものなので OK。

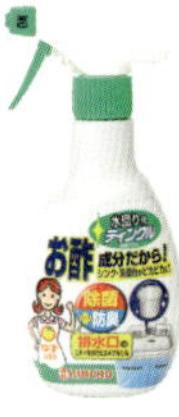

イヤな汚れをスッキリきれいに!
安心して使えるキッチン用洗浄剤は、どれ?

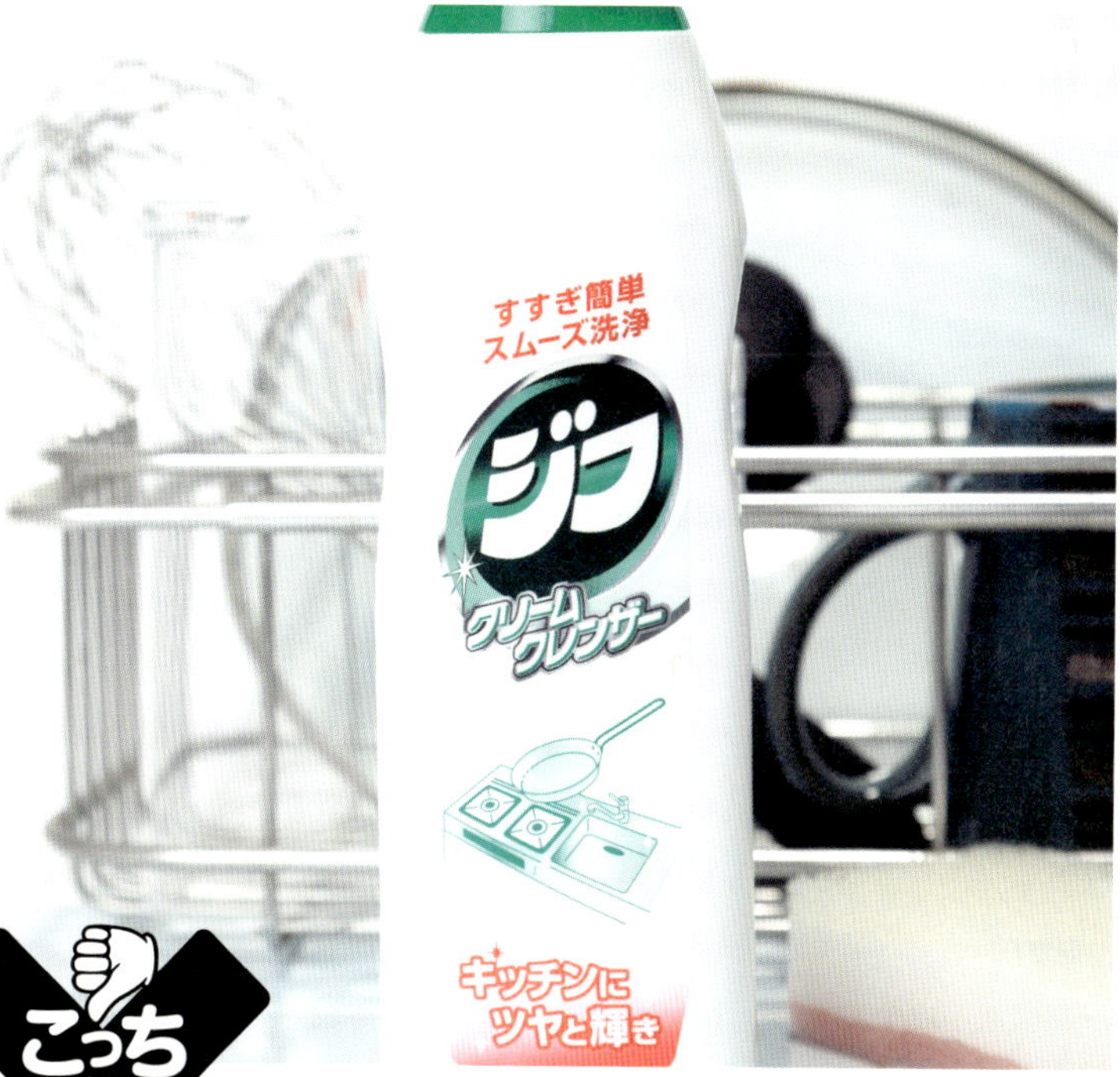

こっちは、ダメ

ジフクリームクレンザー

(ユニリーバ・ジャパン)

直鎖アルキルベンゼンスルホン酸塩は、現在使用されている合成界面活性剤の中で毒性がもっとも強い。そのため、避けた方が無難といえる。

けんま剤 (20%)、界面活性剤 (9% 直鎖アルキルベンゼンスルホン酸塩)、泡調整剤、分散剤

毒性が強く、人が誤って飲んでしまうと、量によっては死亡する可能性もある

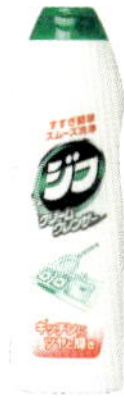

キッチン用洗浄剤

キッチンの流し台や蛇口、三角コーナーなどの汚れを落とすのはなかなか手間がかかります。

そこで、それらの汚れを落とす洗剤として売られているのがクレンザーで、その代表格が【ジフクリームクレンザー】です。

ただし、オススメすることはできません。なぜなら、研磨剤のほかに合成界面活性剤の直鎖アルキルベンゼンスルホン酸塩が入っているからです。

前にも述べたように、直鎖アルキルベンゼンスルホン酸塩（略称ＬＡＳ）は、現在使用されている合成界面活性剤の中で、毒性がもっとも強いものです。そのため、子どもなどが誤って飲んでしまうと、量によっては死亡する心配があります。

さらに、過去の動物実験では、催奇形性《さいきけいせい》（胎児に障害をもたらす毒性）を疑わせる結果が得られています。

　また、下水道のない地域では、河川や湖沼に直接流れ込んだ場合、分解されにくいため、水質汚染を引き起こす可能性があります。

　さらに、下水道のある地域でも、下水を通って下水処理場に行き着いた場合、下水を浄化する役目を果たしている微生物の生息に悪影響をおよぼすことが考えられます。ですから、LASをふくむ洗剤製品は、できるだけ使わないようにしてください。

　一方、【水回り用ティンクル】に使われている酢酸は、ご承知のようにお酢の成分です。お酢には殺菌力がありますが、これは酢酸の作用によるものです。酢酸は、私たちが日頃から摂取している物質なので、安全性は高いといえます。

　また、界面活性剤のアルキルベタインは、皮膚や目に対して、低刺激性であることがわかっています。その化学構造を見てみると、分解されやすいと考えられ、河川や湖沼への影響も少ないといえるでしょう。

ニューホーミングクレンザー

（花王）

これもダメ

この製品にも、直鎖アルキルベンゼンスルホン酸塩が使われている。手荒れを起こし、環境への悪影響なども考えられるのでオススメできない。

研磨剤（91%）、界面活性剤（5%直鎖アルキルベンゼンスルホン酸塩）、安定化剤

キッチン除菌剤

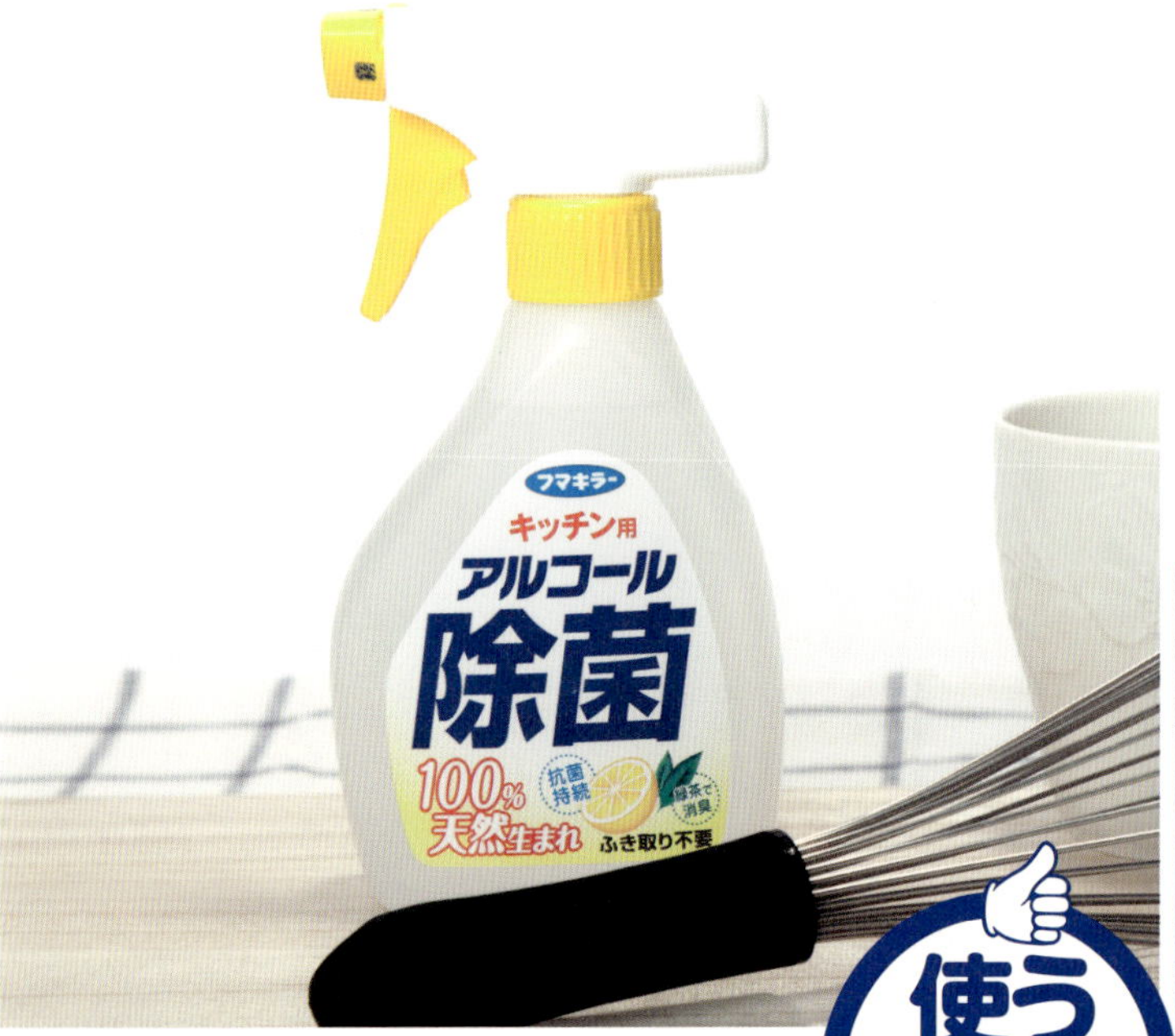

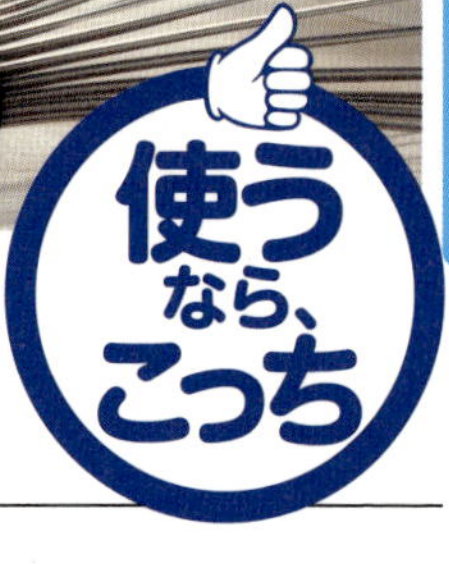

フマキラー キッチン用 アルコール除菌（フマキラー）

発酵エタノール、グレープフルーツ種子抽出物、緑茶抽出物

ビールや日本酒などにもふくまれている成分で、問題なし

主成分の発酵エタノールも、そのほかの成分も天然のものだから、安心して使うことができる。そのため、使うなら、こっち。

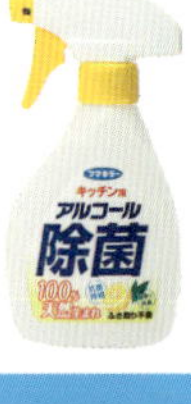

「清潔なキッチン」だけじゃなく、「安全な暮らし」も大切じゃありませんか？

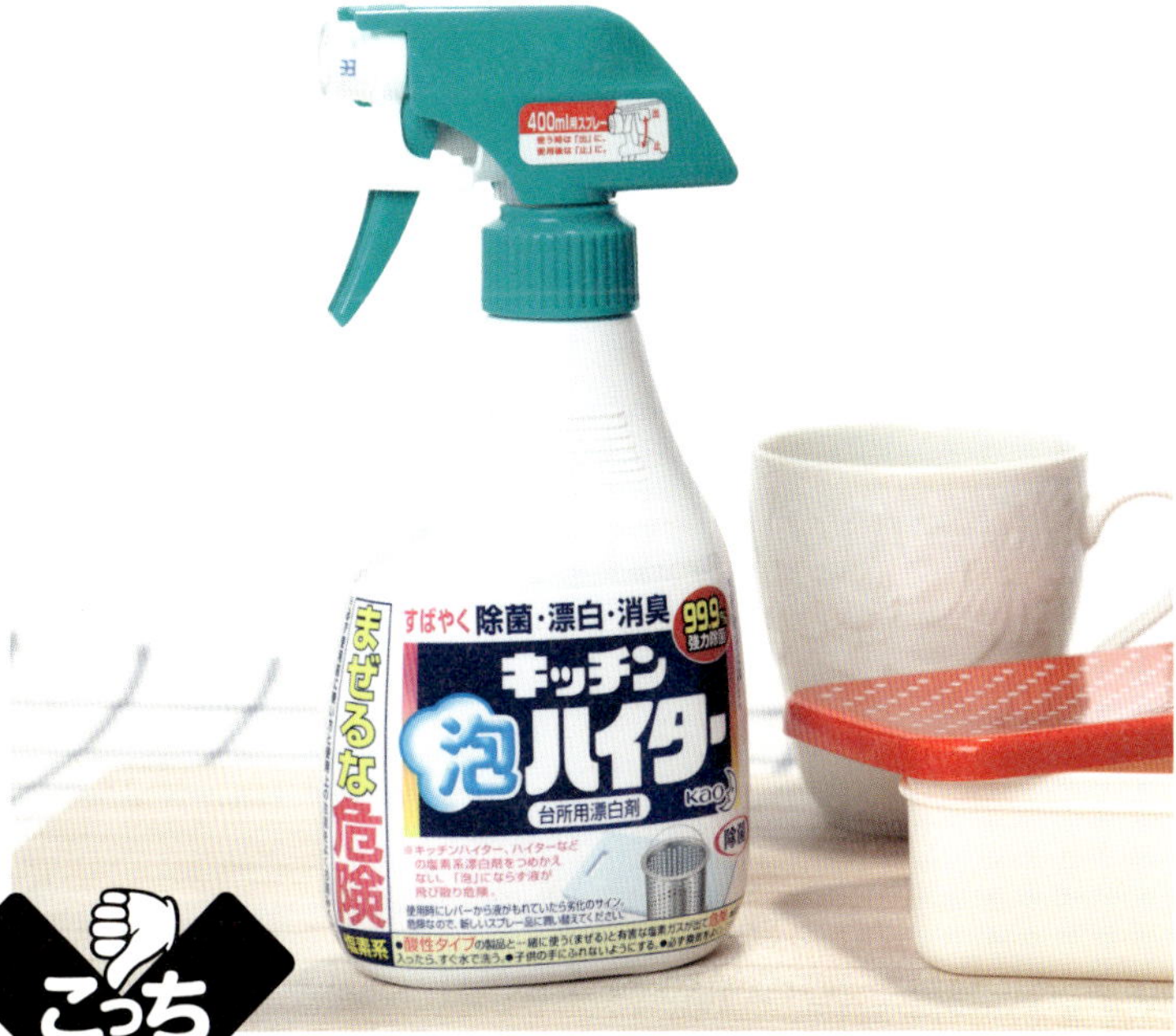

こっちは、ダメ

キッチン泡ハイター

（花王）

次亜塩素酸ナトリウムや水酸化ナトリウムなど、危険な成分がふくまれている製品。体に悪影響があるかもしれないので、こっちはダメ。

次亜塩素酸ナトリウム（塩素系）、界面活性剤（アルキルエーテル硫酸エステルナトリウム）、水酸化ナトリウム

強い毒性があり、水で薄めてあっても、手についたり、目に入ったりすると、激しい痛みをともなう

目に入ると、角膜が溶ける心配がある

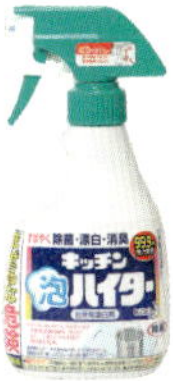

キッチン除菌剤

【キッチン泡ハイター】のボトルには、「まぜるな危険」と黄色と赤の文字で大きく書かれています。酸性の洗浄剤と一緒に（混ぜて）使うと、猛毒の塩素ガスが発生するからです。すなわち、【キッチン泡ハイター】の主成分である次亜塩素酸ナトリウムが、塩酸などの酸性の成分と混ざると、化学反応を起こして塩素ガスを発生させるのです。

過去には、徳島県や長野県などで、実際に塩素ガスが発生して、死亡事故にいたったケースもあります。

それらの事件後、「まぜるな危険」と大きく表示されるようになり、塩素ガスが発生するケースはほとんどなくなったようです。でも、【キッチン泡ハイター】は、混ぜなくても危険なのです。なぜなら、次亜塩素酸ナトリウム自体に強い毒性があるからです。

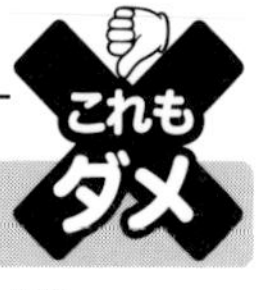

キッチンブリーチ

（カネヨ石鹸）

酸性の洗浄剤と混ざると、猛毒の塩素ガスが発生する。ただ、混ぜなくても危険性は高く、目に入ると強い痛みをともない、傷つける心配がある。

次亜塩素酸ナトリウム（塩素系）、界面活性剤（アルキルアミンオキシド）、アルカリ剤

これまでの実験で、マウス（ハツカネズミ）に対して、体重1kgあたり次亜塩素酸ナトリウムを0・012g経口投与したところ、半数が死亡したというデータがあります。これから推定されるヒト致死量はわずか茶さじ一杯なのです。

【キッチン泡ハイター】の場合、水などで薄めてボトリングしていますから、毒性はずっと弱まっていますが、手についたり、目に入ったりすると、激しい痛みをともないます（【キッチンブリーチ】の主成分も、次亜塩素酸ナトリウムなので、同様の危険性がある）。

また、水酸化ナトリウムも入っているため、目に入ると、角膜が溶ける心配があります。水酸化ナトリウムには、たんぱく質を溶かす作用があるからです。

一方、【フマキラー キッチン用アルコール除菌】の場合、主成分は発酵エタノールであり、これはビールや日本酒などにもふくまれているので問題はありません。その他の成分も天然のものなので、安心して使うことができます。

キッチンハイター

（花王）

成分は、【キッチン泡ハイター】と同じであり、同様に「まぜるな危険」の文字がある。混ぜなくても危険性が高いので、使ってはダメ。

次亜塩素酸ナトリウム（塩素系）、界面活性剤（アルキルエーテル硫酸エステルナトリウム）、水酸化ナトリウム（アルカリ剤）

哺乳ビン洗い

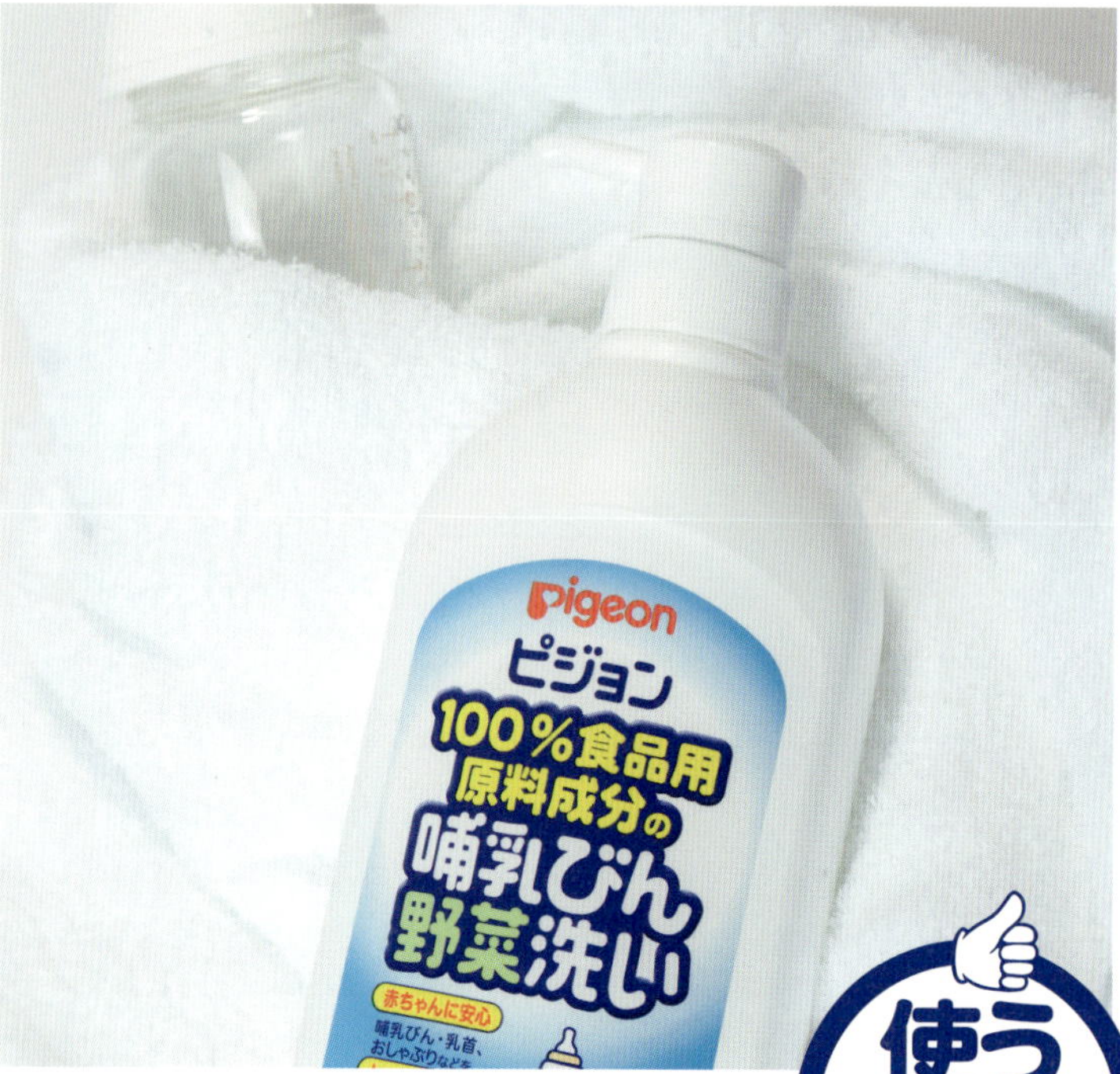

使うなら、こっち

ピジョン100%食品用原料成分の
哺乳びん野菜洗い（ピジョン）

界面活性剤（10% ポリオキシエチレンソルビタン脂肪酸エステル）、金属封鎖剤、安定化剤

毒性が低く、刺激性も弱い

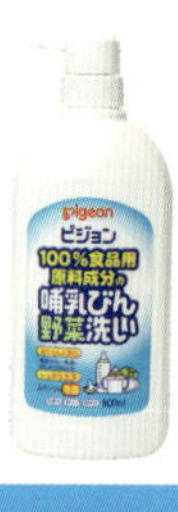

ポリオキシエチレンソルビタン脂肪酸エステルは、毒性が低く、刺激性も弱い。すすぎは十分する必要があるが、洗浄したいときはこっちが○。

赤ちゃんの体はとっても繊細。
だから、使うものにはより一層気を配りたい。

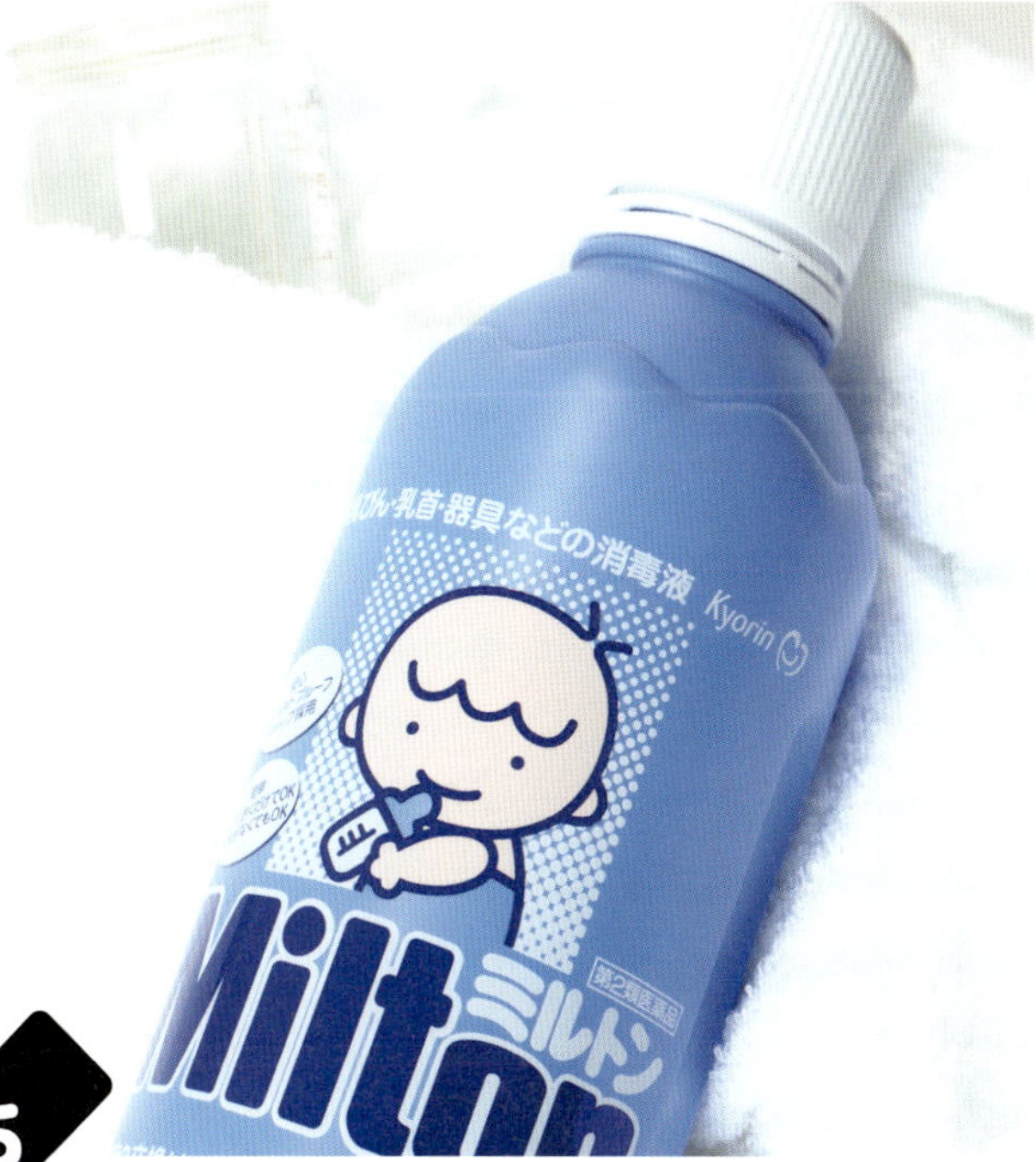

こっちは、ダメ

ミルトン

(杏林製薬)

毒性物質の次亜塩素酸ナトリウムを使っている点が、とても心配。デリケートな赤ちゃんのために、不安要素のある製品は避けたいもの。

[成分]
次亜塩素酸ナトリウム 1.1W/V%
[添加物]
pH 調節剤

マウス (ハツカネズミ) に体重 1kg あたり次亜塩素酸ナトリウムを 0.012g 経口投与すると、半数が死亡するというデータがある

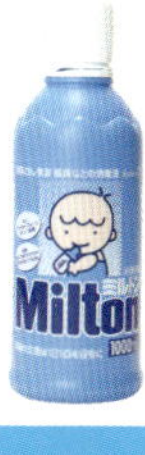

哺乳ビン洗い

【ミルトン】を開けると、塩素くさい不快なにおいがします。人間の嗅覚は体を守るセンサーの役割を果しています。つまり、腐った食品や有毒なガスなどを不快なにおいとして感じとるのです。

逆に見ると、不快なにおいを感じるものは、有毒なものが多いということです。それもそのはずで、実は【ミルトン】の成分は、衣類用漂白剤の【ハイター】やトイレ用洗剤の【ドメスト】と同じ毒性物質の次亜塩素酸ナトリウムなのです。

マウス（ハツカネズミ）に体重1kgあたり次亜塩素酸ナトリウムを0・012g経口投与すると、半数が死亡するというデータがあります。これは、体重が3000gの赤ちゃんに単純換算するとわずか0・036gで、約3㎖の【ミルトン】にふくまれる次亜塩素酸ナトリウムの量と同じになるのです。

また、【ミルトン】の場合、水で約80倍に薄めて哺乳ビンや乳首をそれに1時間以上浸して消毒するという使い方です。そして、水洗いせずにそのままミルクを哺乳ビンに入れて、赤ちゃんに飲ませるのです。哺乳ビンに残った次亜塩素酸ナトリウムはミルクと混ざってごく少量の塩分と水になるので問題ないとされています。しかし、100％塩分と水に変化するかはわかりません。

また乳首に付着した次亜塩素酸ナトリウムは、そのまま赤ちゃんの口に入ることになります。赤ちゃんにとっては、不快なにおいと味のはずです。こんな製品を使うのはやめましょう。

哺乳ビンはガラス製のものを購入し、熱湯で消毒するようにしましょう。洗浄したい場合は、【ピジョン100％食品用原料成分の哺乳びん野菜洗い】のように、作用が穏やかなものを使うとよいでしょう。界面活性剤のポリオキシエチレンソルビタン脂肪酸エステルは、毒性が低く、刺激性も弱いものです。ただし、すすぎは十分に行ってください。

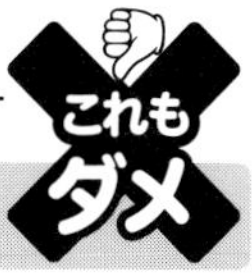

ピジョン ミルクポン

（ピジョン）

成分は、【ミルトン】と同様に次亜塩素酸ナトリウム。そのため、同じ危険性があり、これもダメ。この製品は第２類医薬品に分類されている。

［成分］
次亜塩素酸ナトリウム 1W/V%
［添加物］
pH 調整剤

洗濯用洗剤

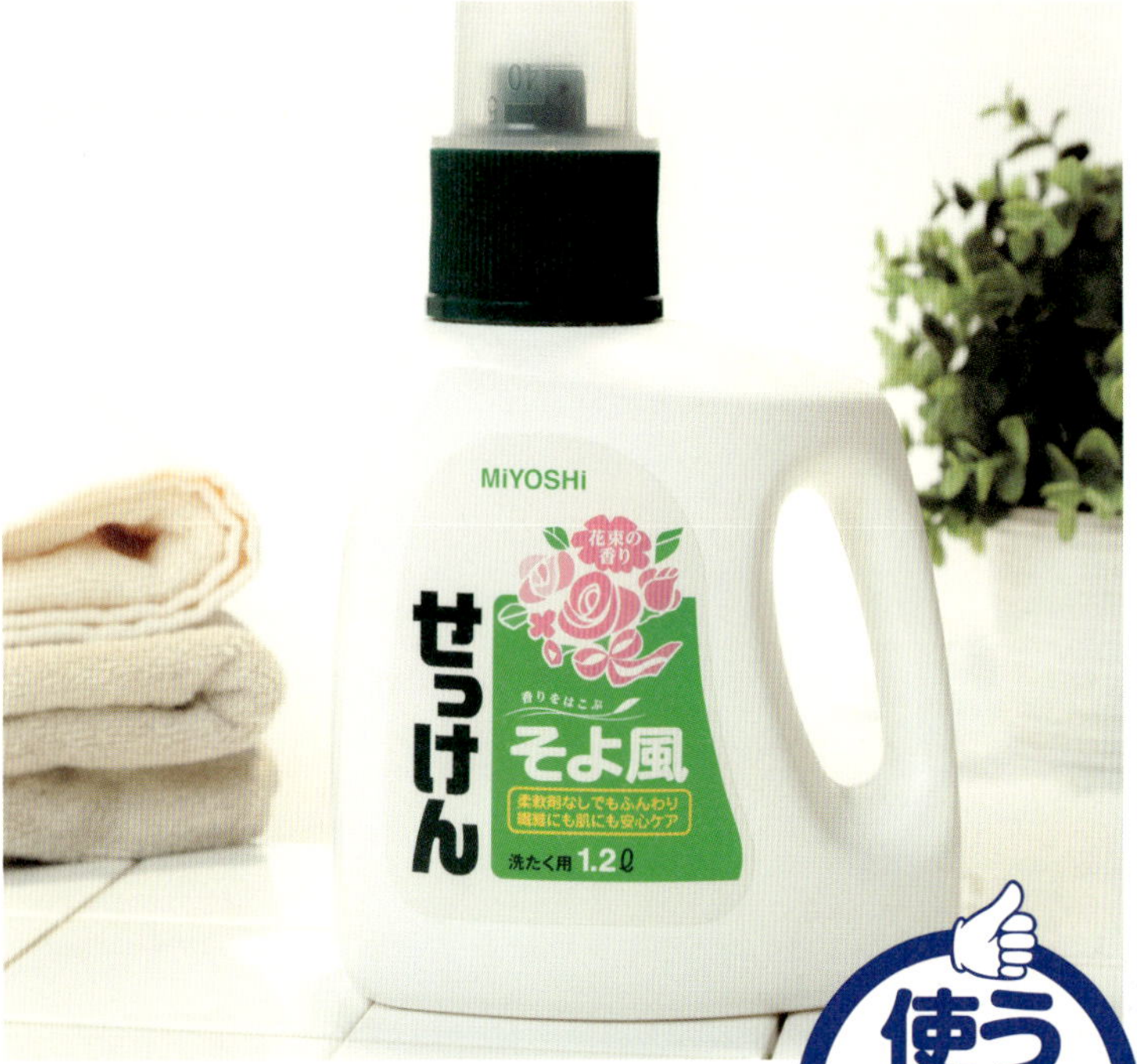

使うなら、こっち

せっけん そよ風

（ミヨシ石鹸）

純石けん分 (35% 脂肪酸カリウム、脂肪酸ナトリウム)

2つとも、ほとんど無毒といえる。また自然環境中でも分解されやすく、汚染を起こすことが少ない

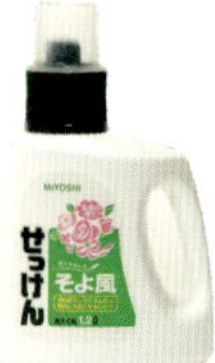

配合されている成分は脂肪酸ナトリウムと脂肪酸カリウムのみ。これらは毒性が低く、ほとんど無毒といえるので、使うならこっち。

衣類は家族の肌に直接ふれるもの。
だからこそ気をつけたい洗濯用洗剤えらび。

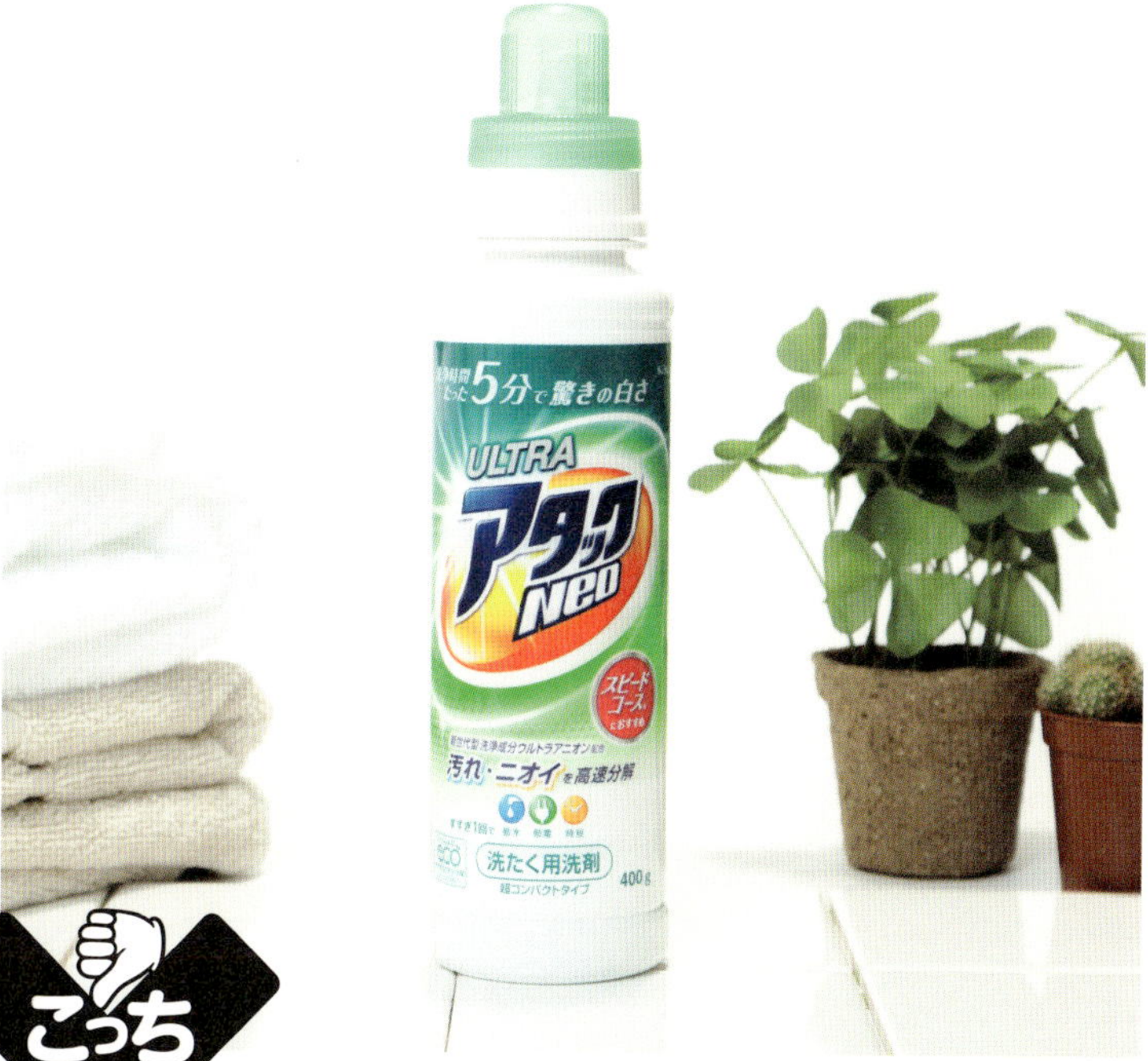

こっちは、ダメ

ウルトラアタックネオ

（花王）

界面活性剤［60%、高級アルコール系（陰イオン）、高級アルコール系（非イオン）、脂肪酸系（陰イオン）］、安定化剤（ブチルカルビトール）、酵素

魚に対して毒性が強いことが確認されている

皮膚につくと刺激を感じることがある

3つも界面活性剤が配合されている製品。家族の体へ害をおよぼす可能性があり、それを考えると、使わない方が安心できる。

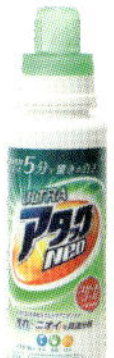

洗濯用洗剤

テレビでさかんに宣伝されている【ウルトラアタックネオ】ですが、3つの界面活性剤が使われていて、ここではそのうち2つについて説明します。

1つ目は、「高級アルコール系(陰イオン)」。これは、アルキルエーテル硫酸エステルナトリウムのことで、台所用洗剤にも配合されているものです。水に溶けると、マイナスの電気を帯びるので、「陰イオン界面活性剤」といいます。たんぱく質に対する変成作用があるので、皮膚につくと刺激を感じることがあります。

2つ目は、「高級アルコール系(非イオン)」です。これは、ポリオキシエチレンアルキルエーテルのことで、【さらさ】や【ボールド】にも配合されています。魚に対する毒性が強いため、河川や湖沼に流れ込んだ場合、魚に悪影響をもたらす可能性があります。

さらさ

(P&G)

これもダメ

合成界面活性剤を3種類配合。とくにLAS(直鎖アルキルベンゼンスルホン酸ナトリウム)は、界面活性剤の中でも毒性がもっとも強い。

界面活性剤(24%:アルキルエーテル硫酸エステル塩、純せっけん分(脂肪酸ナトリウム)、ポリオキシエチレンアルキルエーテル、LAS)、安定化剤、pH調整剤、水軟化剤、ケア成分、酵素

1983年にはこんな事件を発生させています。

横浜市を流れる川でコイが大量死しているのが発見され、市立の研究所が原因調査に乗り出しました。そして、川の水を調べたところ、ポリオキシエチレンアルキルエーテルが19ppm（ppmは100万分の1を表す濃度の単位）検出されました。そこで、19ppmのポリオキシエチレンアルキルエーテルの水溶液を作り、そこにコイを入れる実験を行いました。

すると、コイはわずか2分で死んでしまったのです。そして、えらの病理変化が、川で死んでいたコイと同じであったため、原因はポリオキシエチレンアルキルエーテルと断定されたのです。

一方、【せっけん そよ風】にふくまれている脂肪酸ナトリウムと脂肪酸カリウムは、毒性が低く、ほとんど無毒といえるものです。ですから、仮にこれらを溶かした水に魚を入れても死ぬことはありません。また、自然環境中でも分解されやすいため、汚染を起こすことが少ないのです。

ボールド

(P&G)

これもダメ

合成界面活性剤を2種類配合。ほかの洗濯用洗剤に比べて、においが強いため、においに敏感な人は気分が悪くなるなどの心配がある。

界面活性剤（20%：アルキルエーテル硫酸エステル塩、純せっけん分（脂肪酸ナトリウム）、ポリオキシエチレンアルキルエーテル）、安定化剤、pH調整剤、水軟化剤、柔軟成分、酵素

衣類用漂白剤

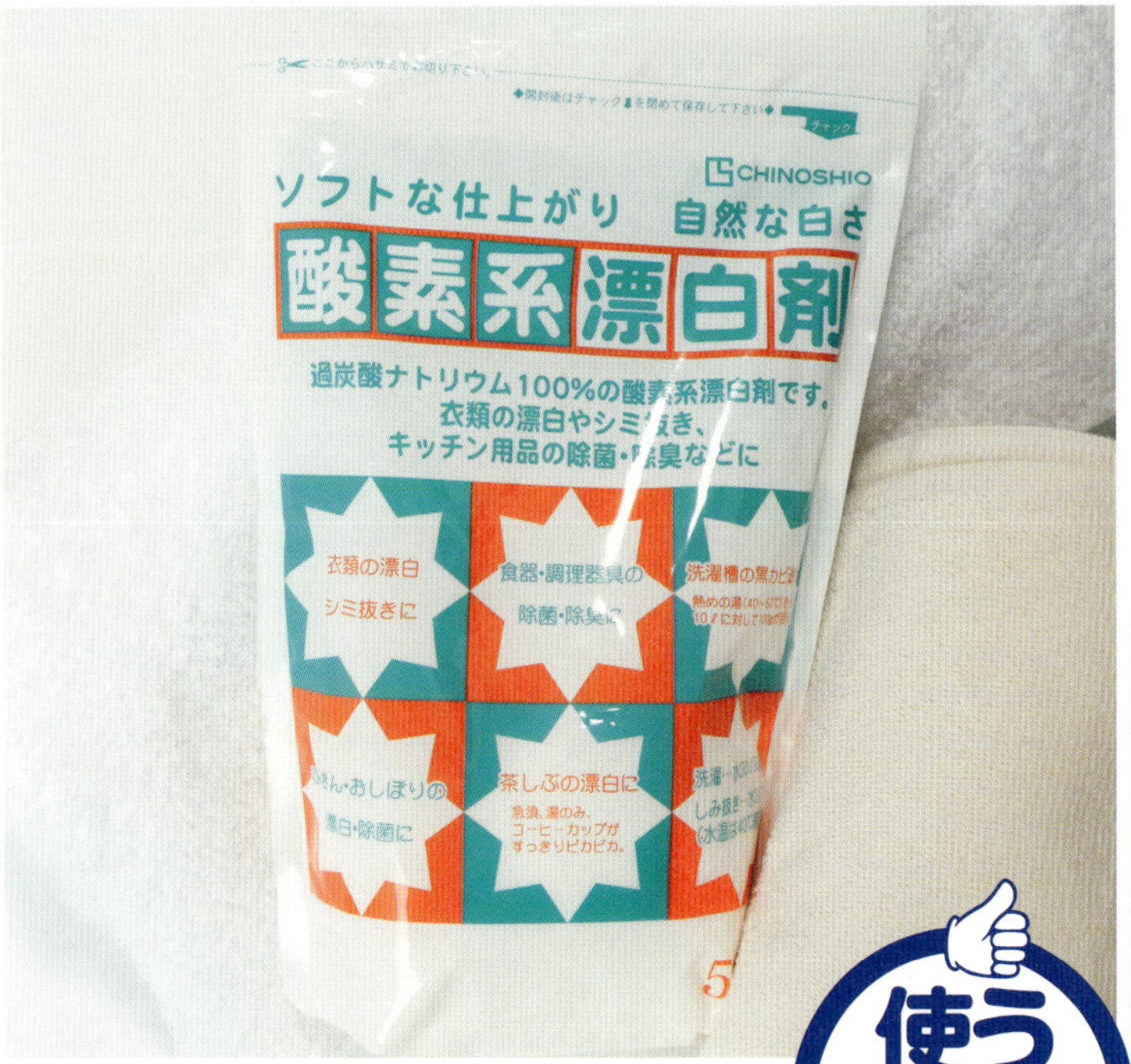

使うなら、こっち

酸素系漂白剤

（地の塩社）

過炭酸ナトリウム（酸素系）

粉末なので揮発することがなく、
刺激性も少ない

【ハイター】の成分と比べて、【酸素系漂白剤】の成分の安全性は高いため、使うならこっち。ただ目に入ると痛みを覚えるので注意。

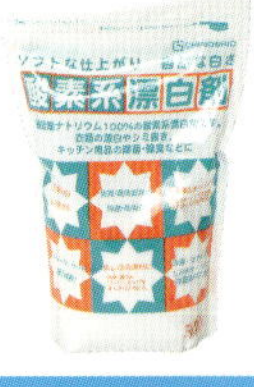

シミや汚れを落としてくれる便利アイテムだけど、危険性の高いものもあるから要注意。

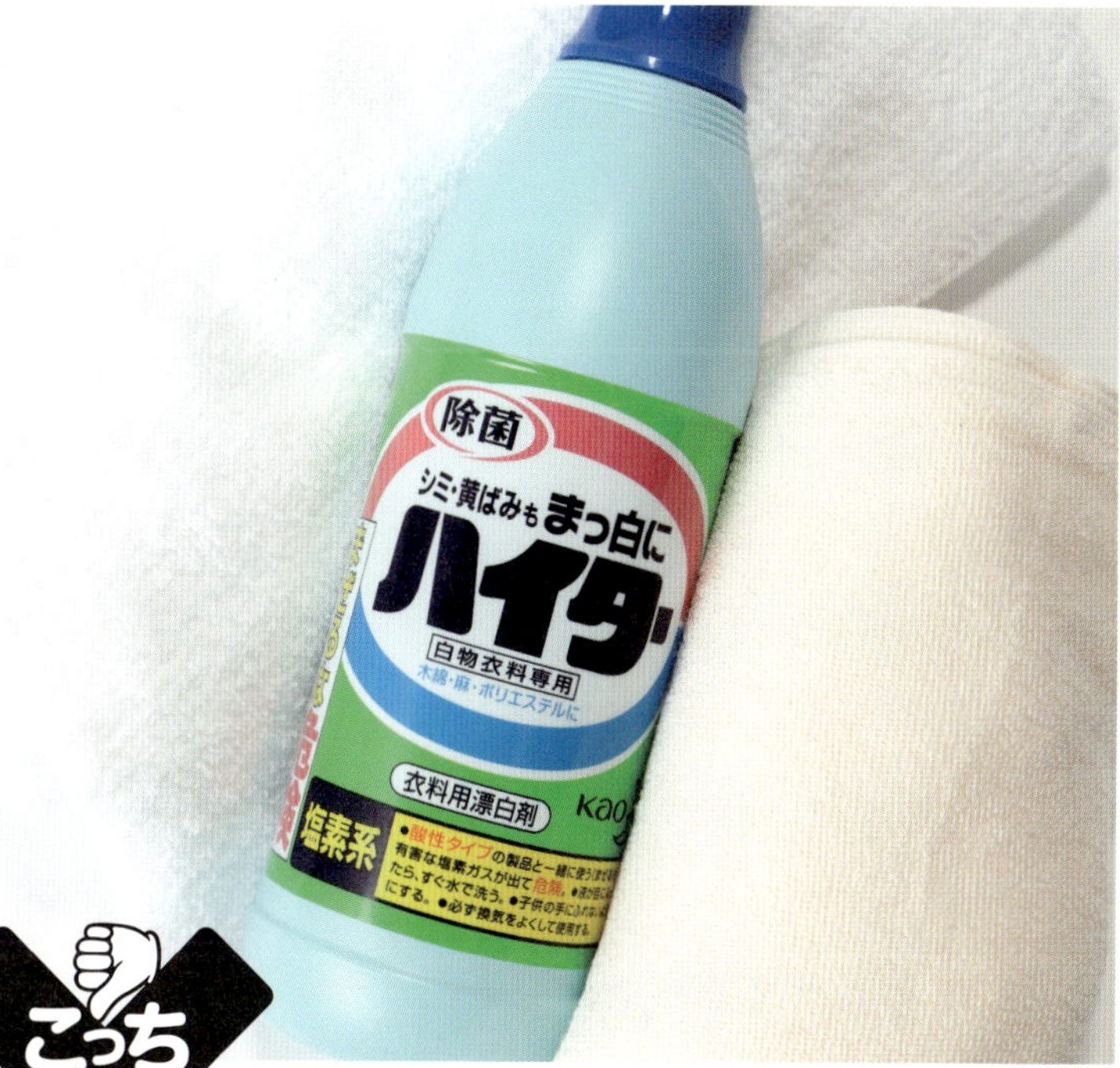

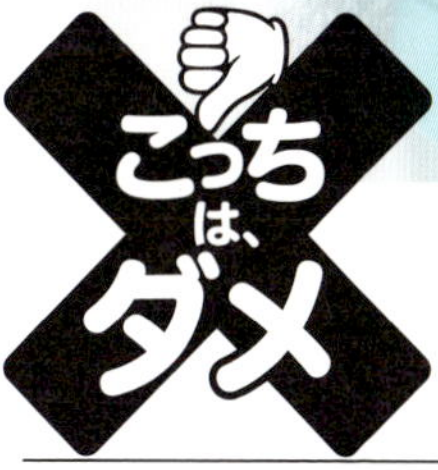

ハイター

（花王）

次亜塩素酸ナトリウム(塩素系)、水酸化ナトリウム(アルカリ剤)

酸性の洗浄剤と混ぜると、化学反応を起こし、猛毒の塩素ガスを発生させる。それを吸い込むと、死に至ることもある

タンパク質を溶かす作用がある。目の角膜はタンパク質でできているため、誤って目に入ってしまうと、角膜が溶け、失明する恐れがある

次亜塩素酸ナトリウムや水酸化ナトリウムといった非常に危険性の高い成分が使われている。体への悪影響を考えると、あえて使う必要なし。

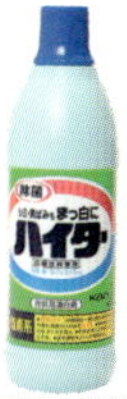

衣類用漂白剤

【ハイター】は、古くから売られている漂白剤で、使ったことがある人も少なくないと思います。しかし、ボトルを見てみると「目に入った時は失明の恐れがある」という恐ろしい注意表示があります。これは、成分の水酸化ナトリウムが原因しています。

水酸化ナトリウムは、タンパク質を溶かす作用があります。目の角膜はタンパク質でできているので、【ハイター】の液が誤って目に入ってしまうと、角膜が溶けてしまい、失明する恐れがあるというわけです。これほど危険性の高い製品を、生活用品として売っていいのか、疑問が残ります。

また、ボトルには「まぜるな危険」という大きな文字もあります。次亜塩素酸ナトリウムが使われているからです。この成分は、酸性の洗浄剤と混ぜると、化学反応を起こして、猛毒の塩素ガスを発生

ブライトW

（ライオン）

これもダメ

動物実験で発がん性のあることが認められている過酸化水素など、いくつか危険性の高い成分が使われているため、これも使ってはダメ。

過酸化水素（酸素系）、界面活性剤（ポリオキシエチレンアルキルエーテル）、安定化剤、pH 調整剤

させます。塩素ガスを吸い込んでしまった場合は、死亡事故に至ることもあります。そのため、「まぜるな危険」と表示されているのです。

しかし、【ハイター】の場合、混ぜなくても危険性が高いのです。前述のように誤って目に入れれば、失明する恐れがありますし、また、皮膚についた場合、強い刺激があり、炎症を起こす心配もあります。さらに、揮発《きはつ》した成分を吸い込むと、咳が出たり、気分が悪くなったり、あるいは目に染みることもあります。これほど危険性の高い製品をあえて使う必要はないでしょう。

その代わりとして、衣類を漂白するときは、【酸素系漂白剤】のように、過炭酸ナトリウムを成分とした漂白剤を使ってはいかがでしょうか。過炭酸ナトリウムは粉末なので、揮発することがなく、刺激性も少ないものです。ただし、目に入ると痛みを覚えるので、気をつけてください。また、子どもが誤って飲まないように注意してください。

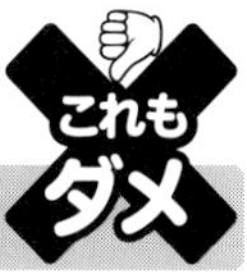

ワイドハイター

（花王）

【ブライト W】同様、過酸化水素とポリオキシエチレンアルキルエーテル（河川に流れ込んだ場合、魚に悪影響を与える）が使われているので NG。

過酸化水素（酸素系）、界面活性剤（ポリオキシエチレンアルキルエーテル）

洗濯槽用洗浄剤

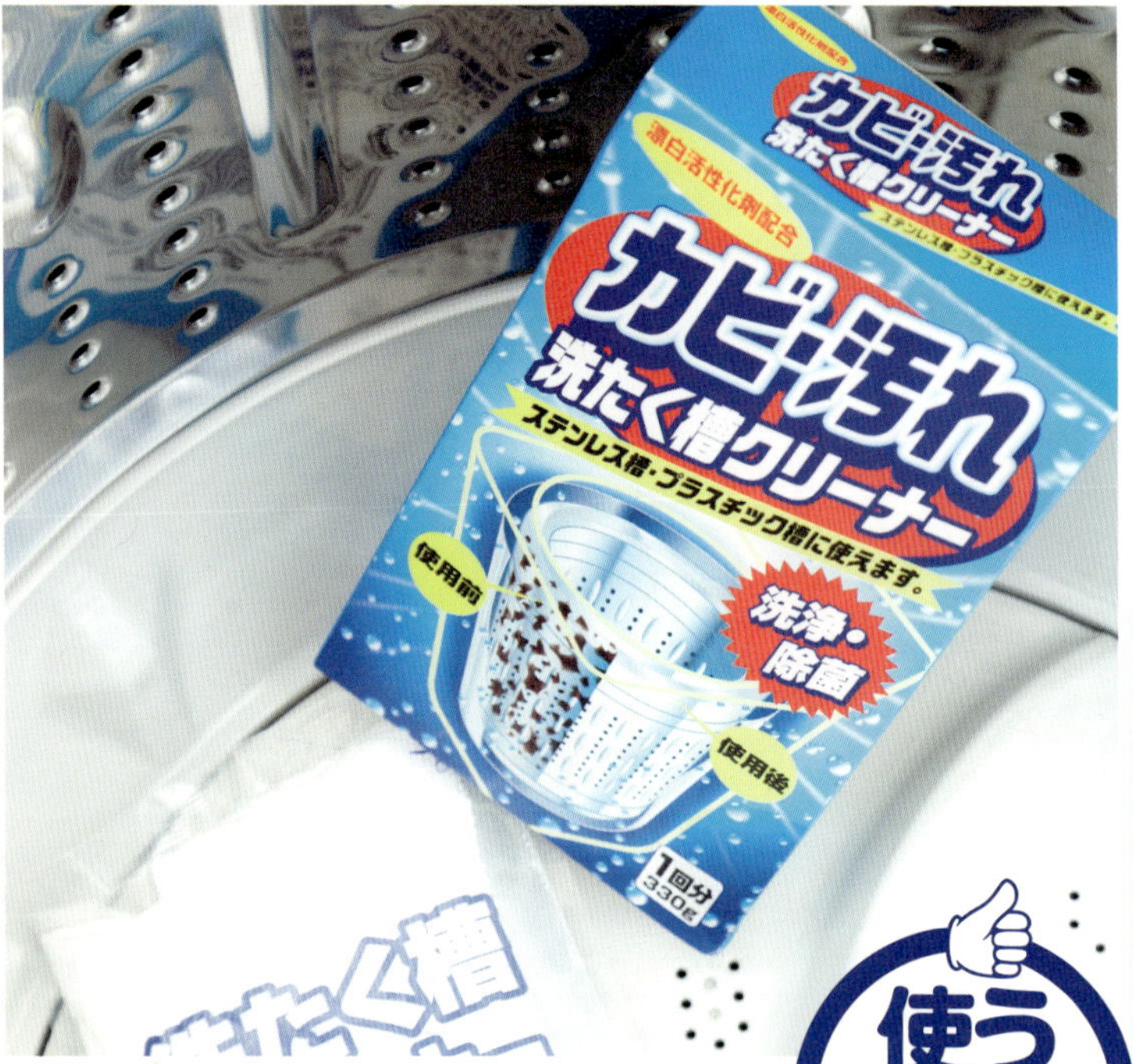

使うなら、こっち

カビ汚れ 洗たく槽クリーナー (奥田薬品)

界面活性剤 3.0% 高級アルコール系 (非イオン)、漂白剤 (過炭酸塩)、漂白活性化剤、キレート剤

ポリオキシエチレンアルキルエーテルのことで、河川に流れ込むと魚に悪影響をもたらすので注意

【洗たく槽カビキラー】と違い、水酸化ナトリウムも次亜塩素酸塩も入っていないので、比較的安心できる。どうしても使うなら、こっち。

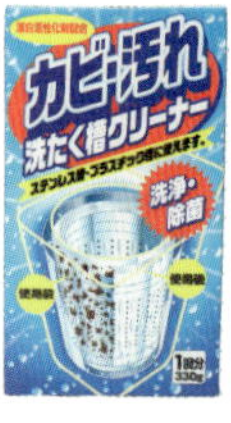

洗濯槽についた頑固なカビを取り除いてくれる。もしかしたら、それは危険な成分の仕業かも。

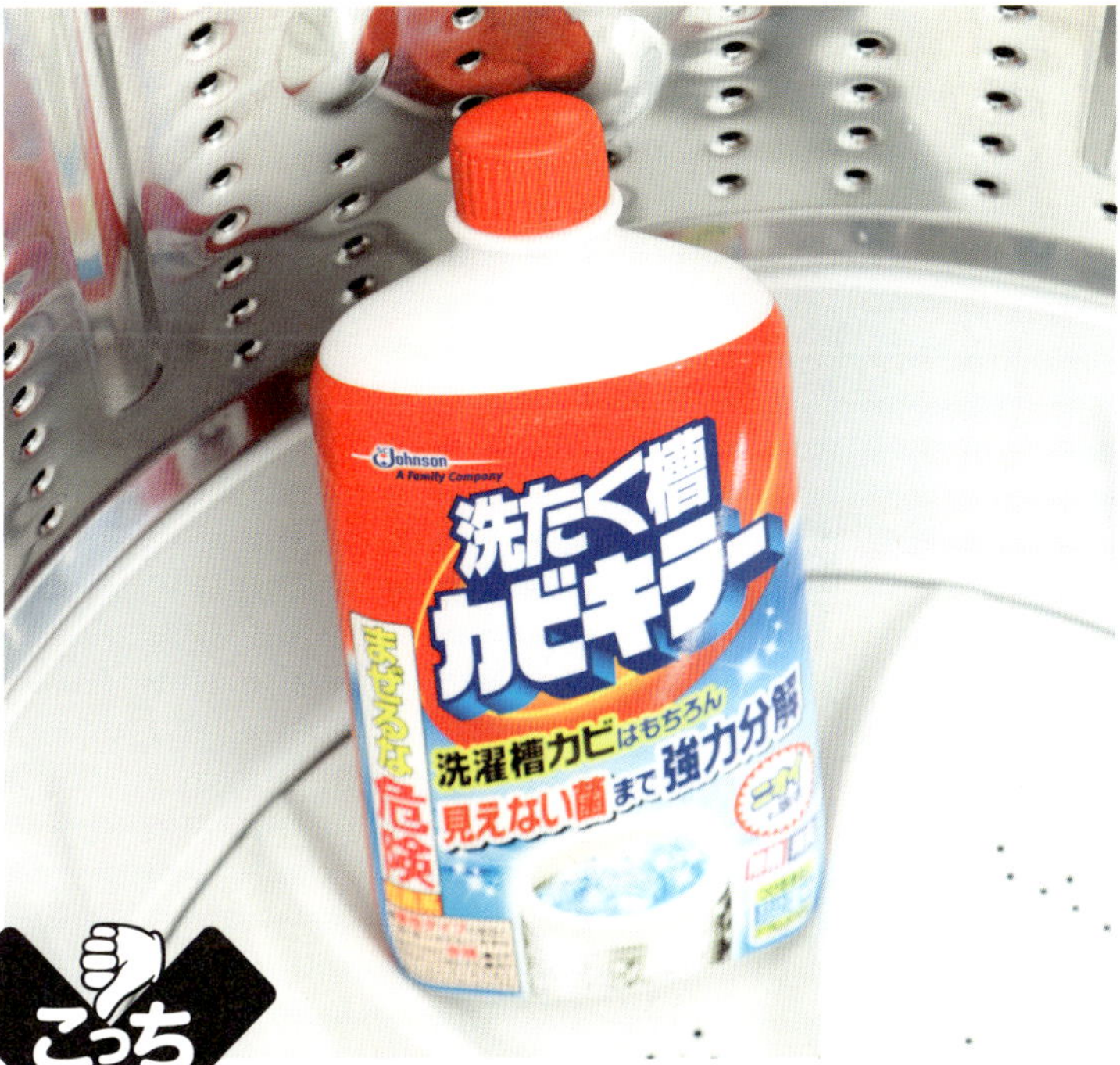

こっちは、ダメ

洗たく槽カビキラー

(ジョンソン)

水酸化ナトリウムや次亜塩素酸塩がふくまれ、酸性の洗浄剤と混ぜて使うと、猛毒の塩素ガスを発生させるなどの理由によって、NG。

次亜塩素酸塩、水酸化ナトリウム (1.0%)、界面活性剤 (アルキルスルホン酸ナトリウム)

揮発して、目に入ったり、吸い込んだりした場合、目がしみたり、せきこんだり、気分が悪くなることがある

角膜を溶かすため、目に入ると、失明する可能性がある

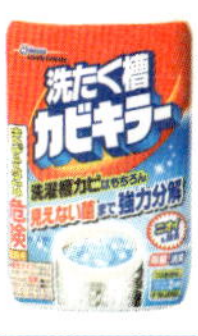

洗濯槽用洗浄剤

洗濯機で何度も洗濯をしていると、洗濯槽に黒いカビが付着するようになってきます。槽の内側よりも、むしろ外側に付着するので、それを取り除くのはなかなか厄介です。

そんな厄介なカビを取り去る製品として売られているのが、洗濯槽用洗浄剤です。数はそれほど多くありませんが、数社から出ています。しかし、【洗たく槽カビキラー】を使うのはやめた方がよいでしょう。

この製品のボトルには、「目に入った時：すぐ流水で15分以上洗い流す。必ず直後に眼科医に相談する。そのまま放置すると失明のおそれがある」という、とても恐ろしい注意表示があります。これは、成分の1つの水酸化ナトリウムが角膜を溶かすため、失明する可能性があるので、こうして注意を呼びかけているのです。

また、「使用中、目にしみたり、せきこんだり、気分が悪くなった時は、使用をやめてその場を離れ、洗眼、うがい等をする」という注意表示もあります。成分の次亜塩素酸塩が揮発《きはつ》して、目に入ったり、吸い込んだりした場合、こうした症状が現れることがあるからです。

さらに、「まぜるな危険」という大きな表示もあります。酸性の洗浄剤と混ぜて使うと、猛毒の塩素ガスが発生するからです。

このような、いくつもの危険を冒してまで、あえて使う必要はないでしょう。

一方、【カビ汚れ洗たく槽クリーナー】には、水酸化ナトリウムも次亜塩素酸塩も入っていないので、比較的安心して使うことができます。ただし、界面活性剤の「高級アルコール系（非イオン）」とは、ポリオキシエチレンアルキルエーテルのことで、これは河川に流れ込むと魚に悪影響をもたらします。ですから、下水道の普及していない地域では使わないようにしてください。

洗たく槽クリーナー

（ミツエイ）

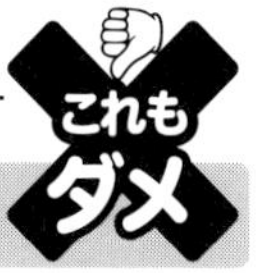

成分として、次亜塩素酸塩と水酸化ナトリウムが使われているため、【洗たく槽カビキラー】と同様の危険性がある。だから、これもダメ。

次亜塩素酸塩、水酸化ナトリウム（1.0%）、界面活性剤（アルキルアミンオキシド）、防錆剤

トイレ用洗剤

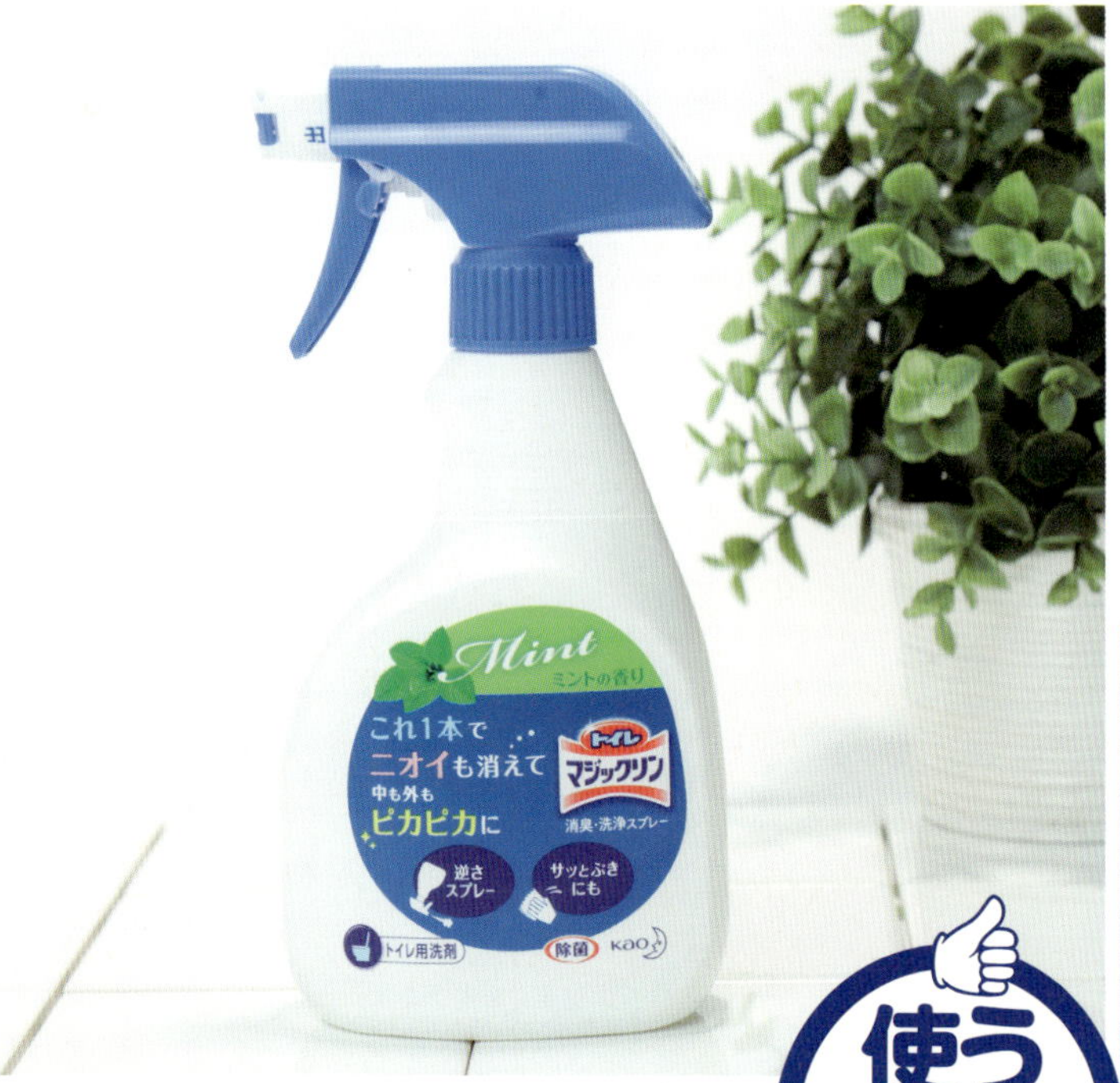

使う
なら、
こっち

トイレマジックリン

（花王）

界面活性剤 (4% 脂肪酸アミドプロピルベタイン)、金属封鎖剤、泡調整剤

合成界面活性剤の一種だが、刺激性が比較的弱く、誤って手についてもそれほど影響はない

次亜塩素酸ナトリウムや水酸化ナトリウムなど毒性の強い成分が使われていないため、安心して使うことができる。選ぶなら、こっち。

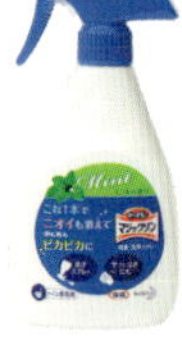

日々、何気なく使っているものだけど、危険なものもあるからしっかり選んで!

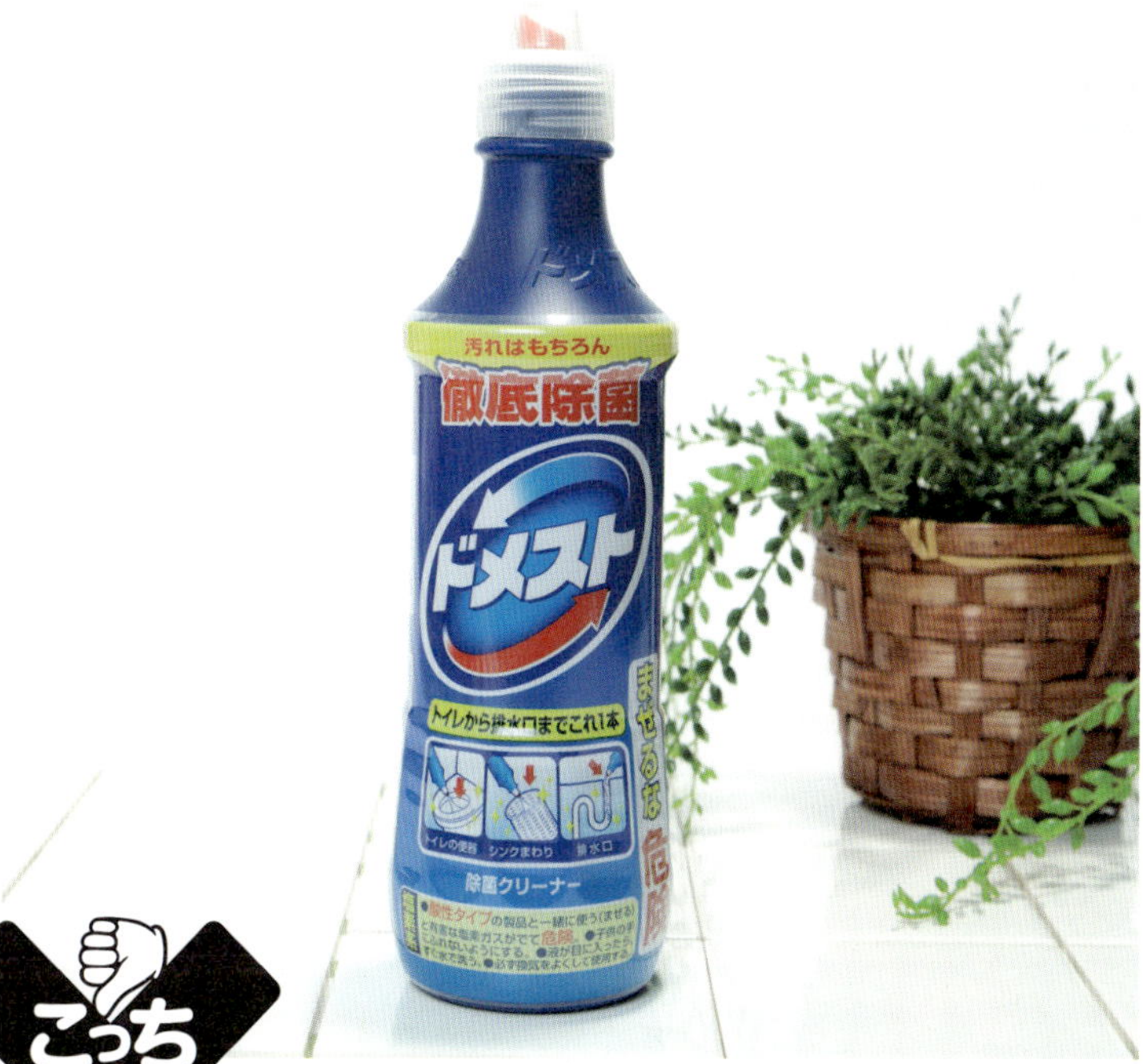

こっちは、ダメ

ドメスト

(ユニリーバ・ジャパン)

酸性の洗浄剤と混ぜて使うと猛毒の塩素ガスを発生させ、混ぜなくても危険な次亜塩素酸ナトリウムが入っているなどの理由でNG。

次亜塩素酸ナトリウム、界面活性剤(アルキルアミンオキシド)、水酸化ナトリウム(1.4%)

次亜塩素酸ナトリウム：強い毒性があり、ラットに体重1kgあたり0.012g経口投与した実験では、半数が死亡したというデータがある

水酸化ナトリウム：目に入ると、角膜が溶ける心配がある

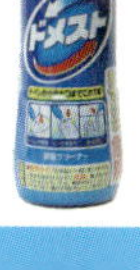

トイレ用洗剤

　便器の黄ばみや黒ずみを落とすのはなかなか大変です。そこで、トイレ用洗剤の登場となるわけですが、中には、危険なものがあるので注意してください。

【ドメスト】は古くから売られているトイレ用洗剤ですが、ボトルには黄色と赤の文字で「まぜるな危険」と大きく書かれています。酸性の洗浄剤と一緒に（混ぜて）使うと、猛毒の塩素ガスが発生するからです。つまり、【ドメスト】でいうと、成分の次亜塩素酸ナトリウムが、塩酸など酸性の成分と混ざると、化学反応を起こして塩素ガスを発生させるのです。

　過去には徳島県や長野県などで、実際に塩素ガスが発生して、死亡事故にいたったケースもあります。それらの事件後、「まぜるな危険」と大きく表示されるようになり、塩素ガスが発生するケース

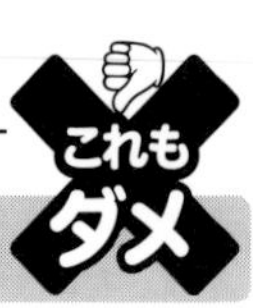

サンポール

（大日本除虫菊）

塩酸がふくまれていて、塩素系洗浄剤と混ぜると、猛毒の塩素ガスが発生する。また、皮膚につくと、刺激し、炎症を起こす心配もある。

塩酸（9.5%）、界面活性剤（アルキルトリメチルアンモニウム塩）、洗浄助剤

はほとんどなくなったようです。

ただし、【ドメスト】は混ぜなくても危険。なぜなら、次亜塩素酸ナトリウム自体に強い毒性があるからです。これまでの実験で、マウス（ハツカネズミ）に対して、体重1kgあたり次亜塩素酸ナトリウムを0・012g経口投与したところ、半数が死亡したというデータがあります。これから推定されるヒト致死量はわずか茶さじ一杯なのです。

また、水酸化ナトリウムも入っているため、目に入ると、角膜が溶ける心配があります。水酸化ナトリウムには、たんぱく質を溶かす作用があるからです。

一方、【トイレマジックリン】には、次亜塩素酸ナトリウムはふくまれていません。ですから、「まぜるな危険」の文字はありません。また、主成分の脂肪酸アミドプロピルベタインは、刺激性の比較的弱い合成界面活性剤なので、誤って手についてもそれほど影響はありません。ですので、安心して使うことができます。

トイレハイター

（花王）

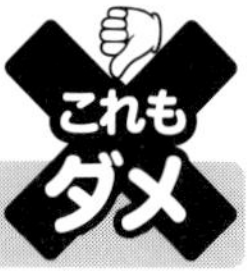

次亜塩素酸塩がふくまれていて、酸性洗浄剤と混ぜると、猛毒の塩素が発生する。また、水酸化ナトリウムも入っているので、これもダメ。

界面活性剤（アルキルアミンオキシド）、水酸化ナトリウム（1%）、次亜塩素酸塩

ハンドソープ

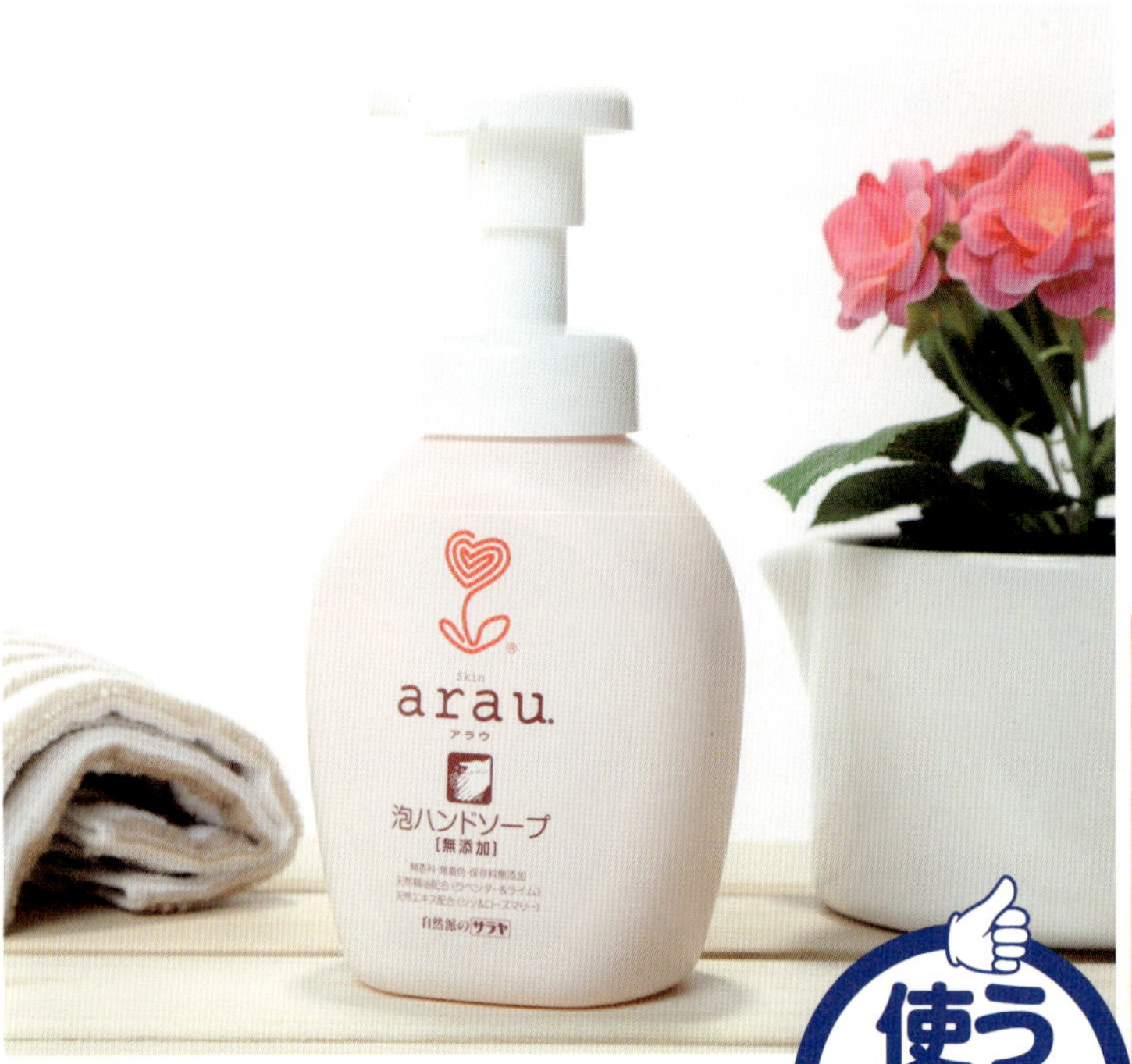

使うなら、こっち

アラウ 泡ハンドソープ
（サラヤ）

水、カリ石ケン素地、グリセリン、クエン酸、ラベンダー油、ライム油、シソエキス、ローズマリーエキス、BG

アルコールの仲間で刺激性が低いため問題なし

天然成分が多くふくまれていて、体に害をおよぼす危険性のあるものも使われていない。家族の健康を考えて、使うならこっち。

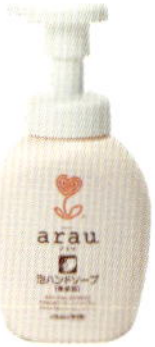

家に帰ったらかならず手洗い。
その習慣、見直す必要があるかもしれません。

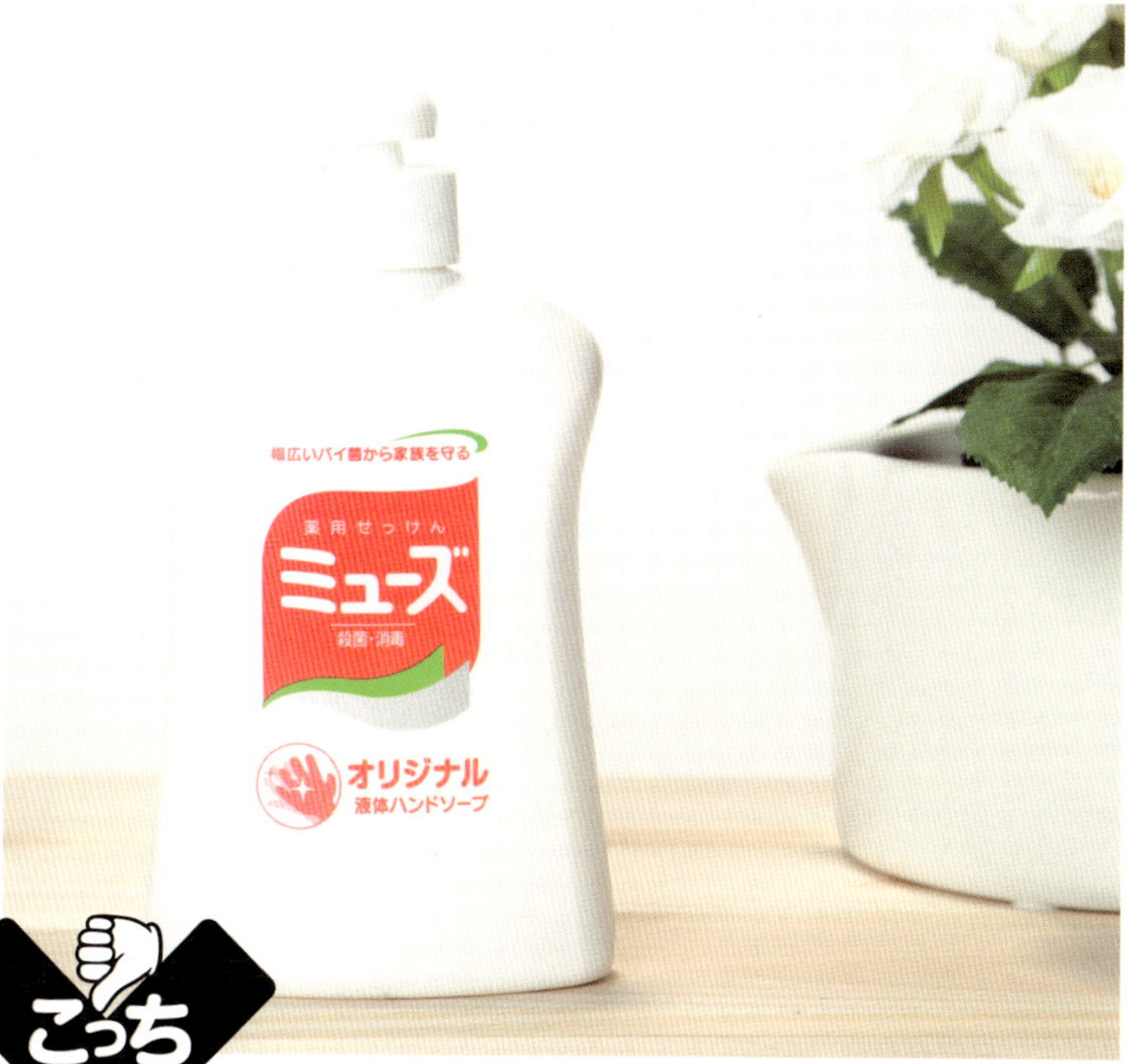

こっちは、ダメ

薬用せっけん ミューズ

（花王）

表示指定成分であったサリチル酸や赤202、黄203がふくまれている。その点で、体への悪影響が心配されるので、使わない方が安心。

有効成分：サリチル酸／その他の成分：ラウリル硫酸塩、POE ラウリルエーテル硫酸アンモニウム液、PEG−12、PG、濃グリセリン、ラウリン酸、アクリル酸アルキル・スチレン共重合体エマルション、ヤシ油脂肪酸モノエタノールアミド、クエン酸 Na、無水クエン酸、塩化トリメチルアンモニオヒドロキシプロピルヒドロキシエチルセルロース、エデト酸塩、メチルパラベン、プロピルパラベン、メチルクロロイソチアゾリノン・メチルイソチアゾリノン液、精製水、香料、赤 202、黄 203

どれも表示指定成分だったもの。これは旧・厚生省が、皮膚障害、アレルギー、がんなどを起こす可能性があるとして、表示を義務づけていたもの

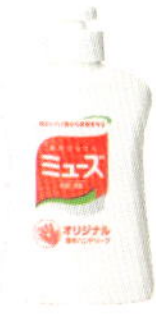

ハンドソープ

ノロウイルスや病原性大腸菌などが重い食中毒を引き起こすケースが増えているため、一般に手洗いの励行がすすめられています。本来手についたウイルスや病原菌は、水道水で十分に手をこすり洗いすれば、ほとんど除去できるのですが、それだけでは不安を感じる人も少なくないのでしょう。そこで、ハンドソープが注目されています。

ハンドソープは、数多くの製品が出回っていますが、代表的なのは、【薬用せっけん ミューズ】や【キレイキレイ 薬用泡ハンドソープ】などです。ただし、【薬用せっけん ミューズ】のボトルにある「幅広いバイ菌から家族を守る」という表現には問題があります。

実は、手や体の皮膚に付着している細菌というのは、ほとんどは無害なものです。もともと人間の皮膚にはたくさんの細菌（これを

無添加 せっけん泡のハンドソープ
（ミヨシ石鹸）

これもOK!

成分は、カリ石ケン素地以外は水のみ。そのため刺激性が少なく、子どもにも安心して使わせることができる。

水、カリ石ケン素地

皮膚常在菌という）が生息しています。それは皮膚と共生関係にあり、むしろ外部からの病原菌の感染を防いでいるのです。にもかかわらず、「バイ菌」という言葉を使うことで、細菌をすべて悪い菌であるかのように表わしているのは、ある意味消費者をだましていることになります。

また、【薬用せっけん ミューズ】には、サリチル酸や赤202、黄203など、表示指定成分であったものがふくまれています。これは、旧・厚生省が、皮膚障害、アレルギー、がんなどを起こす可能性があるとして、表示を義務づけていたものです。ですから、これらをふくむ製品は避けた方がよいのです。

一方、【アラウ 泡ハンドソープ】には、カリ石ケンのほかに、天然成分が多くふくまれており、表示指定成分は1つもふくまれていません。BG（ブチレングリコール）は、アルコールの仲間で、刺激性が低いものです。そのため、表示指定成分には指定されていないのです。

キレイキレイ 薬用泡ハンドソープ

（ライオン）

これもダメ

皮膚障害、アレルギー、がんなどを引き起こす可能性のある安息香酸塩、赤 401 などがふくまれている。そのため、これもダメ。

有効成分：イソプロピルメチルフェノール
その他の成分：PG、ソルビット液、ラウリン酸、ヤシ油脂肪酸アシルグリシンK液、ミリスチン酸、モノエタノールアミン、ラウリルジメチルアミンオキシド液、香料、塩化ジメチルジアリルアンモニウム・アクリルアミド共重合体液、EDTA、ポリスチレンエマルション、安息香酸塩、赤 401

歯磨き粉

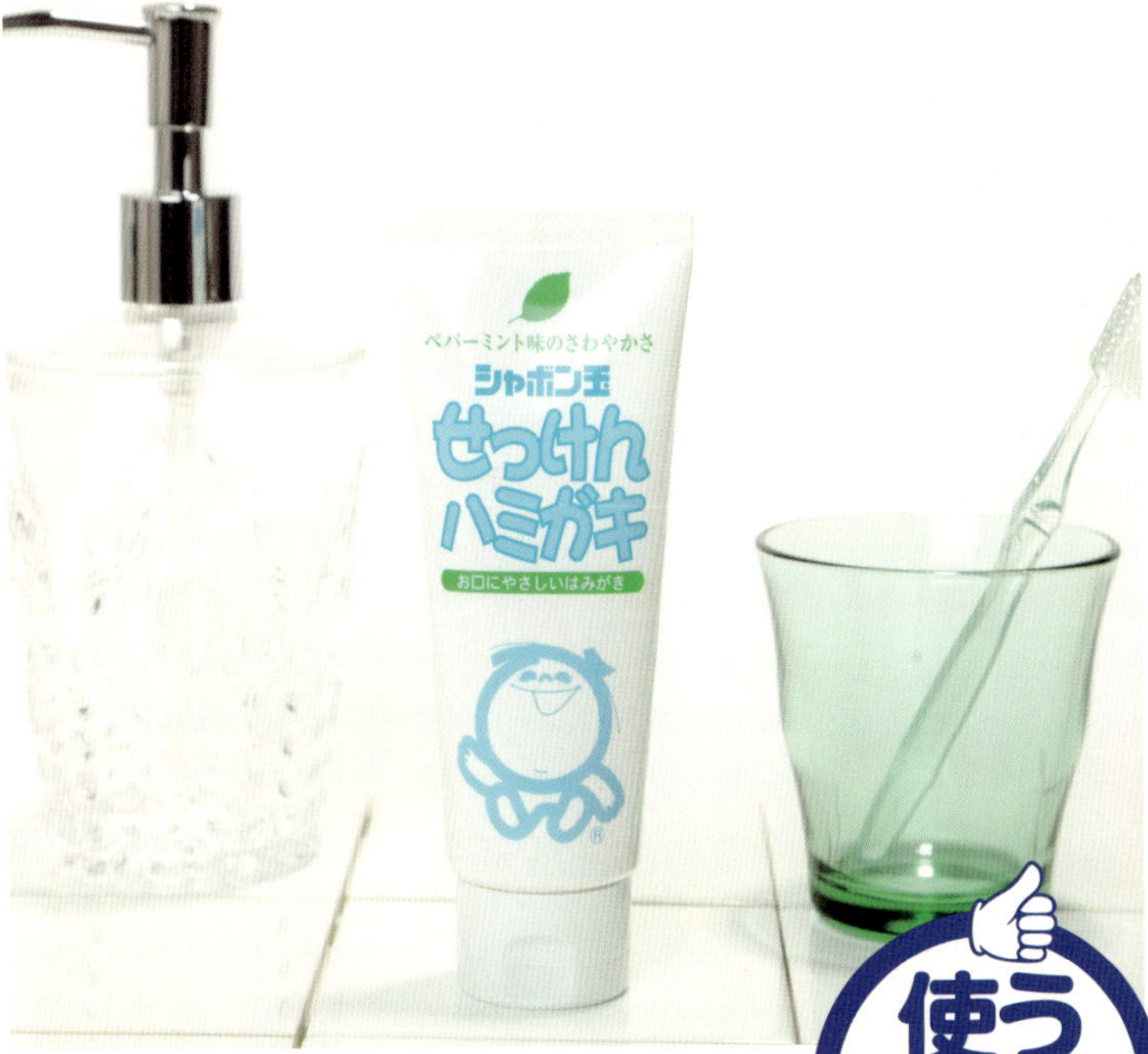

使うなら、こっち

シャボン玉せっけんハミガキ（シャボン玉石けん）

炭酸 Ca[研磨剤]、水、ソルビトール [湿潤剤]、シリカ [研磨剤]、石けん素地（発泡剤)、ベントナイト、セルロースガム [粘結剤]、香料 (ペパーミント)

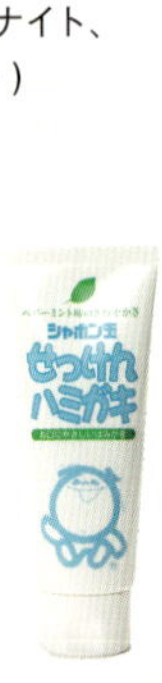

身体に悪影響を与える可能性のある成分がふくまれていないため、刺激性もなく、安心して歯磨きができる。使うなら、こっち。

歯の健康を守るのは大事。
でも、毎日口に入るものだからより安全なものを。

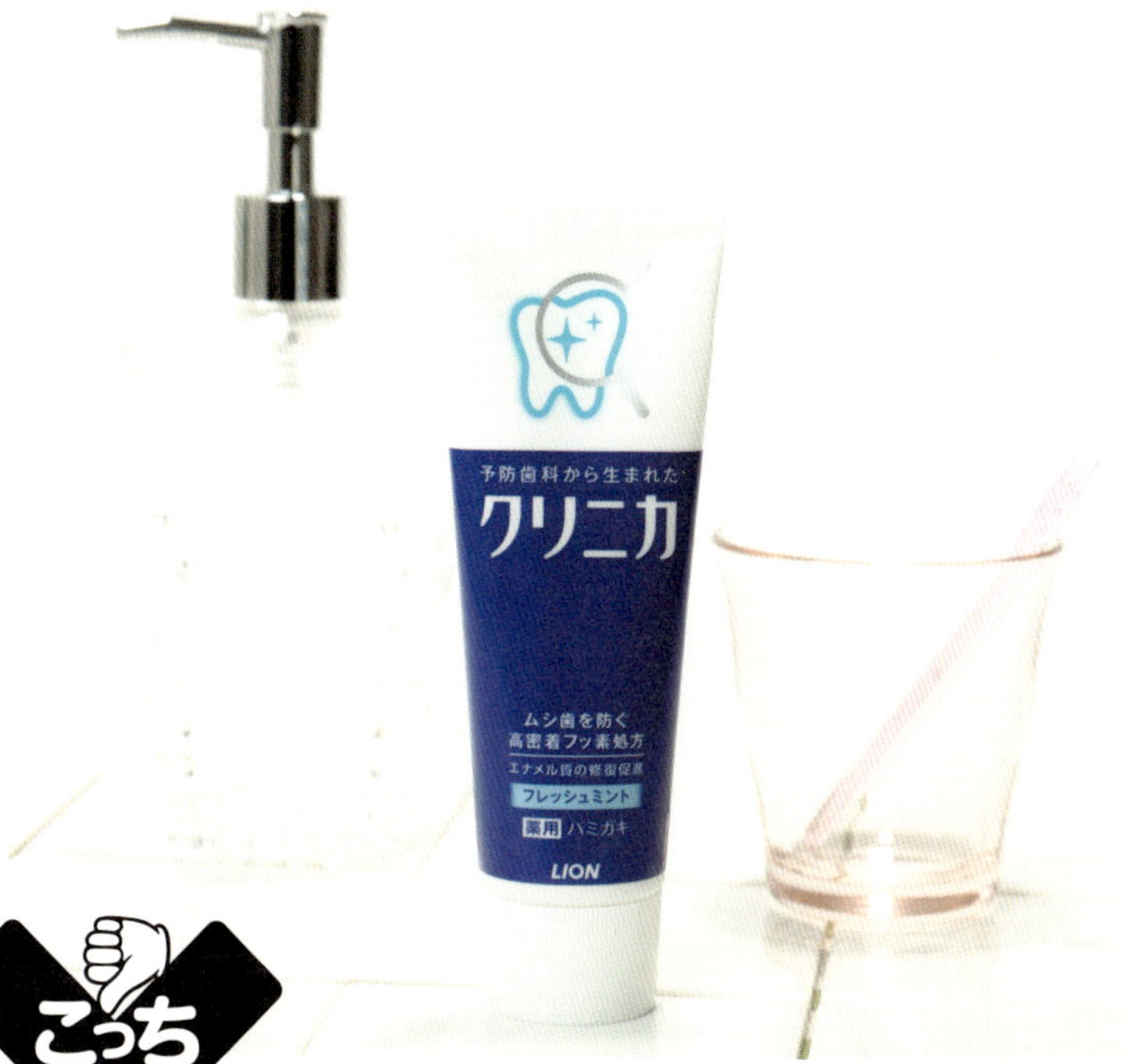

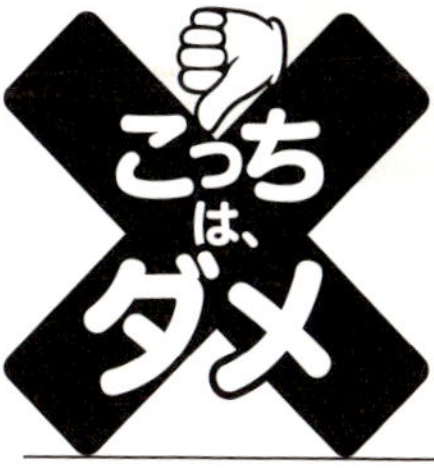

クリニカ
（ライオン ）

ラウリル硫酸 Na、塩化ベンザルコニウム、サッカリン Na など危険性の高い成分が使われているので、使わない方が懸命。

・湿潤剤…ソルビット液、PG、PEG4000、・清掃剤…無水ケイ酸 A、・粘度調整剤…無水ケイ酸、アルギン酸 Na、・発泡剤…ヤシ油脂肪酸アミドプロピルベタイン液、POE 硬化ヒマシ油、ラウリル硫酸 Na、POE ステアリルエーテル ・香味剤…香料 (フレッシュミントタイプ)、サッカリン Na、安定剤…酸化 Ti、DL-アラニン、グリセリン脂肪酸エステル、・粘結剤…キサンタンガム、・薬用成分…フッ化ナトリウム (フッ素)、デキストラナーゼ（酵素）、・清涼剤…メントール、・コーティング剤…ヒドロキシエチルセルロースジメチルジアリルアンモニウムクロリド、・保存剤…塩化ベンザルコニウム

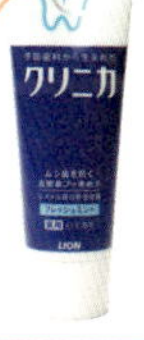

歯茎や舌などの細胞が影響を受ける可能性あり

がんを引き起こす可能性がある

歯磨き粉

毎日歯ブラシに歯磨き粉をつけて、歯を磨いている人がほとんどだと思います。

しかし、磨いているときに、歯茎や舌などに刺激を感じませんか？　それは、合成界面活性剤や防腐剤などの刺激性成分がふくまれているからなのです。

市販のほとんどの製品に「ラウリル硫酸《りゅうさん》Na（ナトリウム）」が配合されています。これは、合成界面活性剤のアルキル硫酸エステルナトリウム（略称ＡＳ）の一種。合成界面活性剤は、皮膚に対して刺激性があります。また、細胞のタンパク質を変性させる作用があります。歯を磨いたあとに食事をすると、食べ物の味がよくわからなくなりますが、これは合成界面活性剤によって、舌の味蕾《みらい》細胞が悪影響を受けるからだと考えられます。

これもダメ

オーラツー

(サンスター)

合成界面活性剤のラウリル硫酸 Na のほか、発がん性の疑いのあるサッカリン Na、動物実験でがんを増加させた酸化 Ti などが配合されている。

・湿潤剤…ソルビット液、PG、・清掃剤…無水ケイ酸、重質炭酸 Ca（パワフルカルシウムパウダー）、軽質炭酸 Ca（ミクロカルシウムパウダー）、・粘結剤…無水ケイ酸、CMC・Na、キサンタンガム、・発泡剤…ラウリル硫酸 Na、・pH 調整剤…ケイ酸 Na、・香味剤…香料（クリーンミントタイプ）、サッカリン Na、・薬用成分…モノフルオロリン酸ナトリウム（フッ素）、ラウロイルサルコシン Na（LS）、・安定剤…酸化 Ti、・防腐剤…パラベン、・着色剤…グンジョウ

また、【クリニカ】に入っている保存剤の塩化ベンザルコニウムも刺激性があります。

さらに問題なのは、発がん疑惑物質がふくまれていることです。それは、香味剤のサッカリンNa（ナトリウム）です。これは、合成甘味料の一種で、食品添加物としても使われているものです。ところが、カナダでの実験では、サッカリンNaを5％ふくむえさをラットに2世代に渡って食べさせたところ、2代目のオス45匹中8匹に膀胱《ぼうこう》がんが見られたのです。

歯磨き粉の場合、それを飲み込むわけではありませんが、微量ながら胃の中に入ると考えられます。ですから、サッカリンNaも、ごく微量ながら胃の中に入っていくことになります。それが毎日続いた場合の影響が心配されるのです。

一方【シャボン玉せっけんハミガキ】には、合成界面活性剤、防腐剤、サッカリンNaなど危険性の高い成分はふくまれていません。刺激性もなく、長い時間、安心して歯を磨くことができます。

クリアクリーン

（花王）

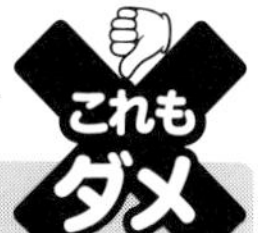

合成界面活性剤のラウリル硫酸塩、サッカリンNa、刺激性のあるベンゼトニウム塩化物、発がん性の疑いのある青1（青色1号）が配合されている。

基剤…水、湿潤剤…ソルビット液、清掃剤…CC顆粒a、炭酸Ca、無水ケイ酸、Zn顆粒a、粘結剤…CMC・Na、発泡剤…ラウリル硫酸塩、香味剤…香料（ナチュラルミントタイプ）、サッカリンNa、薬用成分…モノフルオロリン酸ナトリウム、ベンゼトニウム塩化物、清掃助剤…カルボキシメチルセルロースナトリウム、着色料…青1

子ども用歯磨き粉

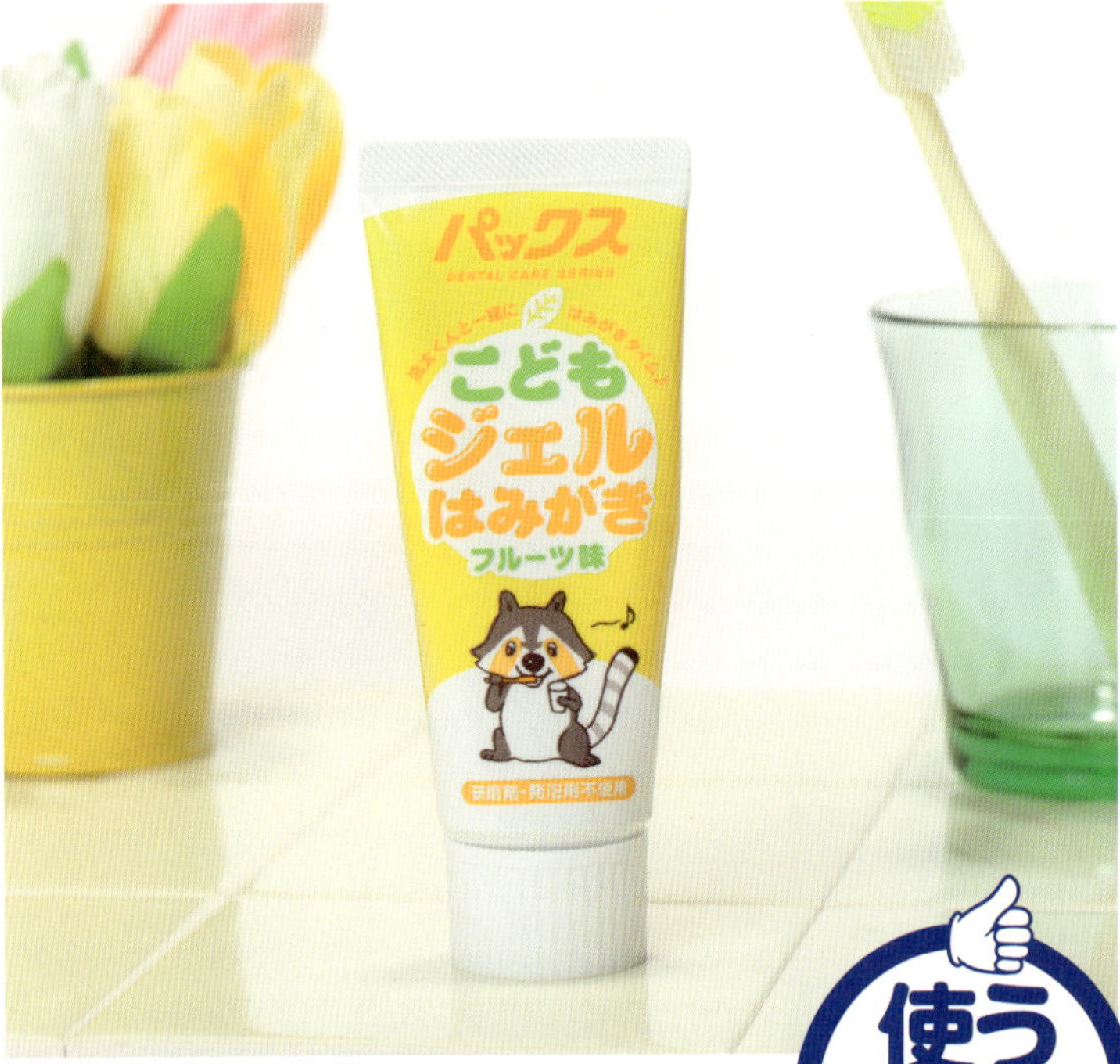

使うなら、こっち

パックス こどもジェルはみがきフルーツ味（太陽油脂）

水、ソルビトール・グリセリン（湿潤剤）、アルギン酸Na(粘結剤)、キシリトール(甘味剤)、カンゾウエキス・クマザサエキス(矯味剤)、ハッカ油・オレンジ油・グレープフルーツ果皮油・ラベンダー油(清涼剤)、ローカストビーンガム（粘結剤）、エタノール（溶剤）、ベニバナ黄(着色剤)

海藻などにふくまれる粘性物質のアルギン酸にナトリウムを結合させたもので、安全性に問題なし

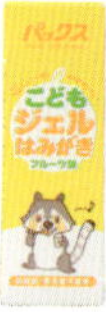

問題のある物質はなく、子どもにとって安心できる成分だけで作られている。また、刺激がほとんどないので、十分ブラッシングできる。

子どもの虫歯予防に気をつかうお母さんへ。
十分ブラッシングができる製品を選んでください。

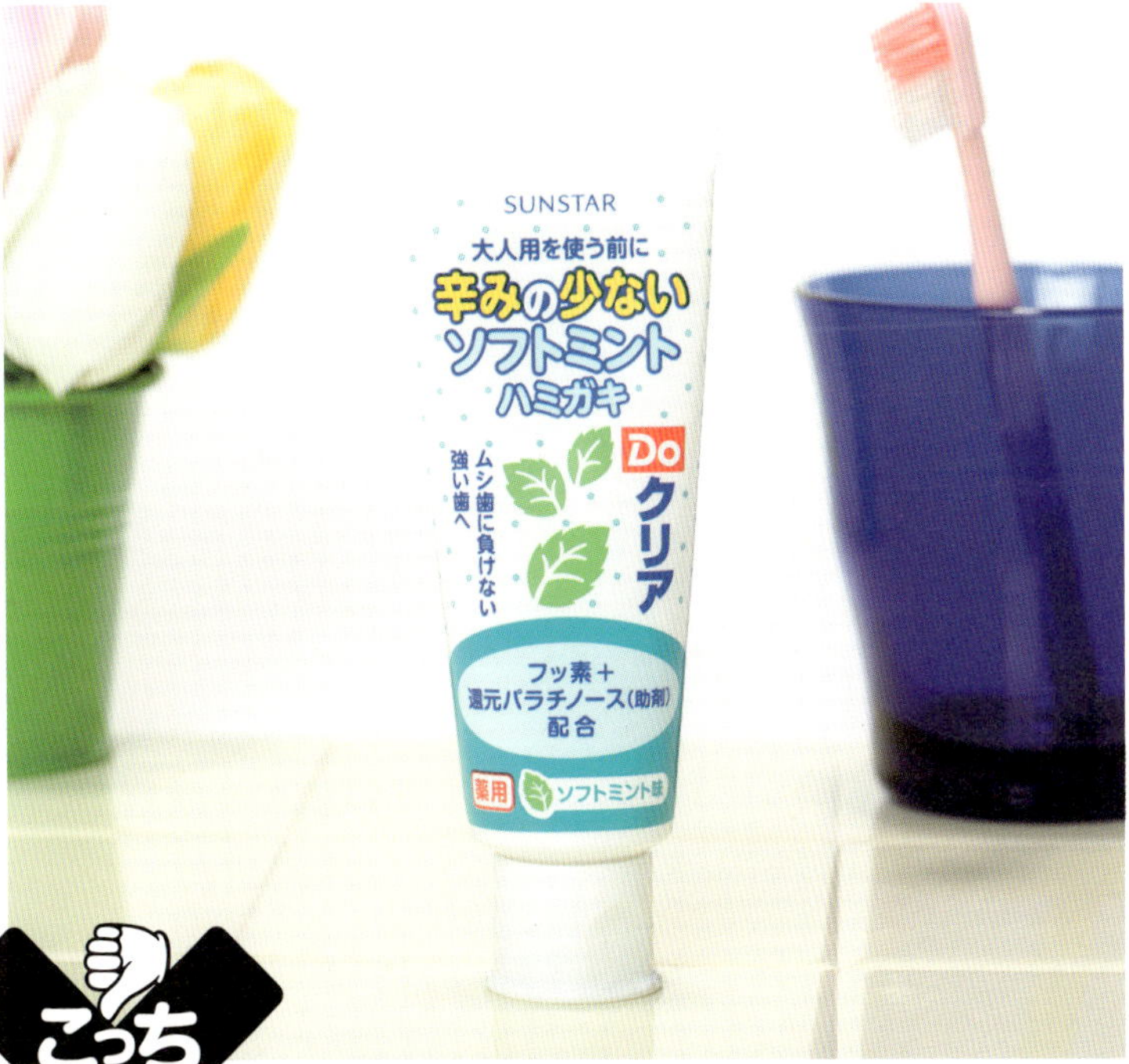

こっちは、ダメ

Doクリア ソフトミントハミガキ（サンスター）

発泡剤のラウリル硫酸 Na、防腐剤のパラベン、香味剤のサッカリン Na など、気にかかる成分が多く使われているので、こっちはダメ。

基剤：ソルビット液、清掃剤：無水ケイ酸、助剤：還元パラチノース、粘結剤：無水ケイ酸、CMC・Na、発泡剤：ラウリル硫酸 Na、アルキルグリコシド、pH 調整剤：リン酸 2Na、リン酸 1Na、香味剤：香料（ソフトミントタイプ）、サッカリン Na、安定剤：酸化 Ti、薬用成分：フッ化ナトリウム（フッ素）、防腐剤：パラベン

刺激性があるため、長くブラッシングしにくくなる

発がん性の疑いがある

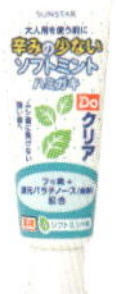

子ども用歯磨き粉

歯は、6歳ごろから生え変わり、それが永久歯となります。一度生え変わった歯はもう二度と生え変わることはありません。ですから、子どもの頃から虫歯にならないようにすることはとても大切なことです。

しかし、子どもはたいてい歯磨きが好きではありません。そこで、フルーツ味などをつけた子ども用歯磨き粉が各洗剤メーカーから出ているのですが、【Doクリア ソフトミントハミガキ】はオススメできません。

その理由の1つは、大人用歯磨き粉と同様にラウリル硫酸《りゅうさん》Na（ナトリウム）が配合されていることです。これは、合成界面活性剤のアルキル硫酸エステルナトリウム（略称AS）の一種であり、刺激性があります。ですから、どうしてもブラッシングの時間が短く

アパガード ハローキティ ホワイト

（サンギ）

これも ダメ

ラウリル硫酸ナトリウムやサッカリンナトリウムのほか、表示指定成分だったものがいくつか入っているのでNG。

基剤：歯磨用リン酸水素カルシウム、無水ケイ酸、溶剤：精製水、湿潤剤：濃グリセリン、薬用成分：薬用ハイドロキシアパタイト、マクロゴール400（ポリエチレングリコール）、ゼオライト、β-グリチルレチン酸、塩化セチルピリジニウム、発泡剤：ラウリル硫酸ナトリウム、ラウロイルサルコシンナトリウム、粘結剤：カルボキシメチルセルロースナトリウム、香味剤：香料（ラズベリーミントタイプ）、サッカリンナトリウム、安定剤：リン酸マグネシウム、保存剤：塩酸アルキルジアミノエチルグリシン

なってしまい、歯周病の原因となる歯垢《しこう》を十分に取り除くことが難しくなってしまうのです。また、歯の表面を磨く時間も不十分になりがちです。

　また、表示指定成分だった防腐剤のパラベンも配合されています。ですから、いっそう刺激性が高まり、ブラッシングが十分でなくなります。

　さらに、発がん性の疑いのある香味剤のサッカリンNaが入っているのも問題です。子どもは成長期にあるため、体の細胞分裂が活発であり、そんな時期に発がん疑惑物質を毎日口の中に入れるのは好ましいことではありません。

　一方、【パックス こどもジェルはみがきフルーツ味】には、それらの問題の物質はふくまれておらず、安心できる成分で作られています。私も試しに使ってみましたが、ほとんど刺激がないので、長時間ブラッシングすることが可能でした。これなら子どもの虫歯や歯周病予防にも役立つのではないでしょうか。

クリアクリーン キッズ薬用ハミガキ

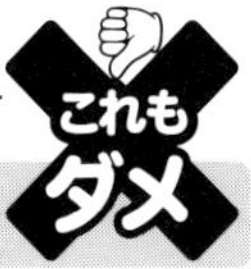

（花王）

合成界面活性剤のラウリル硫酸塩、表示指定成分だったパラベン、サッカリン Na だけでなく、タール色素の赤 106 まで入っているので NG。

湿潤剤：ソルビット液、PG、基剤：水、粘度調整剤：無水ケイ酸、CMC･Na、清掃剤：無水ケイ酸、二酸化ケイ素、香味剤：香料（イチゴタイプ）、サッカリン Na、カルシウム補給助剤：キシリトール、清掃助剤：カルボキシメチルセルロースナトリウム、発泡剤：ラウリル硫酸塩、薬用成分：フッ化ナトリウム、保存剤：パラベン、着色料：赤 106

歯ブラシ

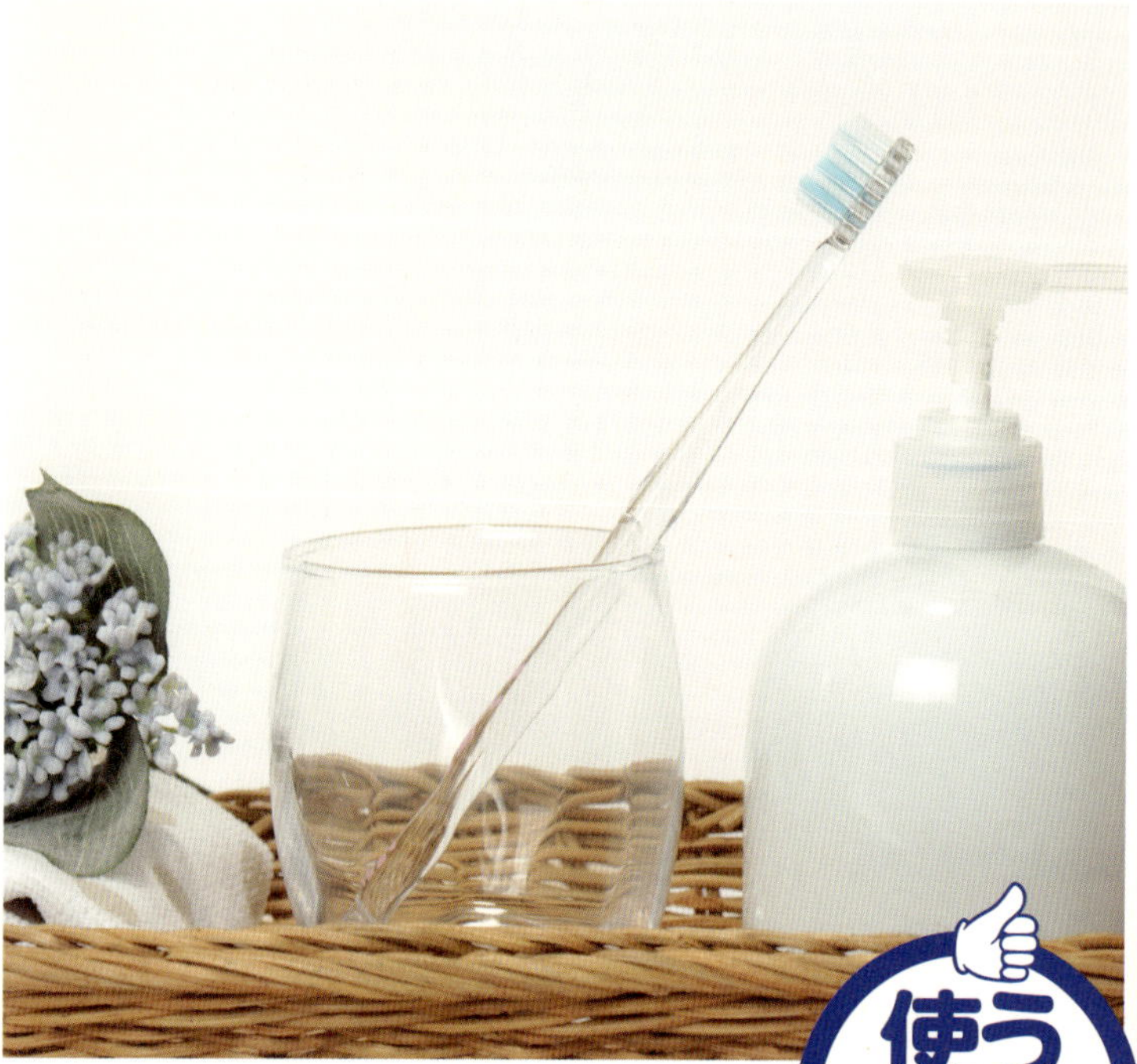

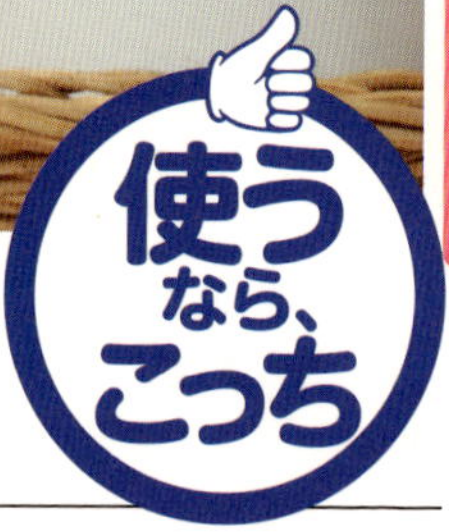

オーラツー ステインクリア (サンスター)

柄の材質 : 飽和ポリエステル樹脂、毛の材質 (白色毛) 飽和ポリエステル樹脂、(着色毛) ポリエステル、ポリエーテル、飽和ポリエステル樹脂

毛に銀イオンが練り込まれた抗菌歯ブラシは、金属アレルギーの人だと症状が出ることも。この製品は違うので、使うならこっち。

今まで気にしたことがなかった人も
「抗菌歯ブラシ」かどうかだけは一度確認を!

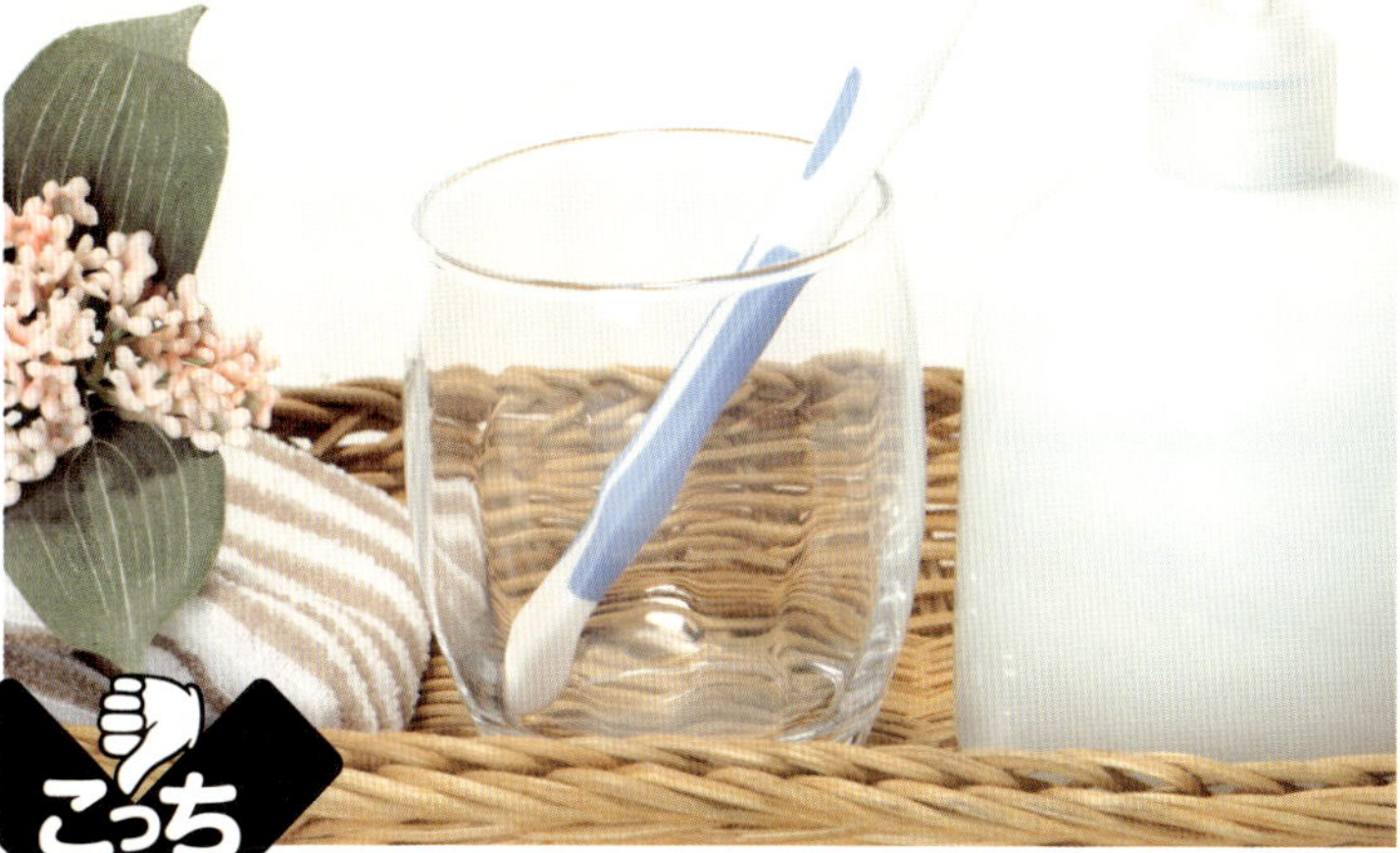

こっちは、ダメ

エムズワン N Agプラス 山型カット（ウイング）

毛に銀イオンが練り込まれた歯ブラシ。微量なので、毒性が現れることはまずないが、金属アレルギーだと、症状が出る可能性あり。

柄の材質：（本体部）ポリプロピレン、（ラバー部）EPDM、ポリプロピレン、毛の材質：飽和ポリエステル樹脂

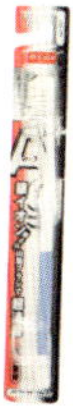

歯ブラシ

　一時期、抗菌歯ブラシが流行しましたが、今ではほとんど見られなくなってしまいました。

　そんな中で、【エムズワン N Agプラス 山型カット】は、今でも市販されている数少ない抗菌歯ブラシの1つです。毛の部分に殺菌力のある銀イオンを練り込んであるため、毛に付着した細菌を除去できるといいます。しかし、これはほとんど意味のないことなのです。

　人間の口の中には、約300種類もの細菌が棲息《せいそく》し、その数は最大で1兆個にも達するといわれています。つまり、口の中は細菌だらけなのです。ですから、歯ブラシで歯を磨けば、毛に必ず細菌が付着します。しかし、水道水で洗って、コップなどに立てて乾燥させれば、ほとんどの細菌は死んでしまいます。細菌は、水分がな

これもOK!

ビトイーン ライオン 超コンパクト

（ライオン）

【オーラツー ステインクリア】同様、毛に銀イオンや抗菌剤が練り込まれていないから、それらの影響を心配しないで使うことができる。

柄の材質：（本体）ポリプロピレン、（ラバー部）EPDM、ポリプロピレン、毛の材質：ナイロン

いと生きていけないからです。

したがって、毛に銀イオンをわざわざ練り込んで、細菌を殺さなくても、細菌は自然に除去されるのです。むしろ、銀イオンの人体に対する影響の方が心配されます。銀は昔から食器にも使われていて、安全性の高い金属という印象があると思います。

しかし、殺菌力がある反面、毒性もあるのです。人間の場合、銀を1日に60㎎摂取すると有毒とされ、1日に1300㎎摂取すると、死に至るとされています。

もちろん歯ブラシの毛に練り込まれている銀イオンは微量なので、毒性が現れるということはまずないと考えられますが、金属アレルギーの人の場合、微量でも症状が出る可能性があります。ですから、あえて使う必要はないのです。

現在、一般に歯ブラシは抗菌化されていません。【オーラツー ステインクリア】も抗菌タイプではないので、こうした製品を使った方がよいでしょう。

リーチ 歯周クリーン

（ジョンソン・エンド・ジョンソン）

これもOK!

【オーラツー ステインクリア】同様、毛に銀イオンや抗菌剤が練り込まれていないので、それらの影響を心配せずに使える。

柄の材質（硬質部）ポリプロピレン、（軟質部）SBC ポリプロピレン、毛の材質：飽和ポリエステル樹脂

歯間ブラシ

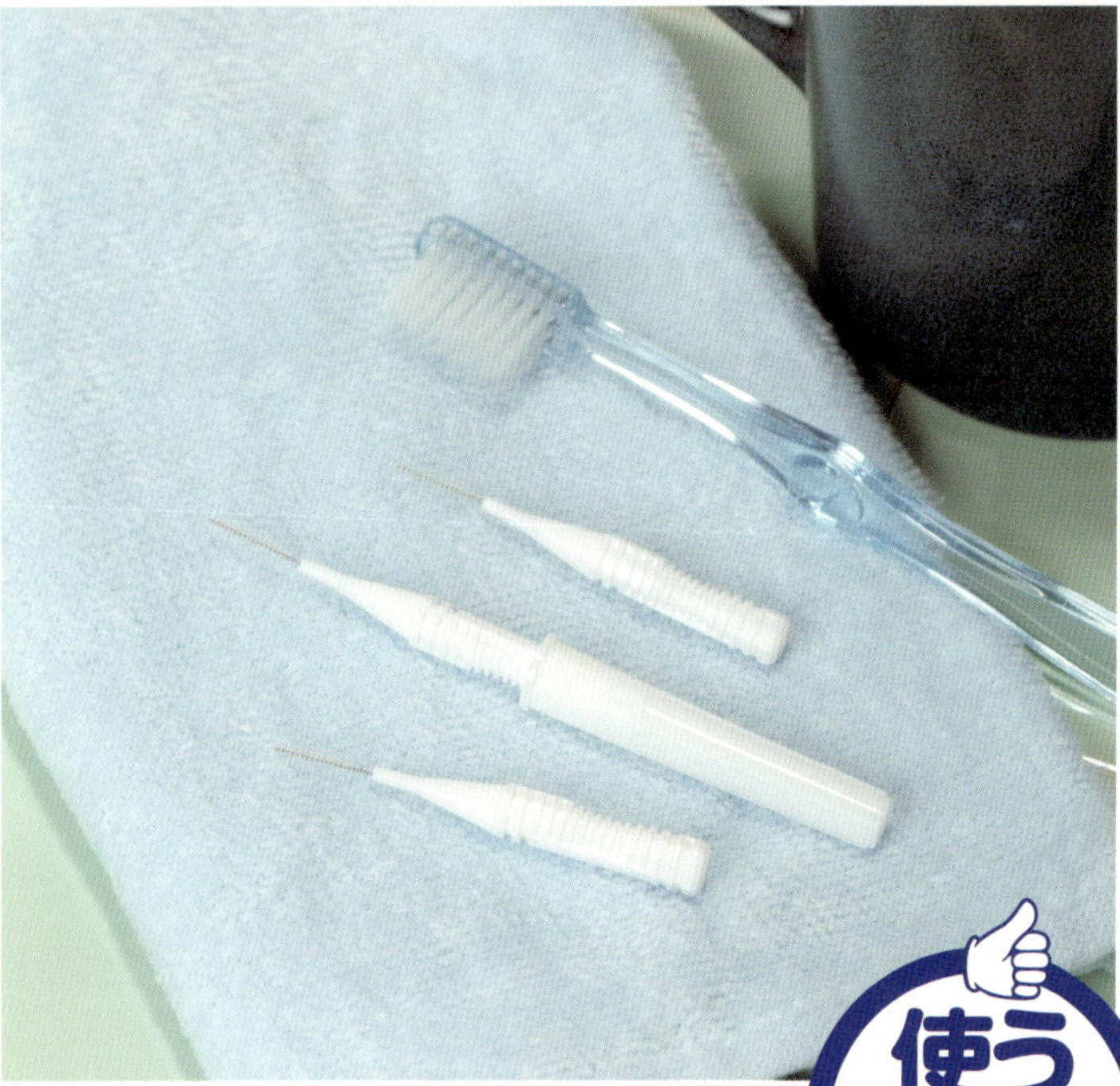

使うなら、こっち

エムズワン デンタルプロ

（ウイング）

柄の材質：ポリエチレン、ワイヤーの材質：ステンレススチール、毛の材質：ナイロン、キャップの材質：ポリプロピレン

プラスチックの中ではもっとも安全性が高い。また、燃やしてもダイオキシンが発生することはない

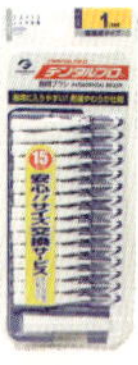

使いやすく、歯の間に挟まった食べカスをきれいに取ることができる歯間ブラシ。材質も、ポリエチレンやナイロンなので問題なし。

健康的な歯のために使っている人も多いはず。
どうせ使うなら、より効果のあるものを。

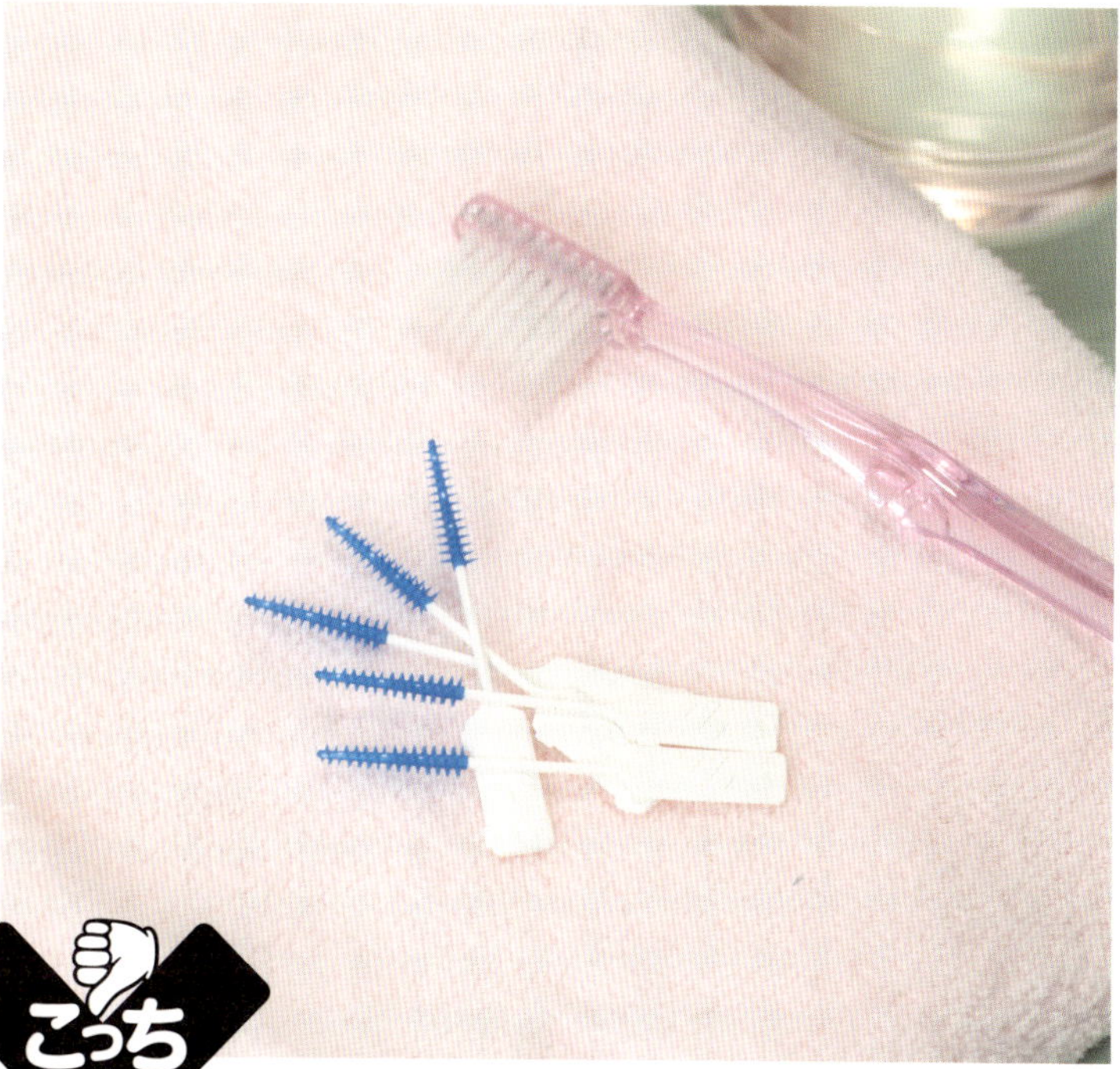

こっちは、ダメ

小林製薬の やわらか歯間ブラシ（小林製薬）

ゴム製のブラシが歯茎を擦って、痛みを感じることがある。また、すぐに柄の部分とブラシが折れたような状態になってしまうため×。

柄の材質：ポリプロピレン、ブラシの材質：熱可塑性エラストマー

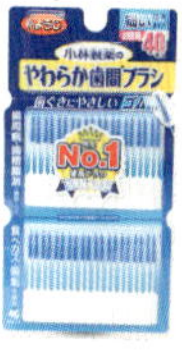

歯間ブラシ

食事をした後、歯と歯の間にどうしても食べ物が挟まってしまいます。とくに年齢を重ねると、歯と歯の間に隙間ができやすくなるので、挟まりやすくなります。

そんなときに便利なのが歯間ブラシです。楊枝《ようじ》よりも確実に歯に挟まった食べ物を取り除くことができます。

実は、私は長年歯間ブラシを使っている一人です。あるとき楊枝を使っていたら、歯科医院に勧める人から、「楊枝は歯茎を傷つけるし、食べカスをきれいに取れないので、歯間ブラシを使ってみてください」と言われて、それ以来使うようになったのです。言われたように、楊枝よりも歯間ブラシの方が食べカスをきれいに取ることができるので、虫歯や歯周病予防に効果があります。

現在、私が使っているのは、【エムズワン　デンタルプロ】です。

ガム アドバンスケア歯間ブラシ

(サンスター)

材質は【エムズワン　デンタルプロ】と変わらないが、柄が長い点が違う。それがかえって使いにくくしているが、使ってもとくに問題はない。

柄の材質：ポリエチレン、毛の材質：ナイロン、ワイヤーの材質：ステンレス

使いやすく、歯の間に挟まった食べカスをきれいに取ることができます。材質も、ポリエチレンやナイロンなので問題はありません。

ただし、ある程度使うとワイヤーのステンレススチールが劣化して、折れてしまいます。これは、どのメーカーの歯間ブラシでも同じです。

なお、このとき折れたワイヤーを飲み込まないように注意しなければなりません。通常は飲み込むことはありませんが、気をつけた方がよいでしょう。

一方、【小林製薬のやわらか歯間ブラシ】も使ったことがあります。この製品の場合、ゴム製のブラシが歯茎を擦ることになるので、痛みを感じます。

また、すぐに柄の部分とブラシが折れたような状態になって、ほとんど役に立たなくなってしまいます。

さらに、ブラシの材質の熱可塑性《ねつかそせい》エラストマーがどういうものであるのかよくわかりません。ですから、オススメできないのです。

小林製薬のマイクロ歯間ブラシ

（小林製薬）

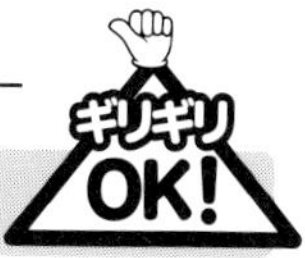

ワイヤーの材質が表示されていないのが不親切。ただ、毛の材質はナイロンで、他の歯間ブラシと同じなので、とくに問題はなさそう。

柄の材質：ポリスチレン、キャップの材質：ポリプロピレン、毛の材質：ナイロン

シャンプー

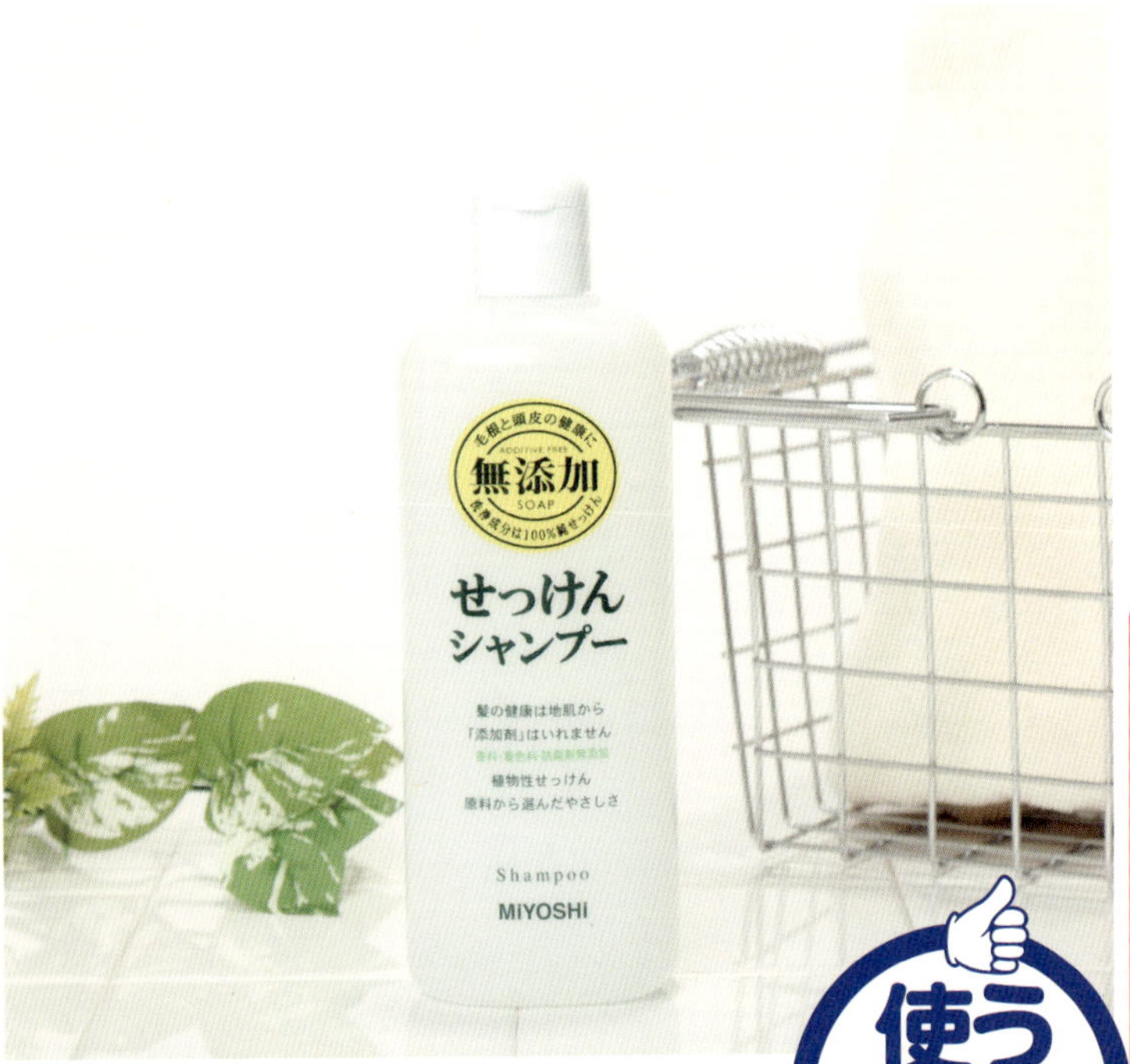

使うなら、こっち

無添加 せっけんシャンプー（ミヨシ石鹸）

水、カリ石ケン素地

頭皮に対する刺激が少なく、髪の毛への悪影響もほとんど心配なし

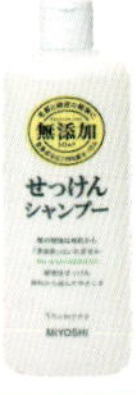

カリ石ケン素地（＝脂肪酸カリウム）しか使われていない製品。頭皮に対する刺激が少なく、髪への悪影響もほとんど心配なく◎。

ブランドだけで選んでいませんか？
もしそうならもっと頭皮・髪のことを考えて！

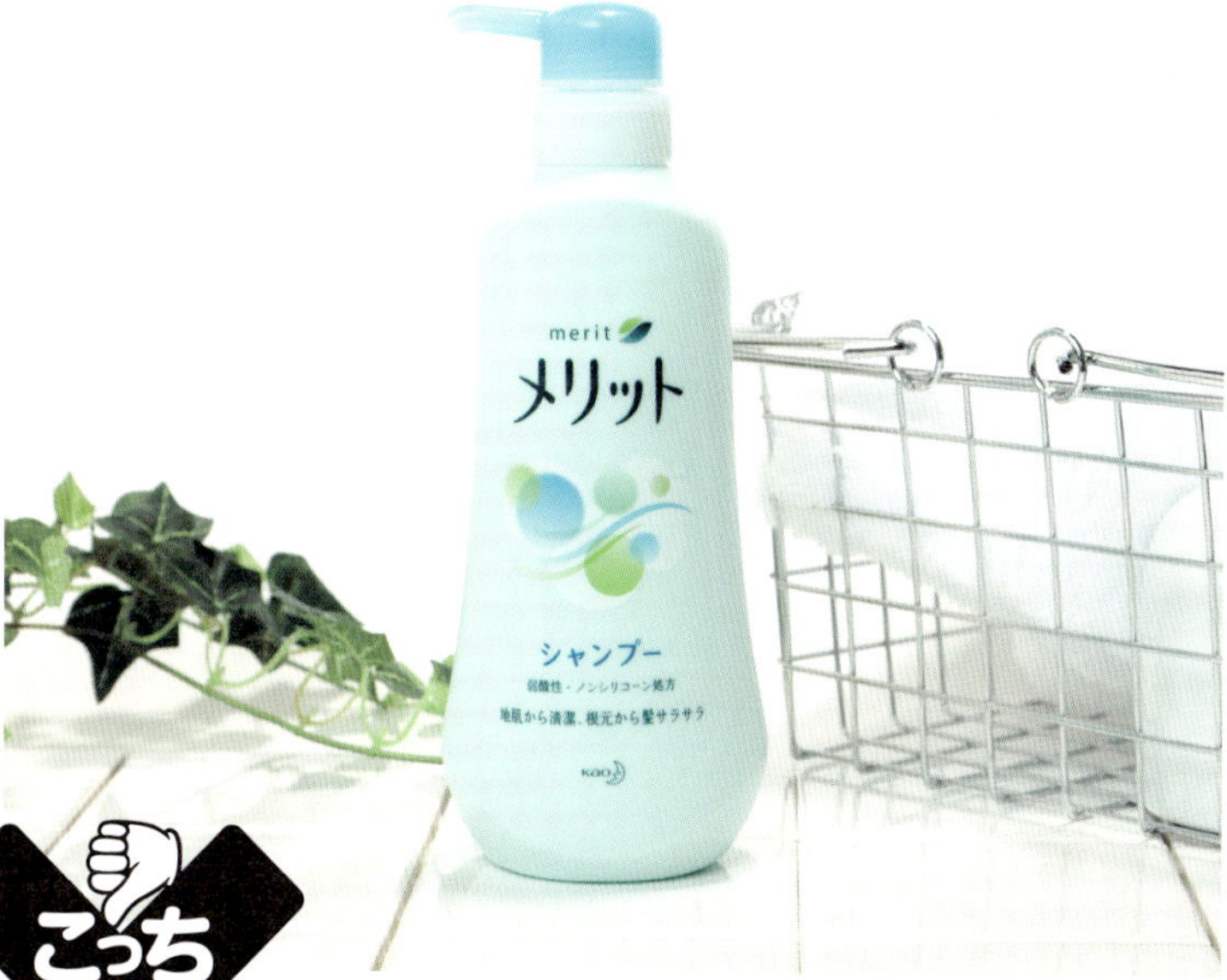

こっちは、ダメ

メリットシャンプー

（花王）

台所用洗剤と同じ成分・ラウレス硫酸 Na（ナトリウム）に加え、安息香酸塩やエデト酸塩などの刺激成分が使われているので、こっちはダメ。

グリチルリチン酸ジカリウム、水、ポリオキシエチレンラウリルエーテル硫酸アンモニウム (1E.O.) 液、ラウレス硫酸 Na、ラウリルヒドロキシスルホベタイン液、POE ステアリルエーテル、エタノール、グリセリンモノイソデシルエーテル、ジステアリン酸グリコール、PPG、ユーカリエキス、カモミラエキス-1、DL-リンゴ酸、POE(3) ラウリルエーテル、POE(4) ラウリルエーテル、塩化トリメチルアンモニオヒドロキシプロピルヒドロキシエチルセルロース、塩化ジメチルジアリルアンモニウム・アクリルアミド共重合体液、ヤシ油脂肪酸エタノールアミド、ラウリン酸、BG、水酸化カリウム液 (A)、水酸化ナトリウム液、安息香酸塩、エデト酸塩、青 1、黄 4、香料

頭皮が刺激されて痛みなどを覚える心配がある

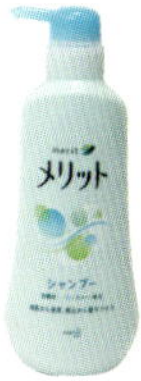

シャンプー

市販のシャンプーには台所用洗剤と同じ合成界面活性剤が入っているのをご存知でしょうか。

台所用洗剤は、それを使って素手で食器を洗うと、肌がヒリヒリします。パッケージには、「原液をスポンジ等に含ませて使う時は炊事用手袋を使う」という注意表示があります。つまり、それだけ刺激性があるということです。

台所用洗剤には、通常アルキルエーテル硫酸《りゅうさん》エステルナトリウム（AES）が配合されていて、これが手の皮膚を刺激する原因となります。ところが、同じ成分が【メリットシャンプー】や【スーパーマイルドシャンプー】など多くの市販シャンプーにもふくまれているのです。

それは、「ラウレス硫酸Na（ナトリウム）」です。AESにはい

カウブランド 無添加シャンプー

（牛乳石鹸共進社）

使わない方が安心!

ラウレス硫酸 Na は入っていないが、合成界面活性剤のスルホコハク酸ラウレス 2Na が入っているため、頭皮が刺激され、髪が傷む心配が多少ある。

水、DPG、コカミドプロピルベタイン、ココイルグルタミン酸 2Na、スルホコハク酸ラウレス 2Na、グリセリン、セテアレス-60 ミリスチルグリコール、トリイソステアリン酸 PEG-160 ソルビタン、ココイルグルタミン酸 Na、PCA-Na、コハク酸ジエトキシエチル、ポリクオタニウム-10、クエン酸

くつか種類があって、そのなかで代表的なものがラウレス硫酸Naです。この名称は、化粧品の業界用語。シャンプーは法律上化粧品なので、この言葉が使われているわけなのです。

しかし、消費者にはそれが台所用洗剤にも使われている成分だとはわかりません。もしそれを知ったら、使うことをためらう人も少なくないでしょう。なぜなら、手の皮膚と同様に頭皮も刺激されて、痛みなどを覚える心配があるからです。

さらに、安息香酸塩《あんそくこうさんえん》やエデト酸塩といった刺激成分がふくまれています。したがって、毛髪にも悪影響をもたらしてしまうわけなのです。ある調査によると、毛髪の表面のキューティクルが破壊されることがわかっています。

一方、【無添加 せっけんシャンプー】には、カリ石けん素地、すなわち脂肪酸カリウムしかふくまれていません。そのため、頭皮に対する刺激が少なく、髪の毛に対する悪影響もほとんど心配ないのです。

スーパーマイルドシャンプー

（資生堂）

これもダメ

合成界面活性剤のラウレス硫酸Na、酸化防止剤のEDTA-2Na、保存料の安息香酸Naなどの影響で、頭皮への刺激、髪を傷める心配がある。

水、ココイルメチルタウリンタウリンNa、ラウレス硫酸Na、コカミドプロピルベタイン、ラウリン酸PEG-2、ジステアリン酸グリコール、塩化Na、グアーヒドロキシプロピルトリモニウムクロリド、ポリクオタニウム-10、カミツレ花エキス、ローズマリーエキス、DPG、ソルビトール、クエン酸、EDTA-2Na、BG、安息香酸Na、フェノキシエタノール、香料

リンス・コンディショナー

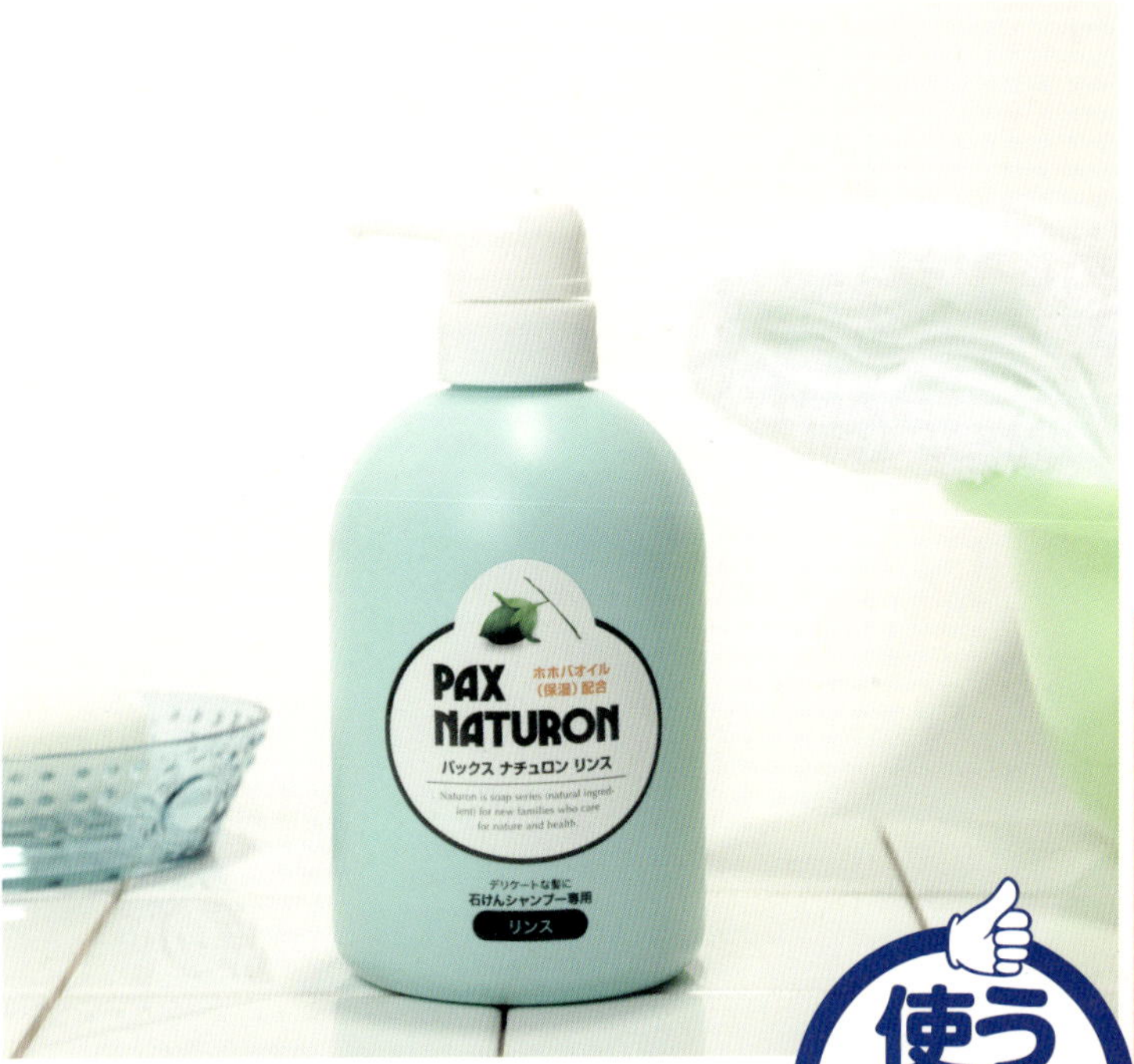

使うなら、こっち

パックスナチュロン リンス

（太陽油脂）

水、クエン酸、エタノール、グリセリン、ホホバ油、キサンタンガム、香料、クエン酸 Na

キサンタンガム：ある種の細菌から得られた増粘多糖類。食品添加物としても認められていて、安全性に問題はない

シリコン樹脂も表示指定成分（皮膚障害、アレルギー、がんなどを起こす可能性があるもの）もふくまれていないので、使うならこっち。

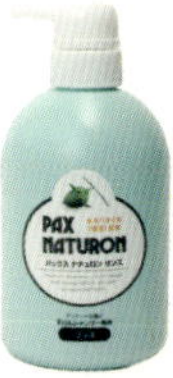

サラサラ髪は魅力的だけど、
髪の健康はもっと大切じゃないですか?

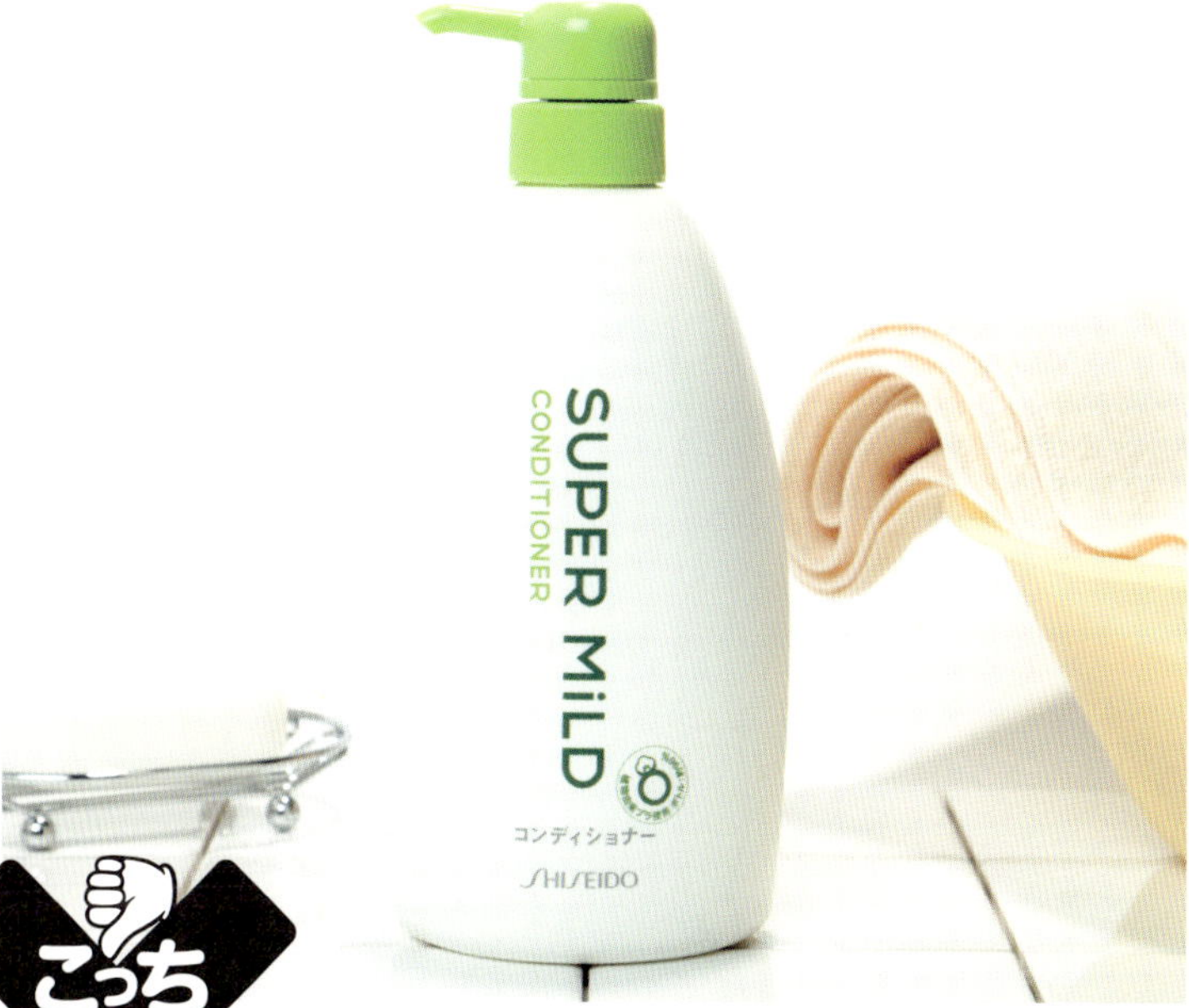

こっちは、ダメ

スーパーマイルド コンディショナー (資生堂)

シリコン樹脂の一種・ジメチコンや、表示指定成分だったステアリルアルコール、セタノール、BHT がふくまれているので、使ってはダメ。

水、イソベンチルジオール、ジメチコン、ベヘニルアルコール、ステアリルアルコール、パルミチン酸エチルヘキシル、ソルビトール、ステアルトリモニウムクロリド、アミノプロピルジメチコン、PEG-90M、カミツレ花エキス、ローズマリーエキス、セタノール、DPG、イソプロパノール、イソセテス-10、クエン酸、BG、炭酸水素Na、シリカ、BHT、フェノキシエタノール、香料

旧・厚生省が、皮膚障害、アレルギー、がんなどを起こす可能性があるとして表示を義務付けていた成分

キューティクルを破壊する、毛の生育を悪くするという指摘がある

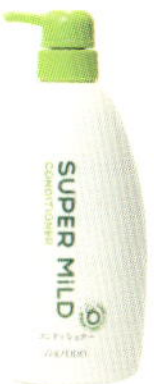

リンス・コンディショナー

シャンプーの後に使われるリンスやコンディショナー。これらには、シリコン樹脂が配合された製品が多くなっています。髪の毛にシリコン樹脂をコーティングすることによって、ツヤとサラサラ感を出すためで、クシの通りもよくなります。

ただし、シリコン樹脂が髪を傷めるとの指摘もあります。シリコン樹脂は、ケイ素（Si）と酸素（O）を骨格として、炭素（C）や水素（H）が結合した高分子の化学合成物質です。いくつも種類があって、総称して「シロキサン」といいます。

シリコン樹脂の中で、もっともよく使われているのは、ジメチコン（ジメチルポリシロキサン）です。これは、シリコンオイルの一種で、通常のオイルに比べて劣化が少なく、安定しています。水をはじく力が強いため、乳液やクリームなどにも使われています。

パンテーン エクストラダメージケア
コンディショナー（P&G）

これもダメ

シリコン樹脂・ビスアミノプロピルジメチコンのほか、表示指定成分だったセタノール、EDTA-2Naなどの刺激性成分がふくまれている。

水、ビスアミノプロピルジメチコン、ステアリルアルコール、ベヘントリモニウムメトサルフェート、セタノール、香料、イソプロパノール、ベンジルアルコール、EDTA-2Na、パンテニルエチル、パンテノール、BG、シルクエキス、変性アルコール、メチルクロロイソチアゾリノン、メチルイソチアゾリノン

ほかにもジメチコール（ジメチコンに水酸基が結合したもの）やシクロペンタシロキサンなどがよく使われています。働きは、ジメチコンに似ています。

ただし、シリコン樹脂はいわばコーティング剤であり、髪の毛を覆うように付着するため、毛の表面のキューティクル（うろこ状の細胞）を破壊したり、また毛穴に詰まって毛の生育を悪くするという指摘があります。そのため、最近では、シリコン樹脂を使用しないシャンプーが話題になっていますが、リンスやコンディショナーには使われることが多いのです。

【スーパーマイルドコンディショナー】には、そのシリコン樹脂だけではなく、表示指定成分だったステアリルアルコール、セタノール、BHTなどがふくまれていて、皮膚障害やアレルギーを起こす心配があります。

一方、【パックスナチュロン リンス】には、シリコン樹脂も表示指定成分もふくまれていないので、安心して使うことができます。

メリットリンス

（花王）

シリコン樹脂のジメチコンと高重合ジメチコン-1のほか、表示指定成分だったステアリルアルコールによって、頭皮や毛髪が傷む心配あり。

これもダメ

グリチルリチン酸ジカリウム、水、ステアリルアルコール、ジメチコン、N,N-ジメチルオクタデシロキシプロピルアミン、ユーカリエキス、カモミラエキス-1、ヒマワリ油-2、乳酸、高重合ジメチコン-1、パルミチン酸イソプロピル、脂肪酸ジペンタエリスリチル-1、ヒドロキシエチルセルロース、フェノキシエタノール、BG、香料

ボディソープ

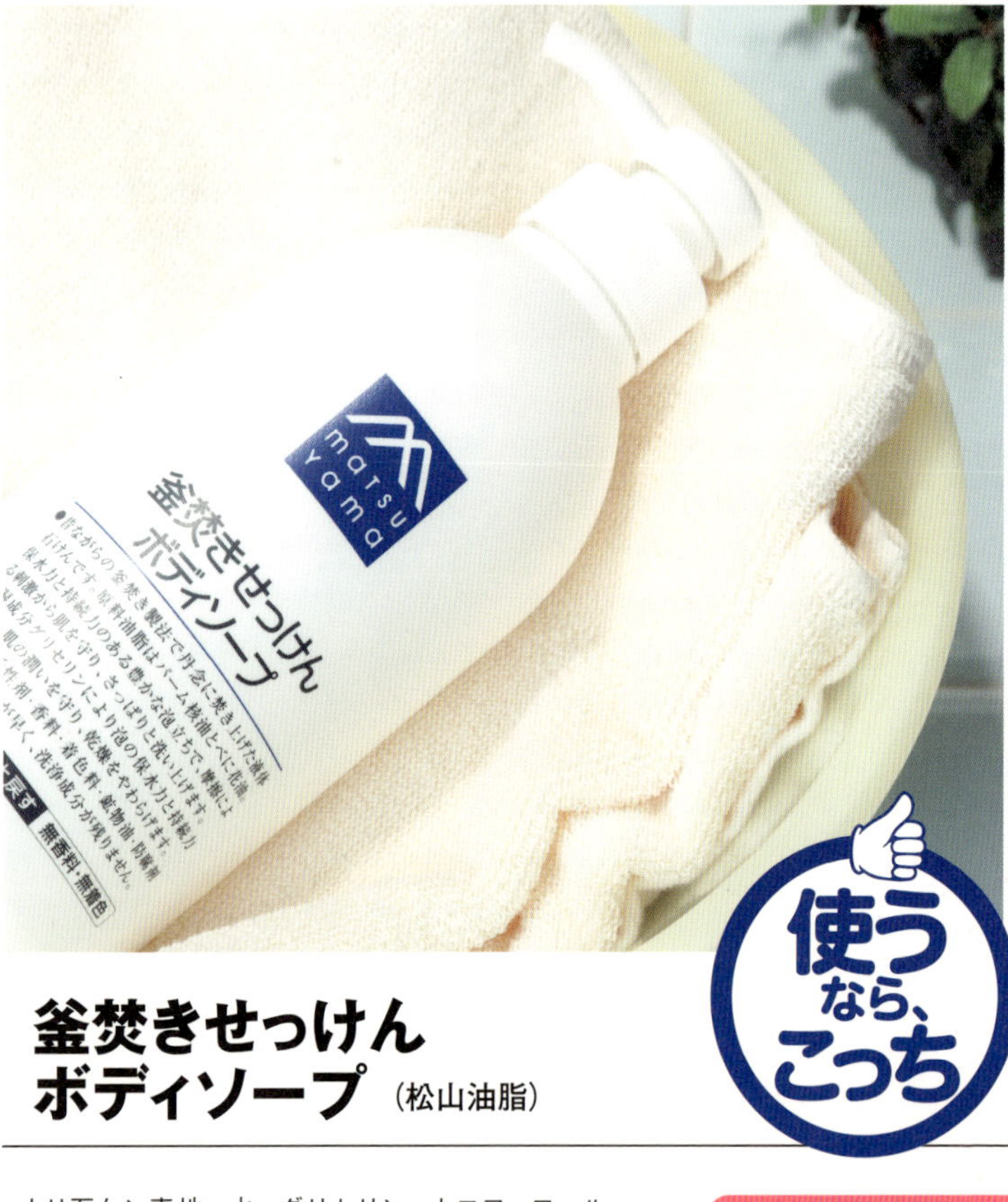

使うなら、こっち

釜焚きせっけん ボディソープ（松山油脂）

カリ石ケン素地、水、グリセリン、トコフェロール、グルコン酸Na、ヒドロキシプロピルメチルセルロース

脂肪酸カリウムのことで、肌に対して刺激性が弱い

肌を刺激する合成界面活性剤が使われていない製品。肌のヒリヒリや肌荒れが気になる人なら、こっちを使った方が安心できる。

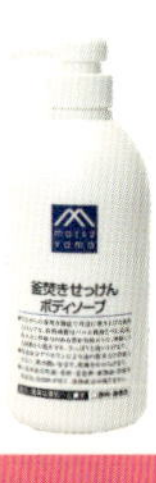

ほとんどの製品に台所用洗剤と同じ成分が入っていることを知っていますか？

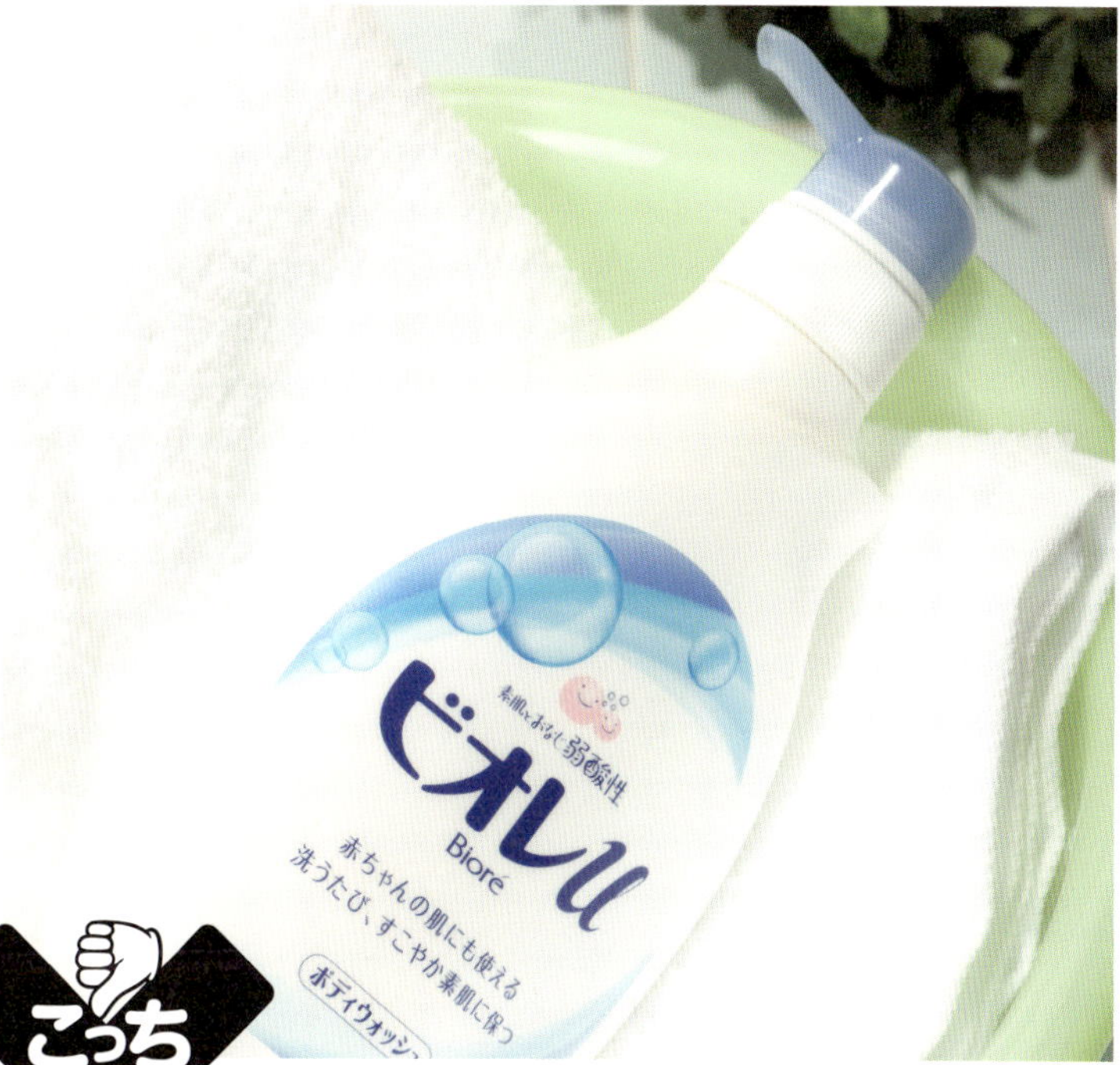

こっちは、ダメ

ビオレu

（花王）

肌に対して刺激性が強いラウレス硫酸 Naやラウレス-4（合成界面活性剤）が使われている。だから、こっちを使ってはダメ。

水、ラウレス硫酸アンモニウム、ラウレス-4 カルボン酸 Na、ラウリルグルコシド、PG、ラウラミドプロピルベタイン、エタノール、ジステアリン酸グリコール、オクトキシグリセリン、ラウリン酸、PEG-65M、コカミド MEA、ポリクオタニウム-39、ポリクオタニウム-6、ラウレス-16、ラウレス-4、ラウレス硫酸 Na、硫酸（Al/K）、リンゴ酸、クエン酸、水酸化 Na、安息香酸 Na、香料

合成界面活性剤のポリオキシエチレンアルキルエーテルの一種

皮膚が刺激され、痛みなどを感じることがある

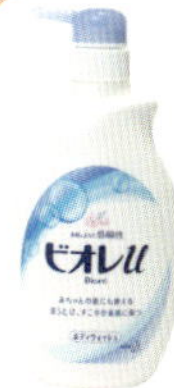

ボディソープ

「このボディソープには、台所用洗剤と同じ成分が入っている」といわれたら、あなたはどう思いますか？

台所用洗剤を使って食器を洗うと、手がヒリヒリしたり、荒れたりしますよね。成分の合成界面活性剤が肌を刺激するからです。したがって、同じ成分がボディソープに入っていれば、同様に肌がヒリヒリしたり、荒れたりするはずです。

そして、じつは市販のボディソープには台所用洗剤と同じ成分が入っているのです。それは、「ラウレス硫酸《りゅうさん》Na（ナトリウム）」という成分です。【ビオレu】にも、【ダウ】や【ナイーブ】にも、成分表示をよく見ると、これが書かれています。これは、台所用洗剤の主成分となっているアルキルエーテル硫酸エステルナトリウムのことなのです。

これもダメ

ダウ プレミアムモイスチャーケア ボディウォッシュ（ユニリーバ）

合成界面活性剤のラウレス硫酸Naのほか、酸化防止剤のBHTやEDTA-4Naなどが配合されているため、肌に刺激を感じる心配がある。

水、ミリスチン酸、ラウリン酸、水酸化K、ラウレス硫酸Na、グリセリン、パルミチン酸、ジステアリン酸グリコール、ステアリン酸、PG、香料、コカミドプロピルベタイン、ヒドロキシプロピルメチルセルロース、グアーヒドロキシプロピルトリモニウムクロリド、BHT、EDTA-4Na、エチドロン酸、塩化K、メチルイソチアゾリノン

アルキルエーテル硫酸エステルナトリウムは、代表的な合成界面活性剤で、略称はAES。このAESにはいくつか種類があって、そのひとつがラウレス硫酸Naなのです。つまり、ボディソープには、台所用洗剤と同じ合成界面活性剤が入っているということなのです。台所用洗剤は生活雑貨であり、ボディソープは法律上化粧品になるので、表示の仕方が違うのです。このほか、ラウレス-4とラウレス-16も、台所用洗剤や洗濯用洗剤に配合されている合成界面活性剤のポリオキシエチレンアルキルエーテルの一種です。

一方、【釜焚きせっけん ボディソープ】には、ラウレス硫酸Naの文字はありません。その代わりをしているのが、カリ石ケン素地です。これは、脂肪酸カリウムのことで、肌に対して刺激性が弱いものです。

この製品もまったく刺激性がないというわけではありませんが、ラウレス硫酸Naやラウレス-4を使っていないという点で、「使うなら、こっち」ということになります。

ナイーブ ボディソープ

（クラシエホームプロダクツ）

これもダメ

合成界面活性剤のラウレス硫酸Na、酸化防止剤のEDTA-2Na、タール色素の赤227、黄4などが配合されているため、肌に刺激を感じる心配がある。

水、ラウリン酸、ミリスチン酸、パルミチン酸、水酸化K、グリセリン、コカミドMEA、コカミドメチルMEA、ジステアリン酸グリコール、ラウラミドプロピルベタイン、ラウレス硫酸Na、ステアリン酸、グリコシルトレハロース、アセチルグルコサミン、モモ葉エキス、サボンソウエキス、ヒドロキシプロピルメチルセルロース、塩化Na、ポリクオタニウム-7、BG、加水分解水添デンプン、クエン酸Na、EDTA-2Na、香料、赤227、黄4

せっけん

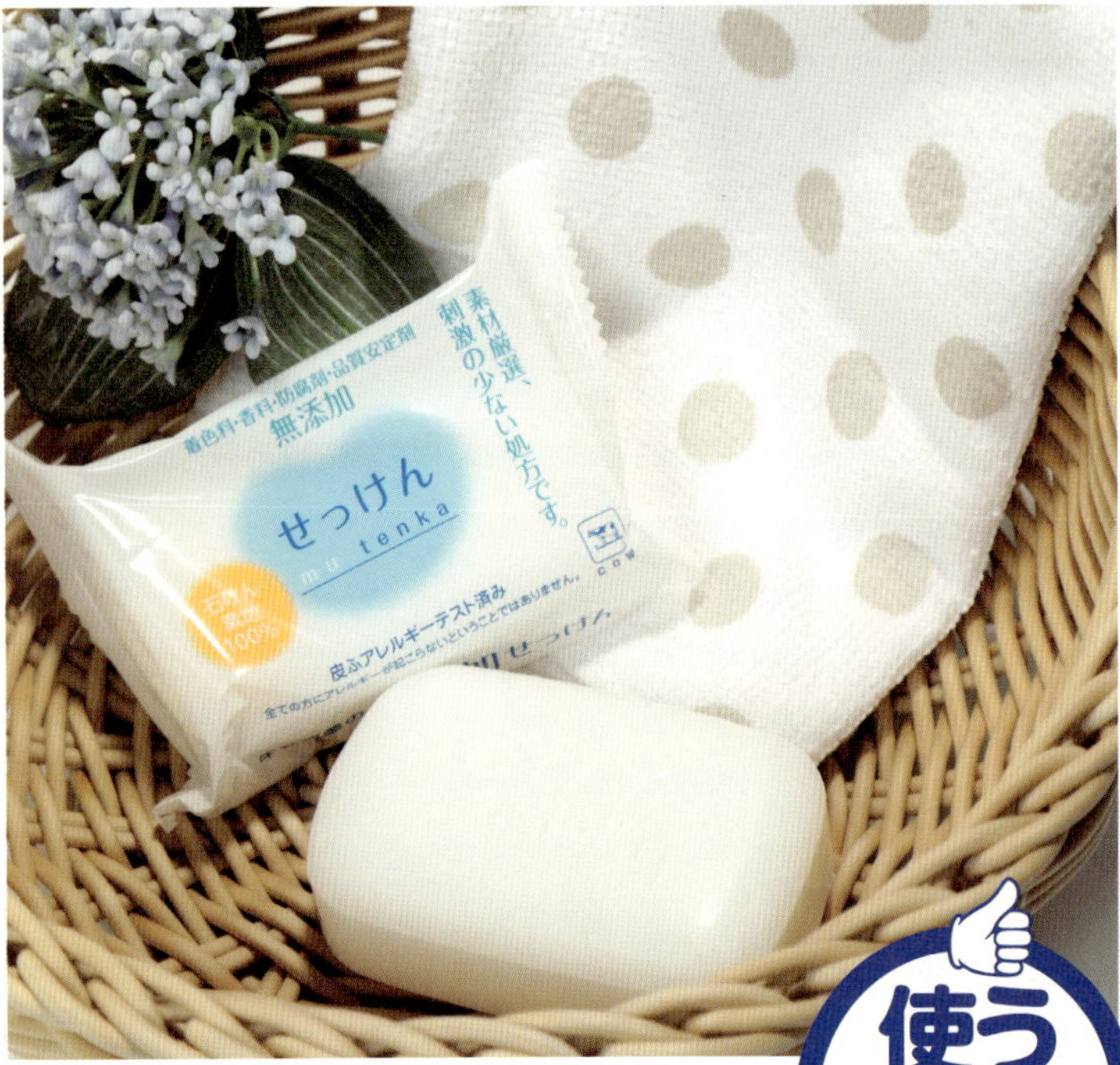

使うなら、こっち

カウブランド
無添加せっけん（牛乳石鹸共進社）

石ケン素地

脂肪酸ナトリウムのこと。肌に対して刺激性が弱いので安心

石ケン素地だけで作られた製品。だから、肌に対して刺激性がなく、安心して使うことができる。せっけんを買うなら、こっち。

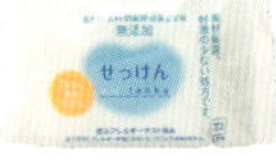

肌を思うならせっけんを使うべき!
そう思っている人に知ってほしいせっけんの本当。

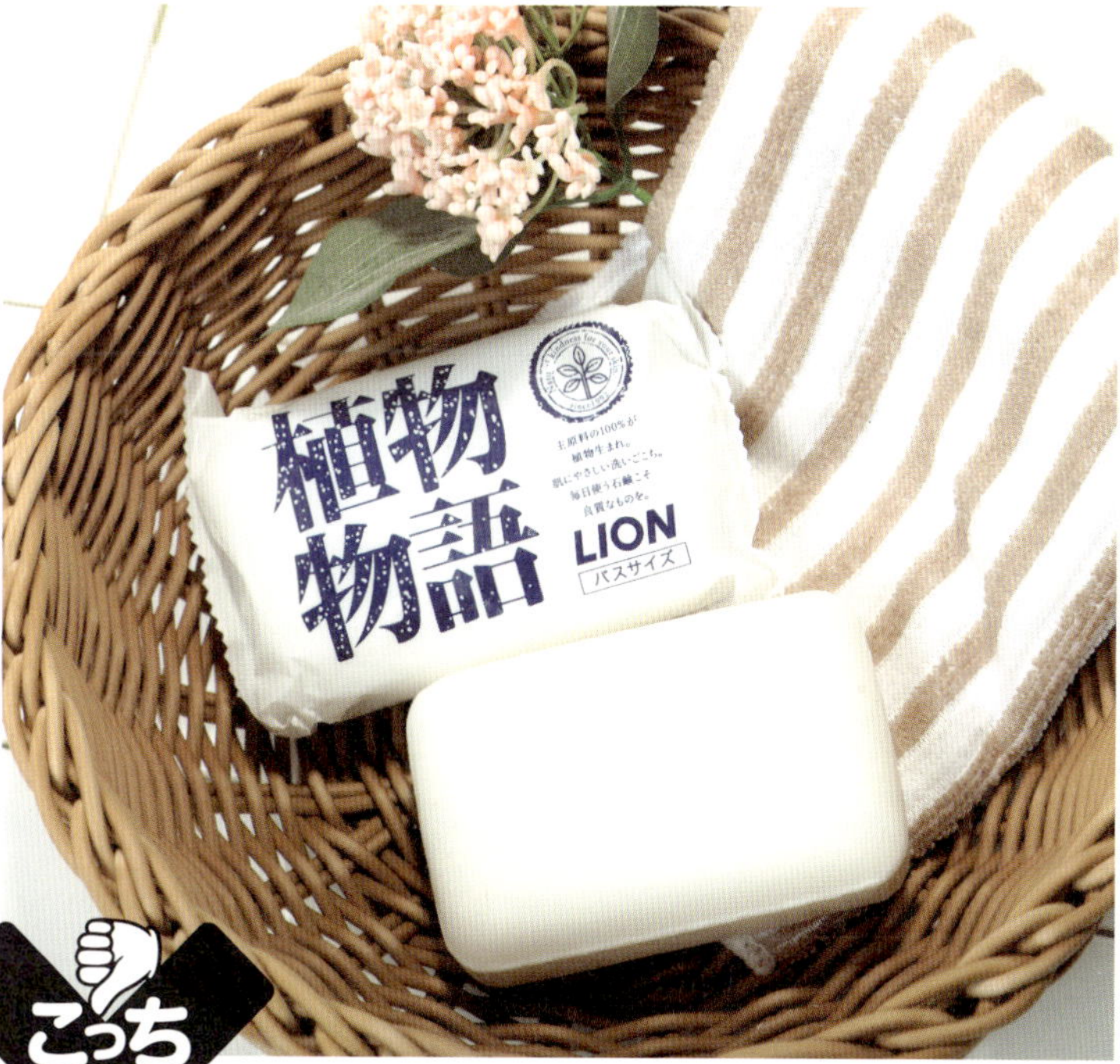

こっちは、ダメ

植物物語
（ライオン）

化学的に合成された成分である EDTA-2Na、酸化チタンがふくまれている。家族の肌や健康を考えるなら、使わない方がベター。

石けん素地、パーム脂肪酸、香料、カミツレエキス、エチドロン酸、EDTA-2Na、水、エタノール、BG、酸化チタン

酸化チタン：ラットに２年間吸わせた実験で、肺がん発生率の増加が見られた

EDTA-2Na：旧・厚生省が皮膚障害やアレルギーなどを起こす可能性があるとして、表示指定成分に指定していた

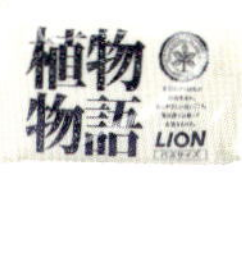

せっけん

いまでも体を洗ったり、手を洗ったりするときにせっけんを使っている人は少なくないと思います。でも最近では、せっけんもいろいろ出回っていて、【植物物語】のように植物性や天然由来を強調したものもあります。しかし、だまされてはいけません。確かに原料は植物が使われていても、そのほかに刺激性のある成分が配合されているのです。

【植物物語】の箱には、「植物物語が誕生して以来、主原料の100％は、ずっと植物生まれ」と書かれています。たいていの人は、「なるほど、原料はすべて植物なんだ」と思うでしょう。しかし、違うのです。ここで「主原料」という言葉に注目してください。つまり、「主な」原料が「植物生まれ」ということです。

【植物物語】の主成分は、石けん素地、すなわち脂肪酸ナトリウム

これもOK!

シャボン玉浴用

（シャボン玉石けん）

【カウブランド　無添加せっけん】同様、石けん素地だけで作られているせっけん。肌に対する刺激がなく、子どもも安心して使える。

石けん素地

です。そして、それを作る原料にパーム油（アブラヤシから絞った油）が使われています。ですから、「主原料」は植物ということは間違いありません。ところがそれ以外に、「EDTA-2Na」「BG」「酸化チタン」などが使われていて、これらは植物由来ではありません。いずれも化学的に合成された成分です。

とくにEDTA-2Naは、旧・厚生省が皮膚障害やアレルギーなどを起こす可能性があるとして、表示指定成分に指定していたものなのです。また酸化チタンは、ラットに2年間吸わせた実験では、肺がん発生率の増加が見られました。ですから、どちらも肌を洗うものに配合させるべきではないのです。実際に使ってみると、肌に刺激を感じます。

一方、【カウブランド 無添加せっけん】は、「石けん素地100％」、すなわち脂肪酸ナトリウム以外は使われていないということになります。ですから、刺激性がないため、安心して使うことができます。

花王 ホワイト

（花王）

これもダメ

【植物物語】同様、主原料はパーム核油とパーム油で天然由来だが、表示指定成分だったBHTがふくまれていて、肌への刺激が心配。

パーム核脂肪酸Na、パーム脂肪酸Na、水、パーム核脂肪酸、パーム脂肪酸、グリセリン、香料、スクワラン、グルコン酸Na、エチドロン酸、塩化Na、酸化チタン、ペンテト酸5Na、PEG-6、BHT

入浴剤

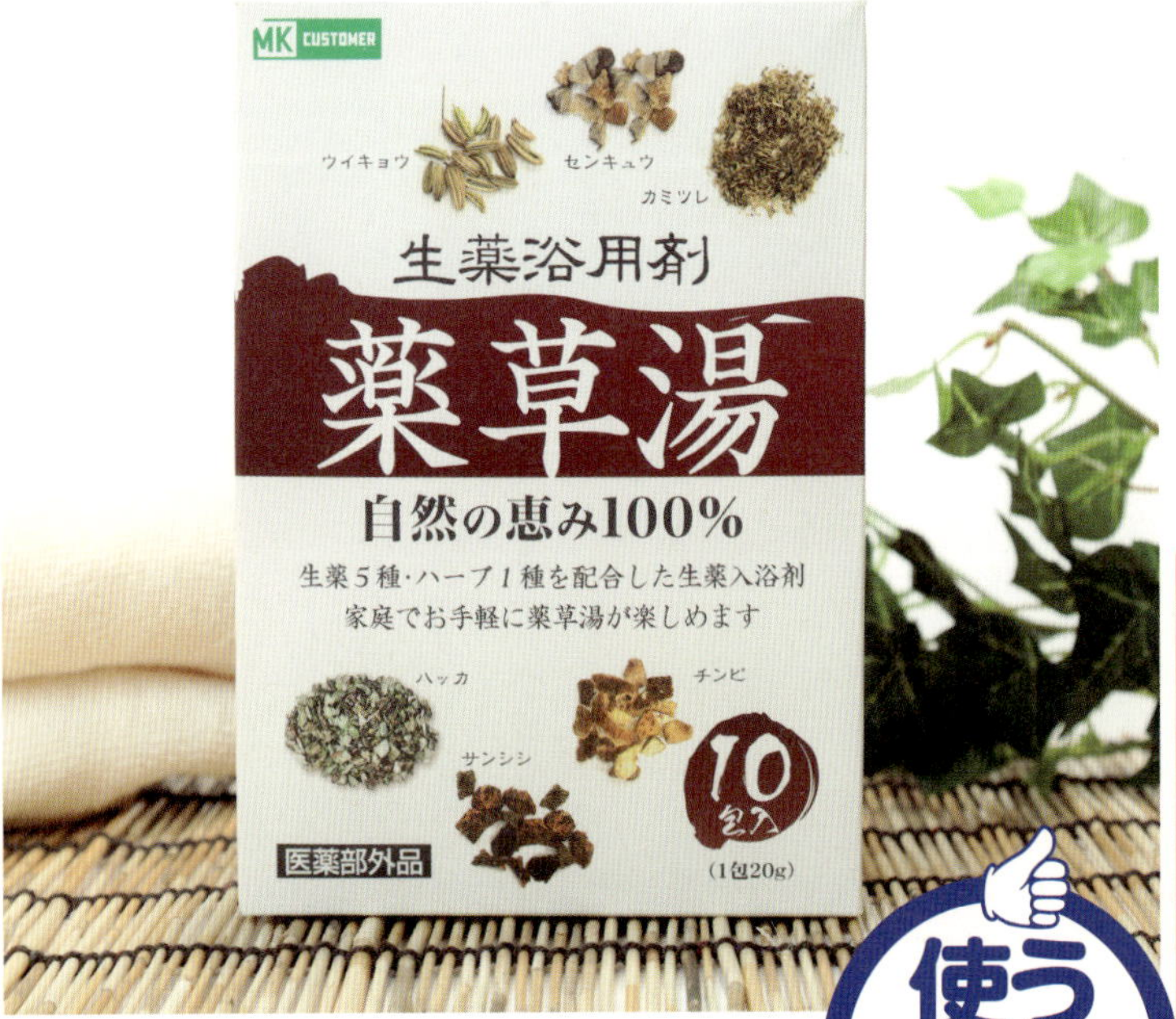

使うなら、こっち

薬草湯

(マツモトキヨシ)

ウイキョウ、サンシシ、センキュウ、チンピ、ハッカ、カミツレ

どれも漢方薬草なので問題なし

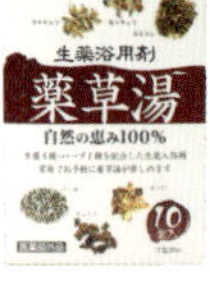

着色料や香料などが入っていない天然成分だけの入浴剤。これなら安心して「温泉気分」を味わうことができるので、選ぶならこっち。

疲れたときは入浴剤を入れてお風呂につかろう。
もしかしたらその習慣、間違いかもしれません。

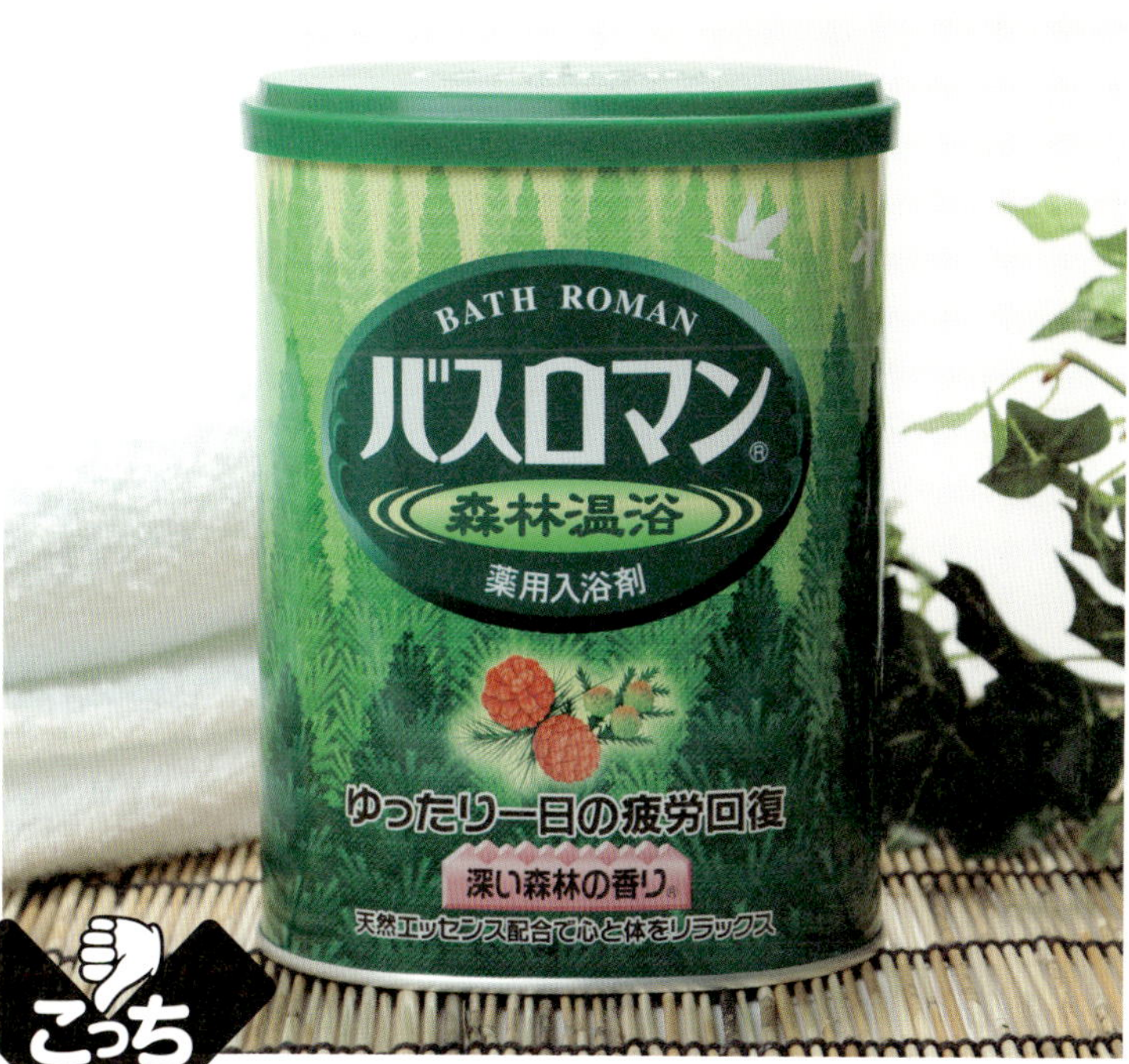

こっちは、ダメ

バスロマン 森林温浴

（アース製薬）

サリチル酸やタール色素などの刺激性物質が入っていること、刺激的なにおいを発する香料を使っているなどの理由で、オススメはできない。

[有効成分]
炭酸水素ナトリウム、乾燥硫酸ナトリウム
[その他の成分]
グリシン、サリチル酸、無水ケイ酸、
黄色 202 号の (1)、青色 1 号、香料

敏感な人は肌荒れを起こす可能性がある

強いにおいによって、人によっては気分が悪くなることがある

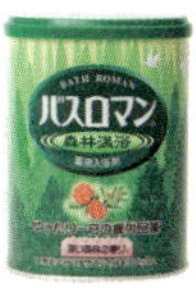

入浴剤

【バスロマン 森林温浴】や【きき湯】などの入浴剤には、効能が表示されています。「疲労回復、あせも、しっしん、にきび、ひび、あかぎれ、しもやけ、荒れ性、うちみ、くじき、肩のこり、神経痛、リウマチ、腰痛、冷え症、痔、産前産後の冷え症」など。これらの効能を期待して使っている人もきっと多いはずです。しかし、これらの効能は、人間で確認されたわけではないのです。

入浴剤は、厚生労働省が定めた「浴用剤製造（輸入）承認基準」に基づいて、製造が承認さていますが、この基準では、塩化ナトリウム（食塩）や炭酸水素ナトリウム（重曹）など14種類の成分を合計70％以上配合してあれば、前述のような効能を表示してよいとされています。しかし、その効能は人間で確認されたものではなく、単に天然温泉でうたわれている効能をそのまま表示することを

きき湯

（バスクリン）

これもダメ

表示された効能は、人間で確認されたものではなく、ほとんどが期待できない。また、BHT、黄4、青1によって、皮膚が刺激される心配あり。

[有効成分] 硫酸Mg、炭酸水素Na、炭酸Na、乾燥硫酸ナトリウム

[その他の成分] DL-リンゴ酸、フマル酸、大豆油、L-グルタミン酸ナトリウム、PEG（120）、エチレンジアミンテトラPOE・POP、PVP、BHT、香料、黄4、青1

認めたものにすぎないのです。実際には、表示された効能のほとんどは、お風呂に入って体が温まり、血行がよくなることで現れるもので、入浴剤をわざわざ入れる必要はないのです。

しかも、入浴剤には、サリチル酸、黄色202号の（1）や青色1号などのタール色素、BHT（ジブチルヒドロキシトルエン）などの刺激性物質が入っているため、人によっては肌荒れを起こすことがあります。また、刺激的なにおいを発する香料によって、気分が悪くなる人もいます。ですから、安易に入浴剤を使うのは止めた方がよいのです。

それでも、「たまには家で温泉気分を味わいたい」という人もいると思うので、そんな人には着色料や香料などが使われていない天然成分のみの入浴剤をオススメします。その1つが、【薬草湯】です。これらの成分は、漢方薬草のみなので、安心して入浴することができます。ただし、薬草の刺激がややあるので、その点をご承知おきください。

旅の宿 登別

（クラシエホームプロダクツ）

これもダメ

表示された効能は、ほとんど期待できない。表示指定成分だった黄202（1）、橙205が入っているため、皮膚が刺激される心配がある。

[有効成分] 無水硫酸ナトリウム、炭酸水素Na、塩化Na、塩化K、チンピ末、トウキ末
[その他の成分] 香料、合成ケイ酸Al、黄202（1）、無水メタケイ酸Na、橙205、オレイン酸POE（20）ソルビタン、BG

ボディタオル

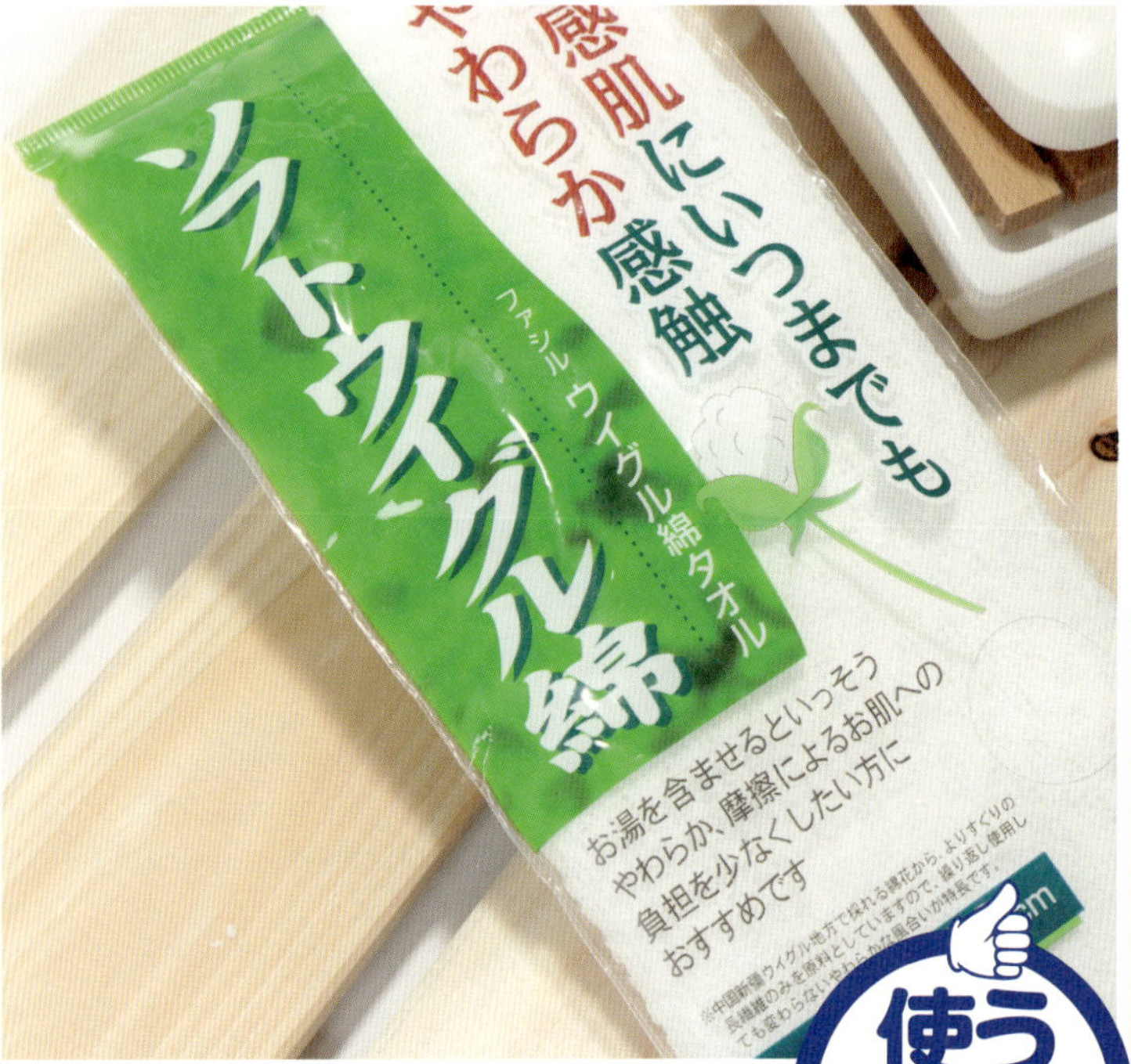

ファシル ウイグル綿タオル

使うなら、こっち

（キクロン）

綿 100%

綿 100%だから肌触りもよく、敏感肌の人でも安心して使うことができる。家族みんなが使うものだから、ぜひこちらを選びたい。

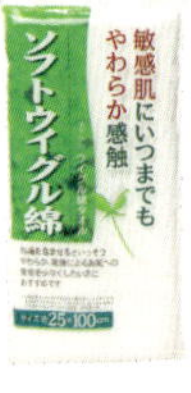

いま使っているのは綿?　ナイロン?
それがあなたの肌状態を決めているかも。

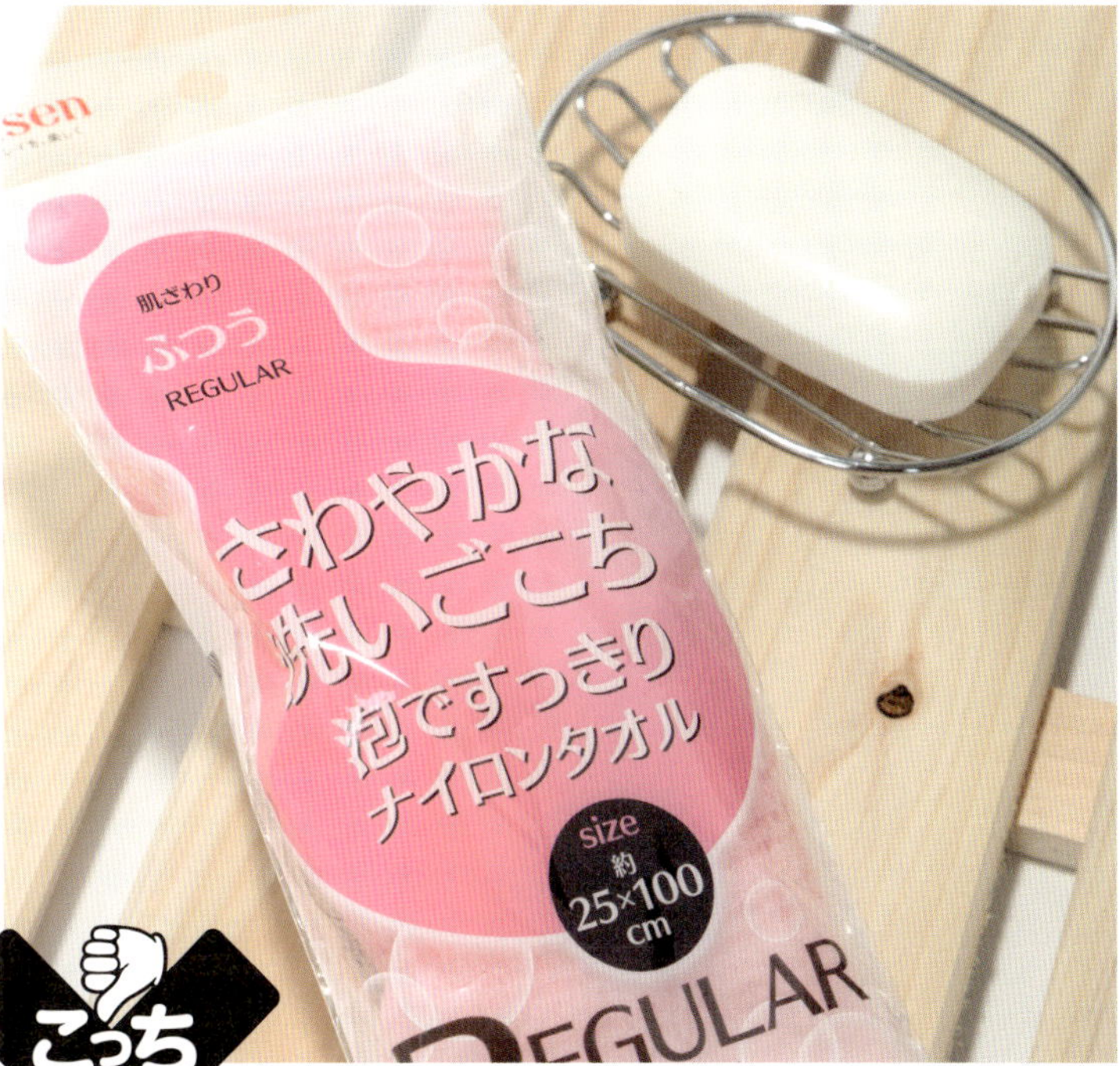

こっちは、ダメ

泡ですっきりナイロンタオル
（アイセン）

ナイロン100%だから、体を洗うと肌に相当の刺激を感じ、ときにはヒリヒリすることも。肌のことを思うなら使わない方が無難。

ナイロン 100%

「アミド結合」によってできた高分子化合物。ポリアミド系合成繊維の総称

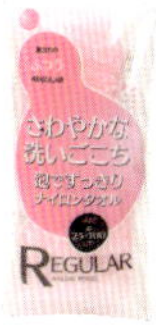

ボディタオル

ドラッグストアなどには、入浴のときに体を洗うためのボディタオルが売られています。ふつうのタオルに比べて長めなので、背中を洗うのにとても便利です。タオルとは別に購入し、使っている人も少なくないと思います。

そのボディタオルですが、ほとんどが合成繊維でできていることをご存知でしょうか。

【泡ですっきりナイロンタオル】はナイロン１００％です。「お肌にここちよい刺激でさわやかな洗いごこち」とありますが、合成繊維で肌を洗うのは、あまり感心できません。

ナイロンは１９３５年にアメリカの化学企業・デュポン社の研究員によって開発されたものです。世界初の合成繊維で、ここから合成繊維の歴史がはじまりました。

ルーネシモ アワスター ボディタオル

使わない方が安心！

（キクロン）

【泡ですっきりナイロンタオル】と同様にナイロン100%。そのため、同じように肌を傷つける可能性があるので、使用は避けた方が無難。

ナイロン100%

ナイロンは、「アミド結合」によってできた高分子化合物で、ポリアミド系合成繊維の総称となっています。さまざまな化学組成のものがあって、衣料用に多く生産されているのは、ナイロン66とナイロン6になります。

それで、ボディタオルの素材としても使われているのですが、私の経験では、ナイロン製のボディタオルで体を洗うと肌にかなり刺激を感じます。合成繊維で擦られているような感じで、ときにはヒリヒリすることもあります。おそらくですが、皮膚の表面が多少傷ついているのではないかと思われます。ですから、あまりオススメはできないのです。

一方、少ないながらも綿100%のボディタオルも売られていて、【ファシル　ウイグル綿タオル】もその1つです。「ソフトで繊維が細く、洗ってもかたくなりにくい天然の新疆《しんきょう》ウイグル綿100%を使用」しているといいます。そのため敏感肌の人でも、安心して使うことができます。

BULLES DU SAVON

(ヨコズナ　クリエーション)

使わない方が安心!

ポリエステル、ナイロン、ポリエチレンの3種類の合成繊維を使用。ナイロンだけよりは多少肌触りがよいが、それでも綿にはかなわない。

ポリエステル 55%、ナイロン 30%、ポリエチレン 15%

ヘアオイル

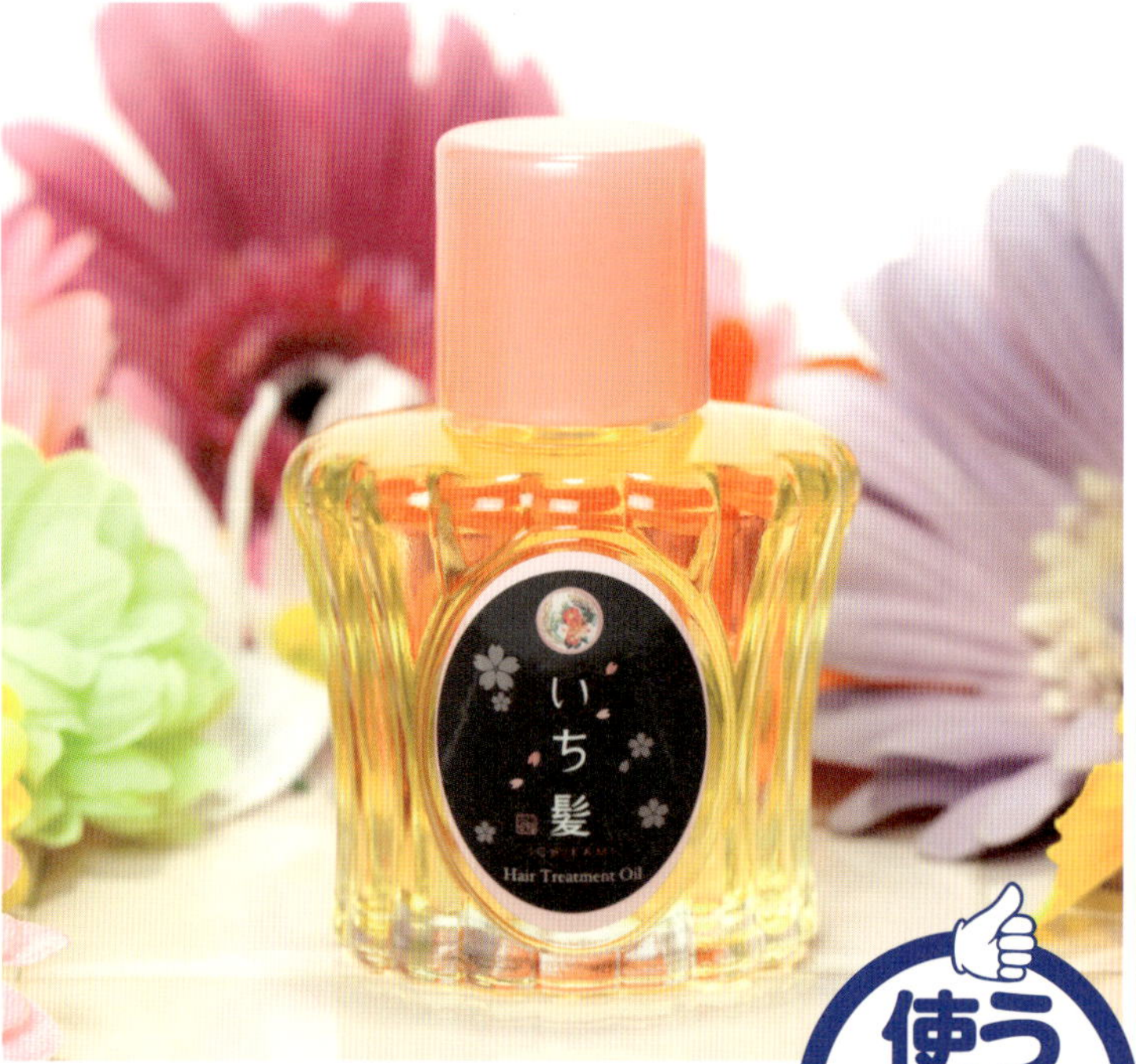

使うなら、こっち

いち髪 和草油

（クラシエホームプロダクツ）

コメ胚芽油、ツバキ油、クルミ種子油、ゴマ油、コメヌカ油、香料

それほど刺激的なものでないため、においを嗅いで気分が悪くなるなどの心配はないと思われる

コメ胚芽油、ツバキ油など使われている成分は天然のオイルばかり。髪を傷める心配のあるシリコン樹脂がふくまれていないという点で、こっち。

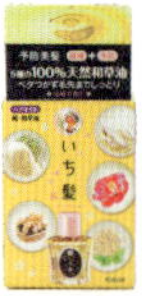

いつでもツヤのある美しい髪でいたい!
そんな女性の本音を叶えてくれるものはどれ?

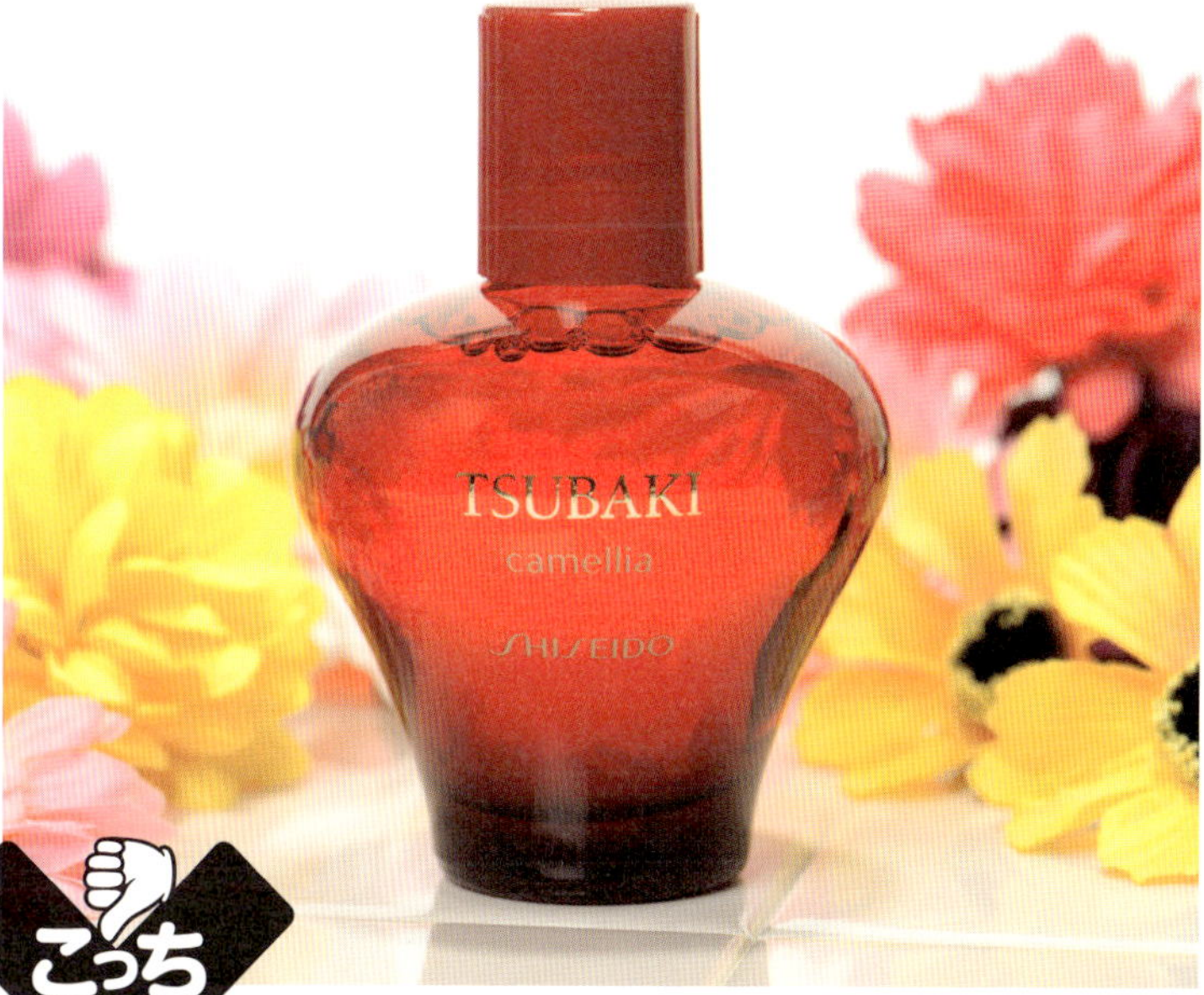

こっちは、ダメ

TSUBAKI プレミアム深層美容ヘアオイル（資生堂）

髪を傷める可能性のあるシリコン樹脂（ジメチコンとジメチコノール）、頭皮を刺激し、炎症を起こす心配もあるBHTの使用によって×。

水添ポリイソブテン、ジメチコン、ツバキ種子油、ジメチコノール、ビスエチルヘキシルオキシフェノールメトキシフェニルトリアジン、レシチン、メトキシケイヒ酸エチルヘキシル、トコフェロール、BHT、香料、カロチン

どちらもシリコン樹脂。キューティクルを破壊する、また毛穴に詰まって毛の生育を悪くするという指摘がある

表示指定成分だったもので、頭皮が刺激され、場合によっては炎症を起こす心配がある

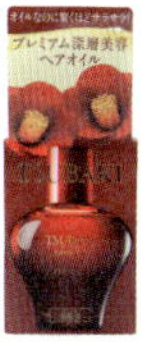

ヘアオイル

今でも髪を整えるのにヘアオイルを使っている女性は少なくないと思います。髪にツヤと潤いを与えて、整髪を容易にすることができるからです。

これらの製品はどれも天然のオイルを使っていますが、中には、オススメできない製品もあります。

【ＴＳＵＢＡＫＩ　プレミアム深層美容ヘアオイル】には、ツバキ種子油のほかに、シリコン樹脂（ジメチコンとジメチコノール）が配合されています。

シリコン樹脂は、いわばコーティング剤で、髪にツヤとサラサラ感が出て、クシの通りもよくなります。しかし、髪の毛を覆うように付着するため、毛の表面のキューティクル（うろこ状の細胞）を破壊したり、また毛穴に詰まって毛の生育を悪くするという指摘が

これもOK!

無添加ヘアオイル ゆず油

（ウテナ）

ゆずの種子と果皮から抽出したオイルを中心に柑橘系精油のみで作られた製品。合成の香料もふくまれておらず、においに敏感な人も心配なし。

柑橘系精油

あります。そのため、最近では、ノンシリコンのシャンプーなどが多くなっているのです。

　ですから、せっかく天然のオイルを使っていても、シリコン樹脂が配合されていると、髪を傷めてしまう可能性があるのです。

　また、この製品には表示指定成分であったＢＨＴ（ジブチルヒドロキシトルエン）もふくまれています。したがって、頭皮が刺激され、場合によっては炎症を起こす心配があります。

　一方、【いち髪 和草油】の成分は、コメ胚芽油、ツバキ油などいずれも天然のオイルで、シリコン樹脂はふくまれていません。したがって、髪を傷める心配がないのです。

　なお、香料がふくまれていますが、それほど刺激的なものではありません。そのため、このにおいを嗅いで気分が悪くなるなどの心配はおそらくないでしょう。

　このほか、【無添加ヘアオイル ゆず油】も、天然のオイルのみでシリコン樹脂は入っていないので、安心して使えます。

あんず油 髪の化粧水
（柳谷本店）

これもダメ

シリコン樹脂は使っていないが、表示指定成分だった保存料のメチルパラベンが入っていて、頭皮が敏感な人は、刺激や炎症を起こす心配がある。

水、BG、エタノール、アンズ核油、シクロヘキサン-1,4-ジカルボン酸ビスエトキシジグリコール、PEG-60水添ヒマシ油、PPG-6デシルテトラデセス-30、クエン酸Na、クエン酸、トコフェロール、メチルパラベン、香料

トイレ用消臭剤

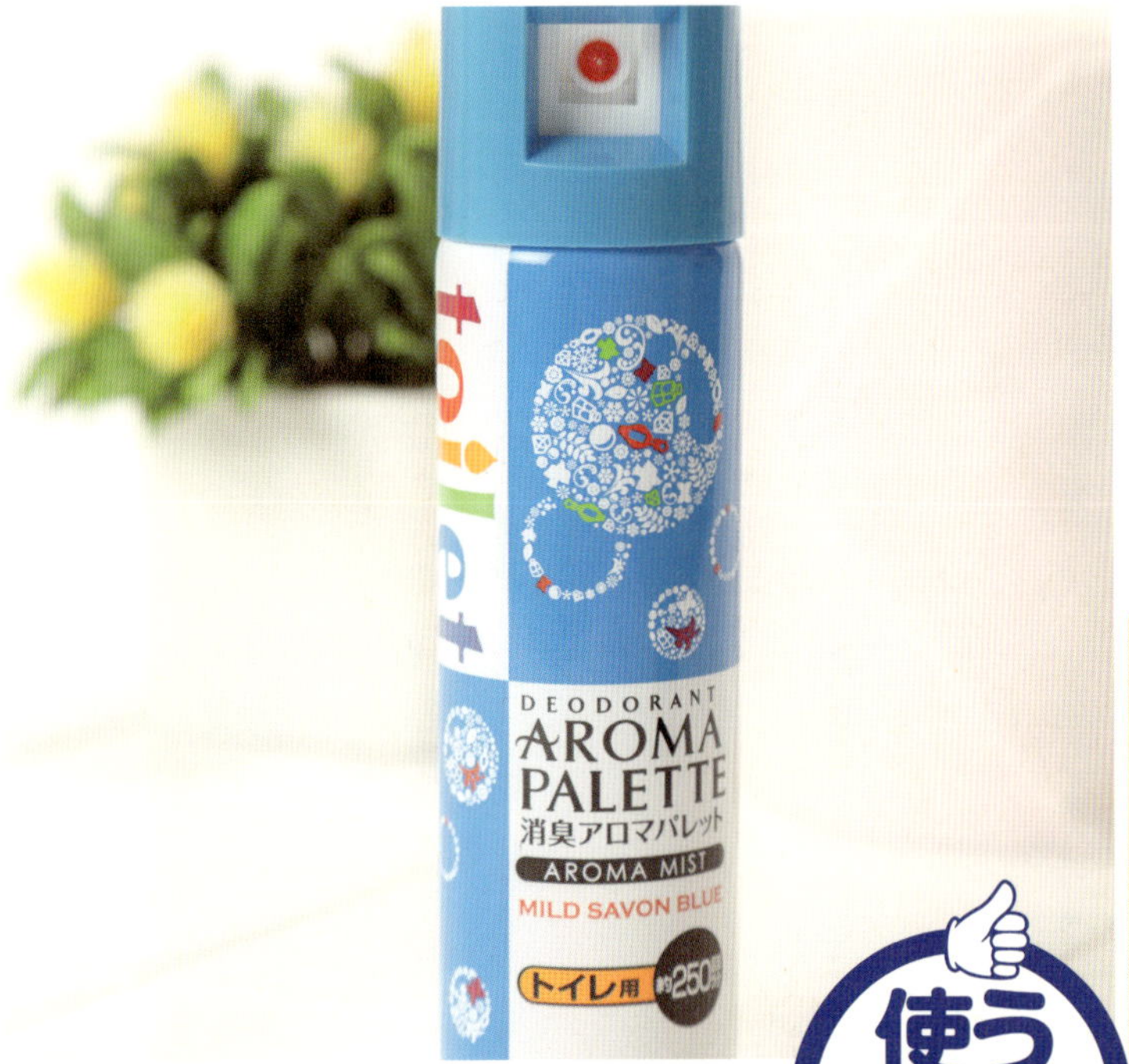

使うなら、こっち

消臭アロマパレット

（アース製薬）

植物抽出物、エタノール、香料

成分は植物抽出物とエタノールなので、比較的安心して使うことができる。ただ、香料を使っているので、においに敏感な人は要注意。

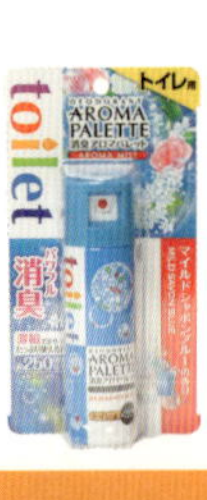

気になるにおいをなくしてくれて、体に悪影響のないトイレ用消臭剤はどっち？

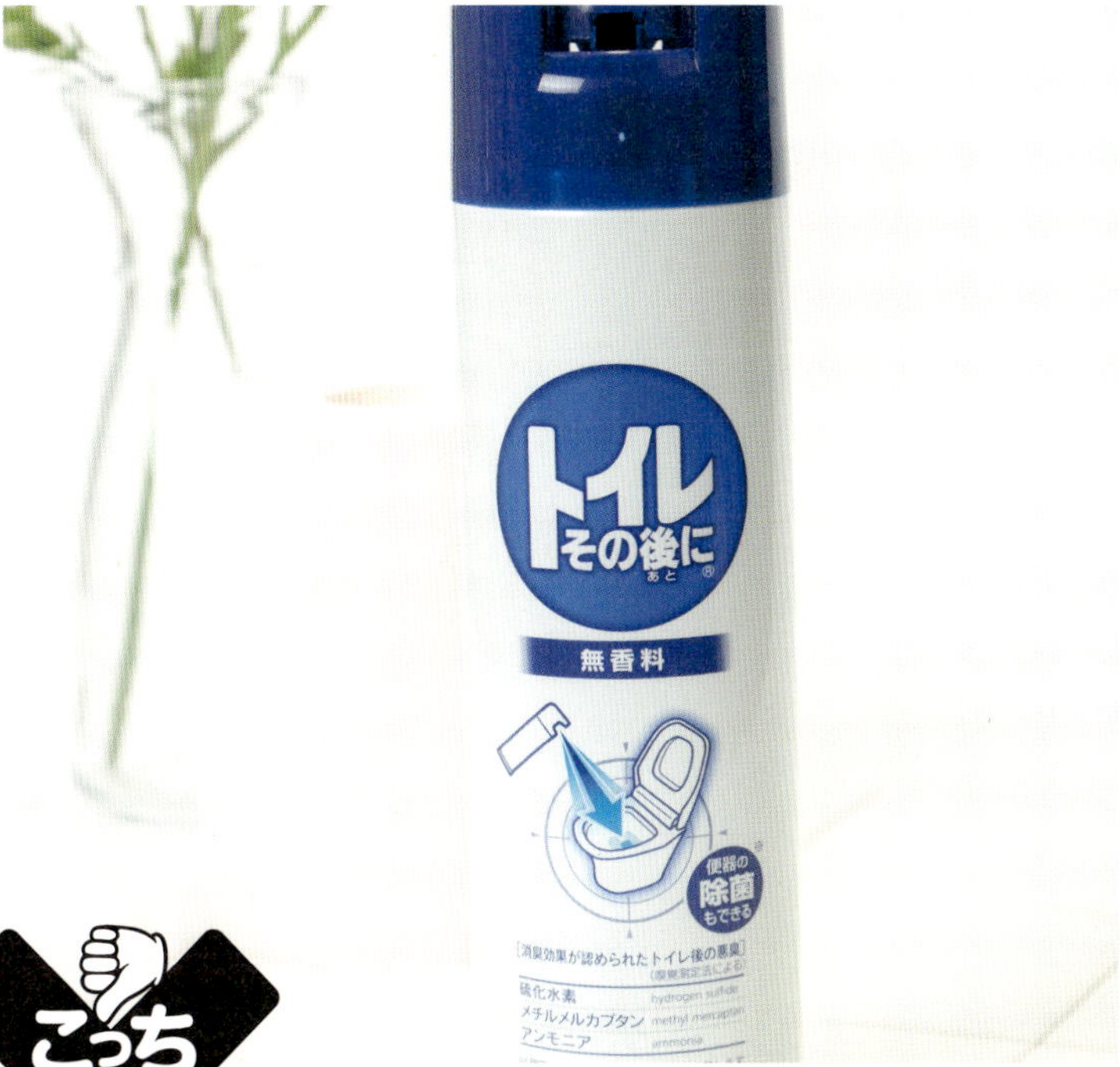

こっちは、ダメ

トイレその後に 無香料

（小林製薬）

人間に悪影響をおよぼす可能性のある第四級アンモニウム塩をふくんでいるので ×。こういった成分を使っている製品は避けた方が無難。

脂肪酸塩系消臭剤、第四級アンモニウム塩、エタノール

殺菌剤。いくつか種類があって、代表的なのは塩化ベンザルコニウム。強い殺菌力があり、病院で消毒薬として、そのほか洗浄液、掃除機の紙パックなどにも使われている

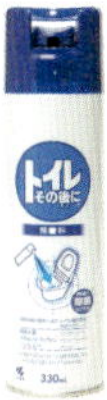

トイレ用消臭剤

大便をした後のトイレはどうしてもにおいます。そこで、そのにおいをまぎらすために、各社からトイレ用消臭剤というものが売られています。

代表的なのは、その名もズバリ【トイレその後に】。しかし、第四級アンモニウム塩という殺菌剤がふくまれていて、これが人間に悪影響をおよぼす可能性があります。

第四級アンモニウム塩にはいくつか種類があって、代表的なのは塩化ベンザルコニウムです。強い殺菌力があるため、病院で消毒薬として使われているほか、洗浄液、掃除機の紙パックなどにも使われています。

ただし、誤飲すると、嘔吐、下痢、筋肉の麻痺、中枢神経の抑制などを引き起こします。また、0.1％以上の水溶液は、眼を腐食し、

ルックきれいのミスト（トイレ用）

使わない方が安心！

（ライオン）

除菌剤として銀コロイドが使われている。銀は食器としても使われているが、極微小の銀粒子が肺に入った場合、どんな影響が出るかは不明。

エタノール、銀コロイド、香料、消臭剤

1%以上では粘膜を、5%以上では皮膚を腐食します。そのため、発疹やかゆみなどを引き起こします。

このほか、塩化ベンゼトニウムも、第四級アンモニウム塩の一種です。塩化ベンザルコニウムと特徴や殺菌力、主な副作用は似ていて、やはり病院で消毒薬として使われています。

【トイレその後に】を使うと、第四級アンモニウム塩が狭いトイレの中で広がることになります。そして、人間がそれを吸い込むことになるので、化学物質に敏感な人の場合、何らかの症状が現れる心配があるのです。また、耐性を持つ細菌を生み出す心配もあります。

大便をした後は、窓を開けたり、換気扇を回したりして、においを消し去るようにしましょう。それでも、どうしてもにおいが気になるという人は、【消臭アロマパレット】を軽くスプレーすればよいでしょう。これは、植物抽出物とエタノールが成分なので、比較的安心して使うことができます。ただし、香料がふくまれているので、においに敏感な人は注意してください。

消臭力 トイレ用

(エステー)

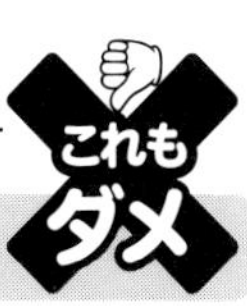

植物から抽出された消臭剤が使われているが、除菌剤も使われている。具体名はわからないが、人体にも悪影響をおよぼす心配があるので×。

植物抽出消臭剤、香料、除菌剤、エタノール

トイレ用消臭芳香剤

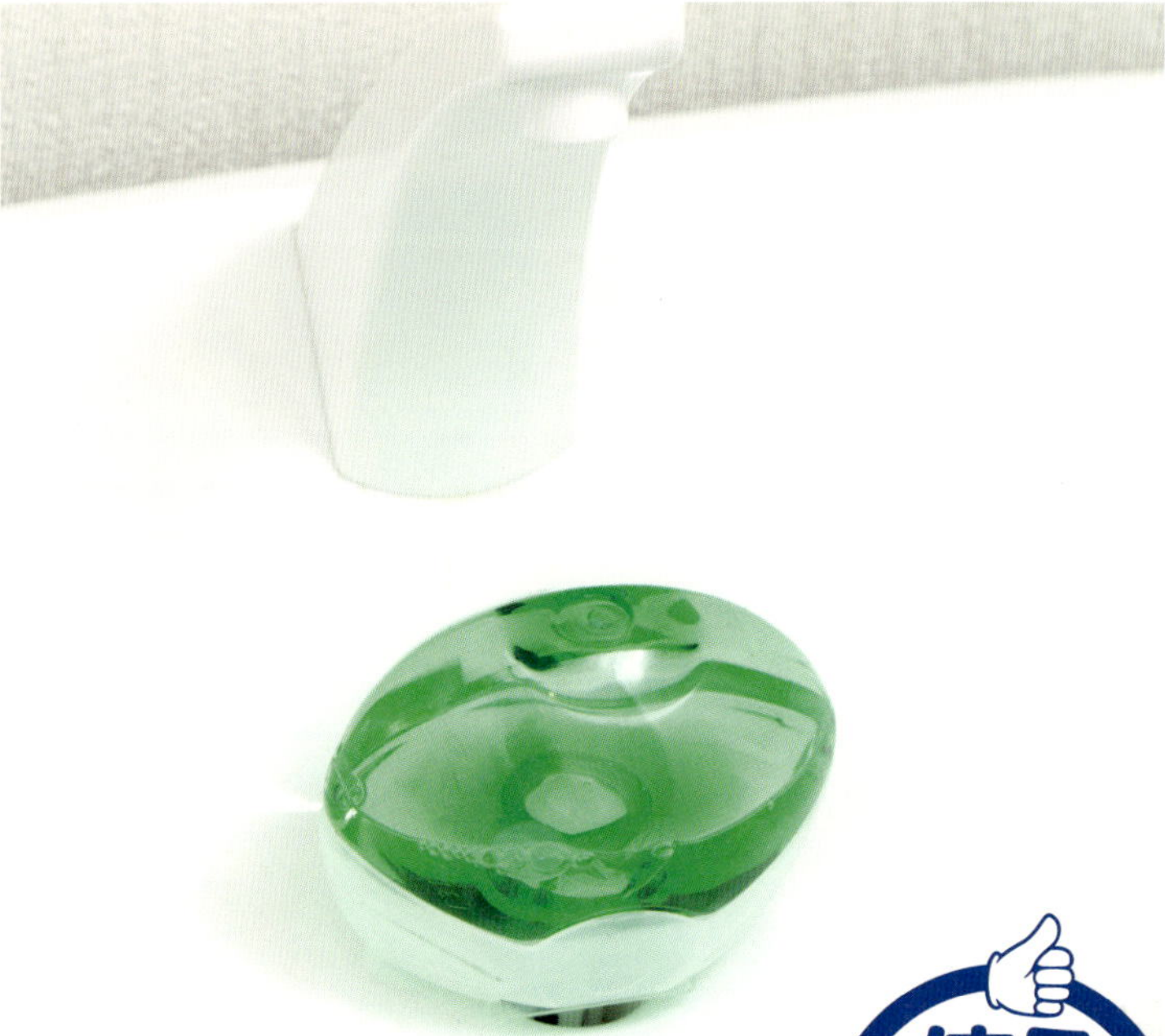

使うなら、こっち

液体ブルーレット おくだけ 無色の水（小林製薬）

香料、非イオン界面活性剤、両性界面活性剤

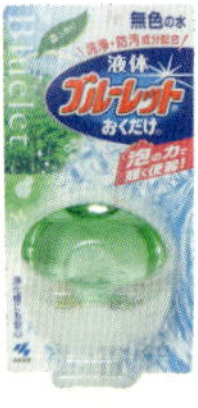

【ブルーレット　おくだけ】が青い水なのに対し、こちらは無色。健康のバロメーター・便を観察できるので、どうしても使うならこっち。

あなたの、そして家族の健康のために、
隠してほしくないバロメーター。

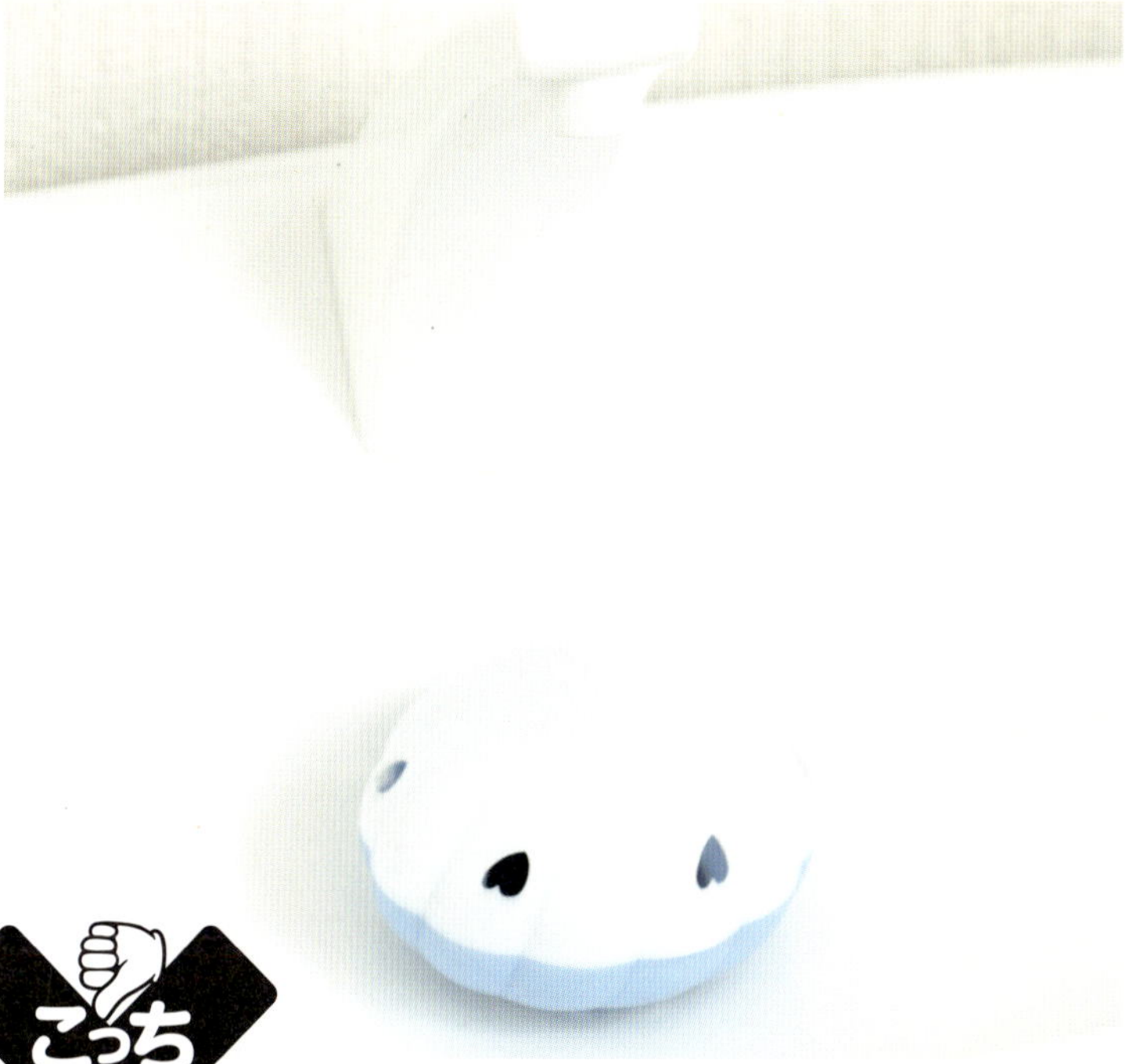

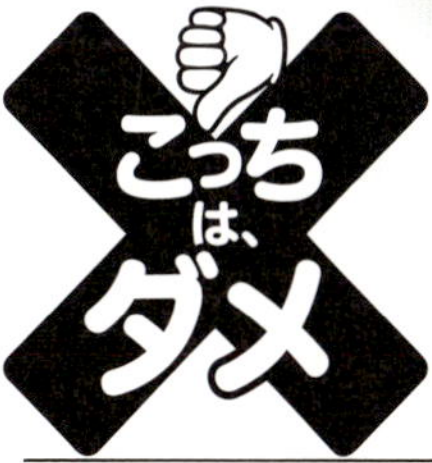

ブルーレット おくだけ

（小林製薬）

便は、体に異常がないかを知るためのバロメーター。それを青い水で見えなくしてしまっているという点で、使わない方がいい。

＜外層＞香料、界面活性剤（ 陰イオン、非イオン ）、色素、＜内層＞界面活性剤（陰イオン、非イオン）、色素、キレート剤

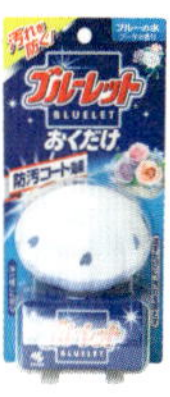

トイレ用消臭芳香剤

「あったらいいなをカタチにする」という宣伝をテレビで盛んにしている小林製薬ですが、裏を返せば「なくてもいいよ」ということであり、【ブルーレット おくだけ】もまさしくそんな製品です。

基本的にこの製品は、水洗トイレの水を青くするというものですが、そんな必要はまったくないのです。ないどころか、かえってよくないのです。なぜなら、便が青い水によってよく見えなくなってしまうからです。

便というのは、健康を知るためのバロメーターです。もし便に血が混じっていたら、大腸がんの可能性があります。また、黒っぽい便の場合、消化管が炎症を起こして、出血している可能性がありま す。ですから、毎日便器に排出された便をよく観察して、異常がないかチェックする必要があるのです。

ところが、【ブルーレット おくだけ】によって水が青く染まってしまうと、便がその色に隠れて、見えにくくなってしまうのです。そのため、よく観察することができなくなってしまいます。これでは、大腸がんなどの重大な病気を見逃すことになりかねません。

また、【ブルーレット おくだけ】には、界面活性剤が入っていて、それによって便器の洗浄を行えることをうたっています。しかし、その効果がどれほどあるのかははなはだ疑問が残ります。その証拠に、「使用環境、汚れの程度により、効果が異なることがあります」「効果を高めるために、ご使用前に便器を掃除してから使われることをおすすめします」という言い訳めいた表示があります。しかし、わざわざ掃除をするのであれば、この製品を使う必要はないでしょう。

それでもどうしても使いたいという方は、【液体ブルーレット おくだけ 無色の水】を使うようにしたらいかがでしょうか。これなら水はブルーにならないので、便をよく観察することができます。ただし、オススメはできません。

これもダメ

濃縮セボン

（アース製薬）

【ブルーレット】と似た製品で、基本的には必要ないもの。「流れる水は透明」とあるが、色素がふくまれているので、使わない方がよい。

陰イオン系界面活性剤、非イオン系界面活性剤、消臭剤、香料、色素

消臭剤

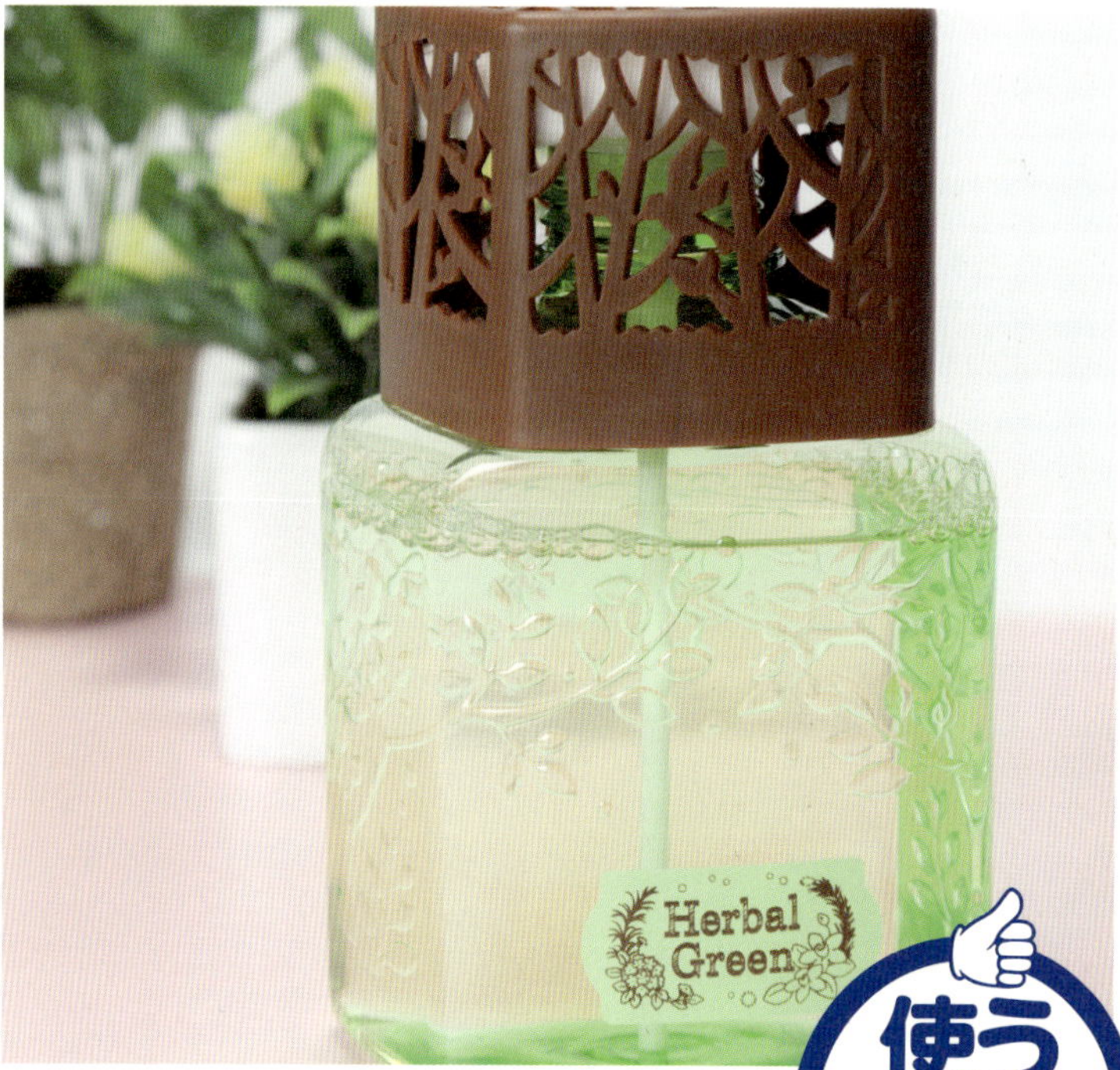

使うなら、こっち

消臭力 優しい森

（エステー）

樹木抽出水、無機系消臭剤、香料、界面活性剤（非イオン、陰イオン）

【消臭元】に対して、【消臭力　優しい森】は穏やかなにおいを発している。そのため、消臭剤をどうしても使いたいならこれ。

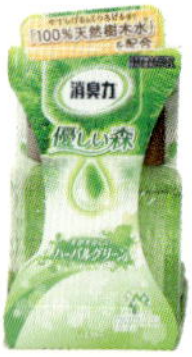

どの家にもかならずある消臭剤。もしかしたら、イヤなにおいを消せてないかもしれません。

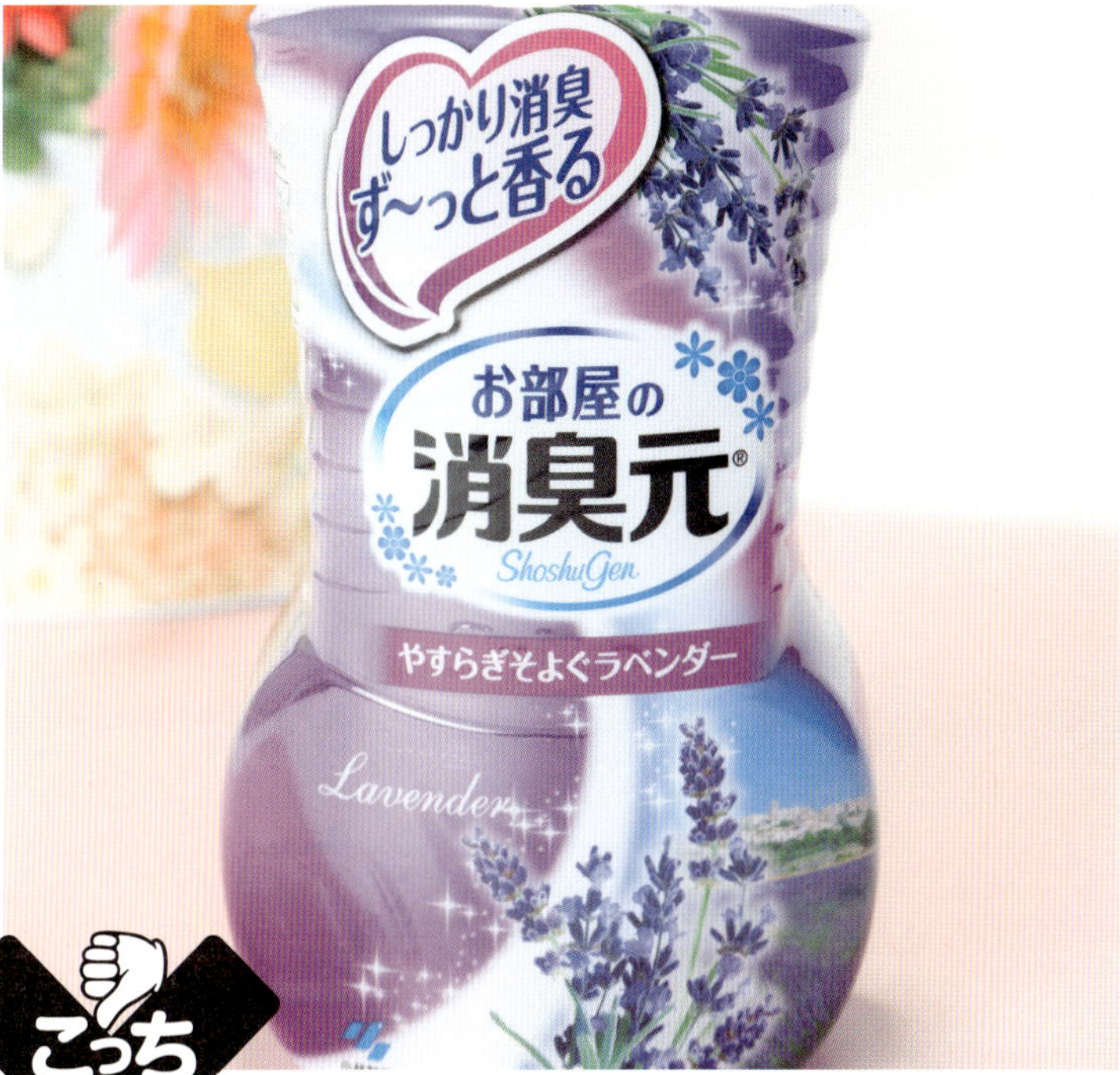

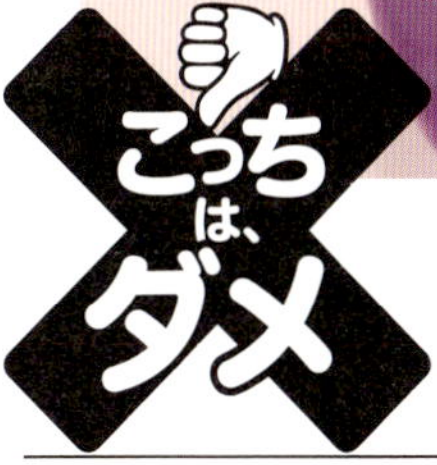

消臭元
（小林製薬）

消臭効果に疑問が残る点、また強烈なにおいの香料によって気分が悪くなったり、目に染みたりすることがある点から、こっちはダメ。

アミノ酸系消臭剤、香料、界面活性剤 (非イオン、陰イオン)、色素

人によって気分が悪くなる、目に染みるなどの症状が現れる

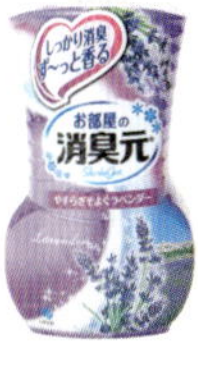

消臭剤

日本人全体が、ちょっとでも不快なにおいを毛嫌いするようになっているためか、さまざまな消臭剤が売られています。それらの中でも、【消臭元】【消臭力】【お部屋のファブリーズ ダブル消臭】は、代表的な製品です。

【消臭元】の場合、成分のアミノ酸系消臭剤、香料、界面活性剤、色素が染み込んだ大きなろ紙を引き上げると、そこを通過した空気にふくまれる悪臭が取り除かれることで、消臭効果があるといいます。ただし、そのためには部屋の空気がどんどんろ紙を通過しなければならないはずです。

しかし、実際にどれだけ空気が通過するかについては疑問が残ります。ドアの開け閉めなどによって部屋の中の空気に流れができて、ろ紙を通過するということはあると思いますが、それは部屋の空気

消臭力

（エステー）

これもダメ

【消臭元】と同様に強いにおいが発せられるので、においに敏感な人の場合、気分が悪くなったり、不快に感じたりすることがある。

無気系消臭剤、植物油脂、香料、界面活性剤（非イオン、陰イオン）

のほんの一部に過ぎません。ですから、どれだけ消臭が行なわれるのかは不透明で、実際には香料による「マスキング効果」が大きいと考えられます。

つまり、香料のにおいによって、部屋の嫌なにおいを感じにくくしているということです。そのため、強烈なにおいを発する香料を使わざるを得ないのです。これは、【消臭力】や【お部屋のファブリーズ ダブル消臭】も同様と考えられます。

しかし、あまりにも強烈なにおいを嗅ぐと、人によっては気分が悪くなったり、目に染みたりすることがあります。また、化学物質過敏症の人にとっては、そのにおいは耐え難いものでしょう。

部屋のにおいは、基本的には窓を開けたり、換気扇を回したりして取り除くようにすべきです。もしどうしても消臭剤を使いたいというのであれば、自然な穏やかなにおいを発するものを使うべきでしょう。

【消臭力 優しい森】はその1つといえます。

お部屋のファブリーズ ダブル消臭

(P&G)

これもダメ

この製品にも、強烈なにおいを発する香料が使われているので、人によっては、気分が悪くなったり、不快に感じたりすることがある。

イオン交換体、ジェル化剤、香料

衣類用防虫剤

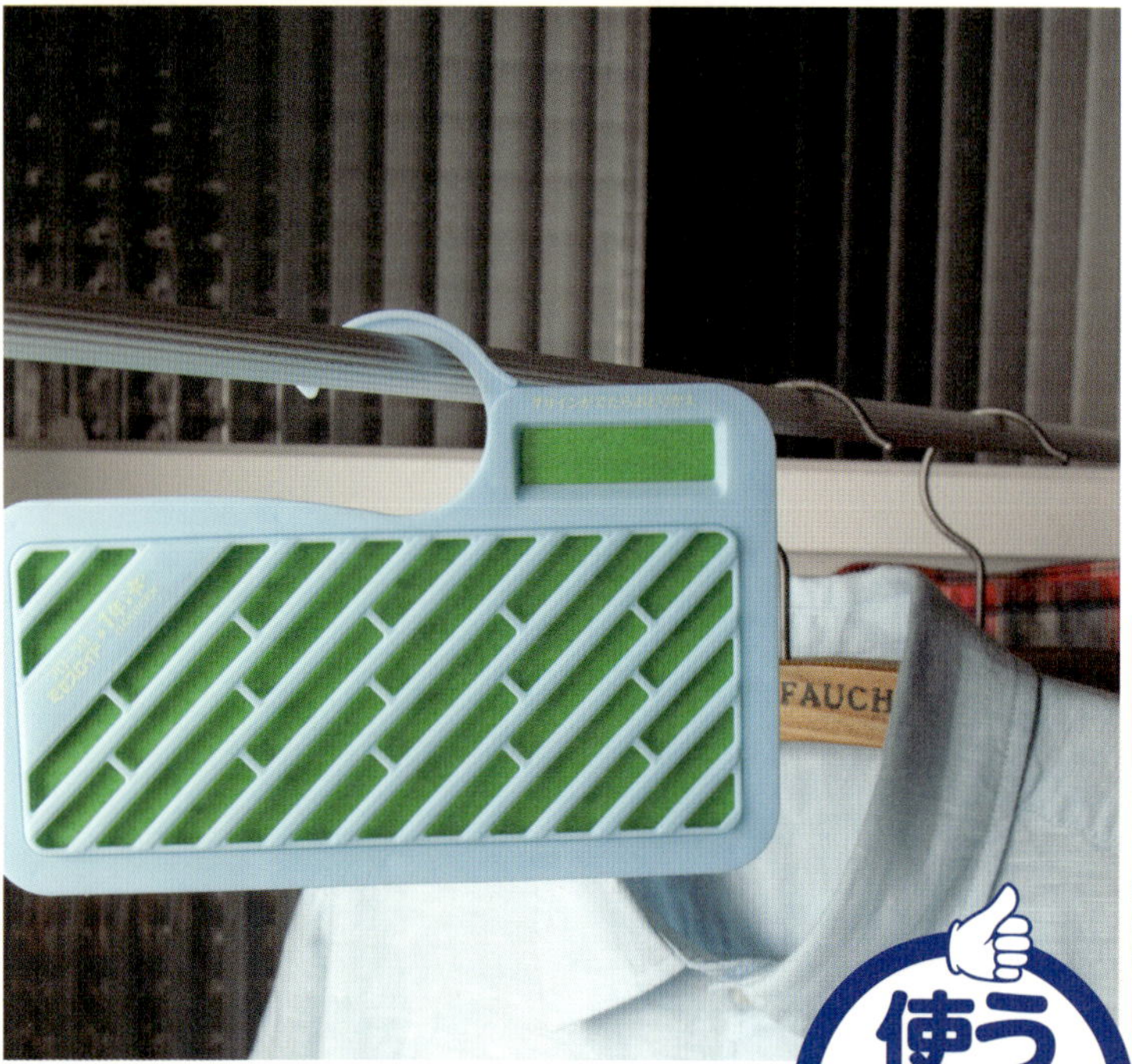

消臭・防虫・殺虫

ミセスロイド

（白元）

プロフルトリン（ピレスロイド系）、香料

多量に吸い込むと気分が悪くなることもあるが、微量ならばまず安心。また、発がん性を疑わせるデータはなし

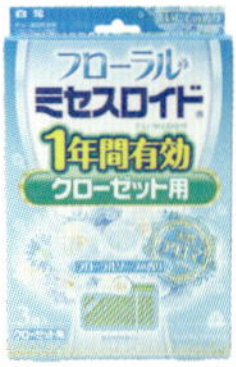

多量に吸い込むと気分が悪くなることもあるプロフルトリンを使用しているが、微量であればそれほど問題ないといえよう。どうしても使いたいなら、こっち。

どれもあまりオススメはできないけど、
使うならより毒性の弱い成分を見極めて!

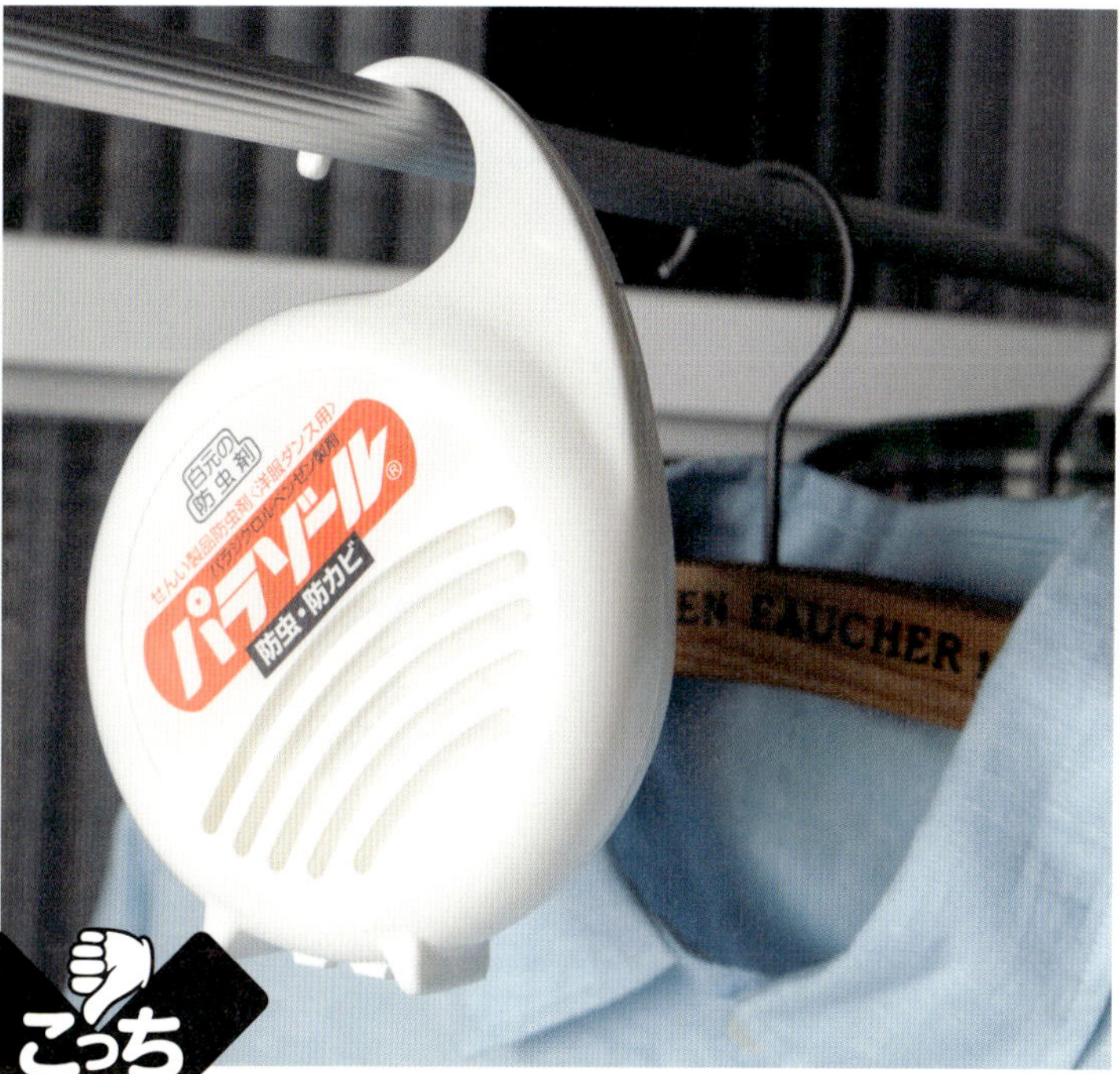

こっちは、ダメ

パラゾール

（白元）

発がん性のあるパラジクロルベンゼンを、微量といえど吸い込むのは危険。体への悪影響が考えられる成分を使った製品は避けたいもの。

パラジクロルベンゼン

人間に白血病を起こすベンゼンに、塩素 (Cl) が２つ結びついたもの。有機塩素化合物の一種。毒性が強い

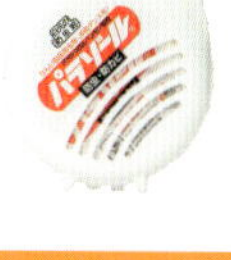

衣類用防虫剤

衣類用防虫剤は、タンスやクローゼットなどに入った衣類、とくにウールの衣類がイガに食われるのを防ぐためのものです。いずれも、昆虫が嫌う成分を放出して、イガを寄せつけないようにするものです。その点では、使われている成分にはある程度の毒性があるため、使用はオススメできません。

しかし、大切な衣類が虫に食われて着られなくなってしまうのを防ぎたいという気持ちもわかります。そこで、より毒性の低いものを選ぶという現実的な方法を考えてみましょう。

【パラゾール】の成分であるパラジクロルベンゼンは、人間に白血病を起こすことがわかっているベンゼン（いわゆる亀の甲）に塩素（Cl）が2つ結びついたものです。有機塩素化合物の一種であり、化学構造を見る限りベンゼンよりもむしろ毒性が強そうです。とい

ムシューダ

(エステー)

使わない方が安心！

ピレスロイド系のエムペントリンが使われているため、多量に吸い込むと気分が悪くなることがある。フェノキシエタノールなどにも不安点あり。

エムペントリン（防虫成分)、フェノキシエタノール（防虫成分)、スルファミド系防カビ剤

うのも、塩素が結合するると、通常毒性が強まるからです。

これまでの実験では、マウスにパラジクロルベンゼンを経口投与したところ、肝臓にがんが発生し、ラットへの経口投与では、腎臓にがんが発生しました。また、マウスに吸入させたところ、肝臓にがんが発生しました。

タンスやクローゼットなどに【パラゾール】を入れた場合、微量とはいえパラジクロルベンゼンが部屋の中にも漏れ出ることになり、それを吸い込んでしまうので危険です。また、衣類についたパラジクロルベンゼンを吸い込むことにもなるので、使用は控えた方がよいでしょう。

一方、【ミセスロイド】の成分のプロフルトリンは、ピレスロイド系殺虫剤の一種で、多量に吸い込むと気分が悪くなったりすることがありますが、発がん性を疑わせるデータはありません。製品から放出される量は、ごく微量なので、それによって気分が悪くなるということはまずないでしょう。

ピレパラアース

（アース製薬）

使わない方が安心！

エムペントリンが使われているため、多量に吸い込むと、気分が悪くなるなどの心配がある。その他の防カビ成分に関しても、不安な面がある。

エムペントリン（ピレスロイド系）、3-メチル-4-イソプロピルフェノール（防カビ剤）、香料、緑茶エキス（消臭成分）、無機系吸着剤（黄ばみ防止成分）

ダニ駆除剤

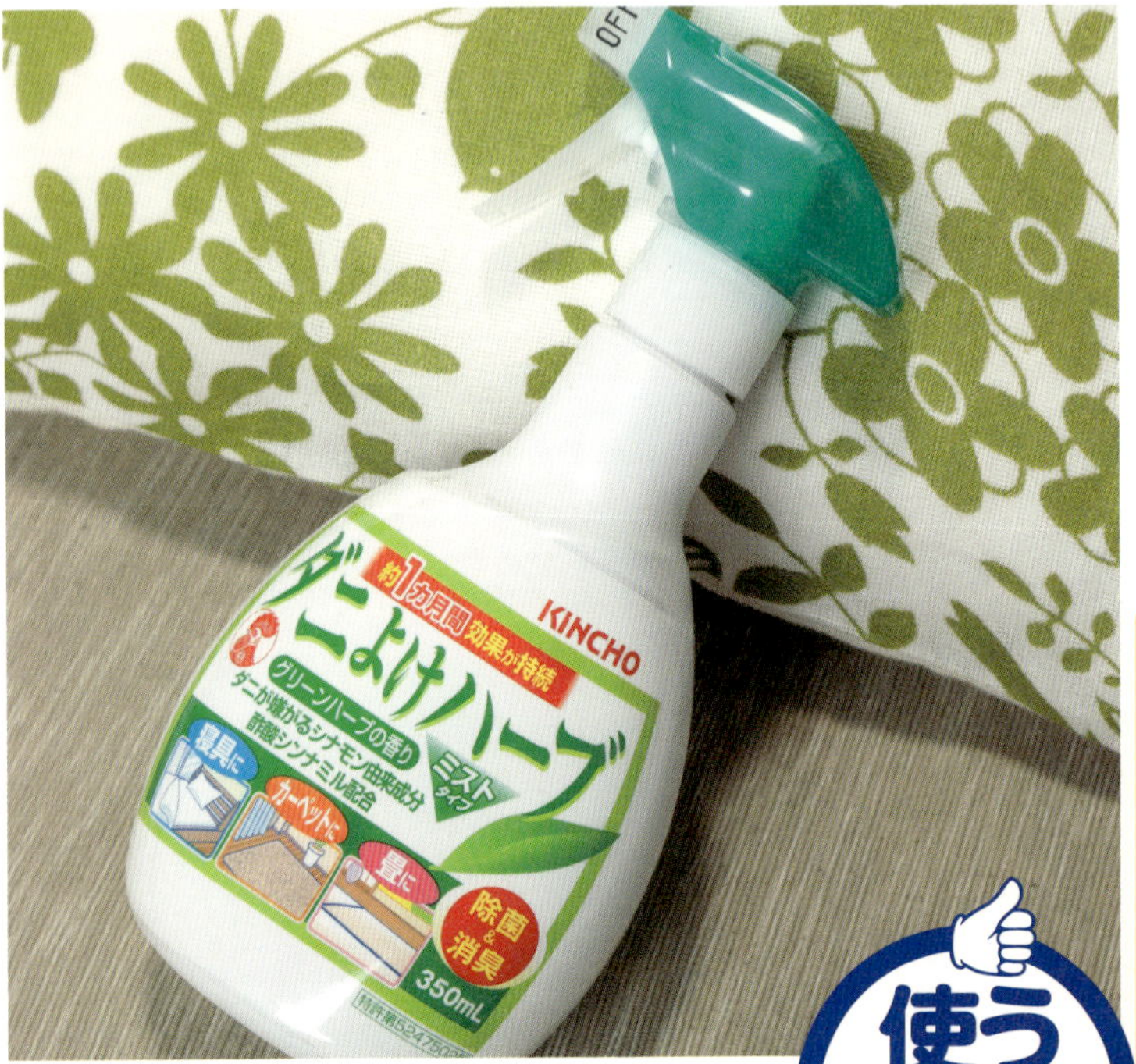

使うなら、こっち

ダニよけハーブ

（大日本除虫菊）

酢酸シンナミル、植物抽出物、香料、エタノール (溶剤)、水

シンモン由来の成分なので安心

成分はシナモン由来の酢酸シンナミルを使っているから安全。香料が入っているので、においに敏感な人は注意が必要だが、使うならこっち。

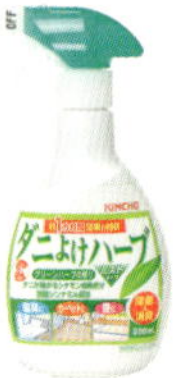

畳、カーペット、ソファに潜む家族の天敵。体への悪影響を心配しないで使えるのは、どっち?

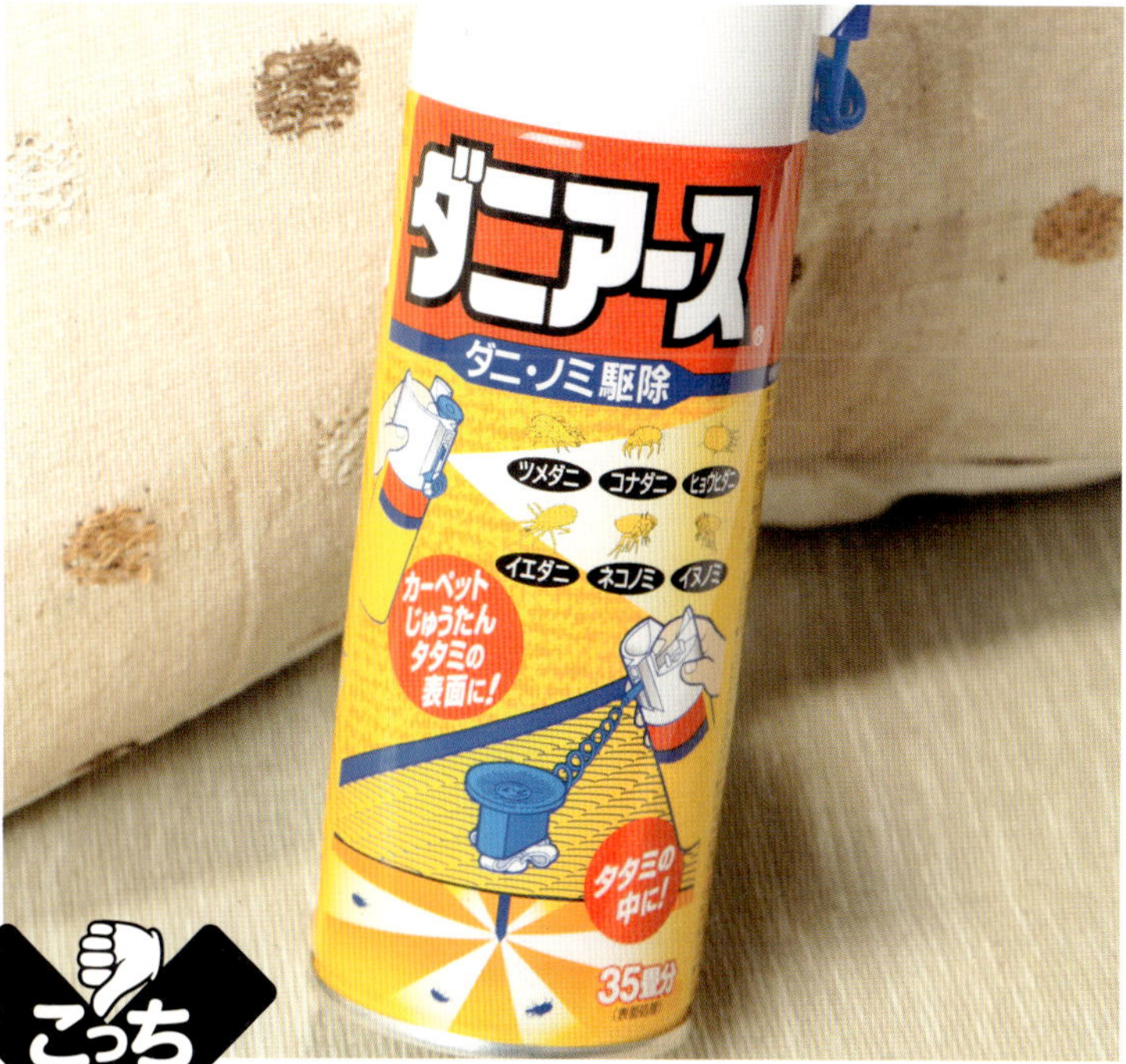

こっちは、ダメ

ダニアース
（アース製薬）

ダニや蚊だけでなく、人間にもその作用がおよぶことのあるフェノトリン。そのとき現れるさまざまな症状を考えると、オススメできない。

[有効成分] フェノトリン (ピレスロイド系) 0.25W/V%、メトキサジアゾン (オキサジアゾール系) 0.025W/V%、アミドフルメト (トリフルオロメタンスルホンアミド系)0.2W/V% (原液量 200ml)、[その他の成分]1 号灯油、DME、他 1 成分

人間が多量に吸い込んだ場合、悪心、嘔吐、頭痛、下痢、耳鳴り、傾眠などが見られ、重症だと、呼吸障害、震えを起こす。また、皮膚過敏症、気管支ぜんそく、鼻炎、結膜炎などを起こす場合もある

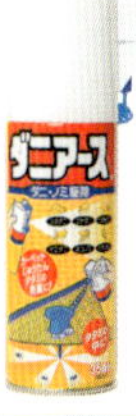

ダニ駆除剤

夏になると、家の中のどこからともなくダニがはい出てきて、腕や足、お腹などを刺します。そうなると、皮膚が赤くはれ上がって、かゆみに悩まされることになります。これは、人間を刺すツメダニによるものです。また、家の中にはそれとは別に、四季を通してヒョウヒダニがいて、その死骸や糞がアレルギーの原因になっています。そこで、それらを退治しようということで、ダニ駆除剤が売られているわけです。

【ダニアース】は古くから売られている製品で、ダニがいる畳やカーペットなどに直接スプレーする、あるいは付属のノズルを畳に刺して、そこから薬剤を注入するというものです。

しかし、オススメできません。なぜなら、ピレスロイド系殺虫剤のフェノトリンが使われているからです。

ピレスロイド系殺虫剤は、除虫菊にふくまれる「ピレトリン」に似た化学合成物質で、ダニや蚊などに対して神経毒として作用し、殺します。

しかし、その作用は人間にもおよぶことがあり、多量に吸い込んだ場合、悪心《おしん》（気分が悪くなること）、嘔吐、頭痛、下痢、耳鳴り、傾眠（軽い眠気をもよおすこと）などが見られ、重症になると、呼吸障害、震えを起こします。また、皮膚過敏症、気管支ぜんそく、鼻炎、結膜炎などを起こす場合もあります。とくに化学物質に敏感な人や乳幼児は、影響を受けやすいと考えられるので、安易に使うのは止めた方がよいでしょう。

一方、【ダニよけハーブ】の場合、成分はシナモン由来の酢酸シンナミルであり、それによってダニを寄せつけないようにするものなので安全です。

ただし、香料が入っているので、においに敏感な人は注意が必要になります。

ダニがいなくなるスプレー

（大日本除虫菊）

これもダメ

有効成分のフェノトリンはピレスロイド系殺虫剤の一種であり、【ダニアース】と同様な問題がある。そのため、これも使ってはダメ。

[有効成分] フェノトリン 0.7W/V%、N-(2-エチルヘキシル)-ビシクロ [2.2.1] ヘプタ-5-エン-2,3-ジカルボキシイミド、香料、エタノール

虫よけ製品

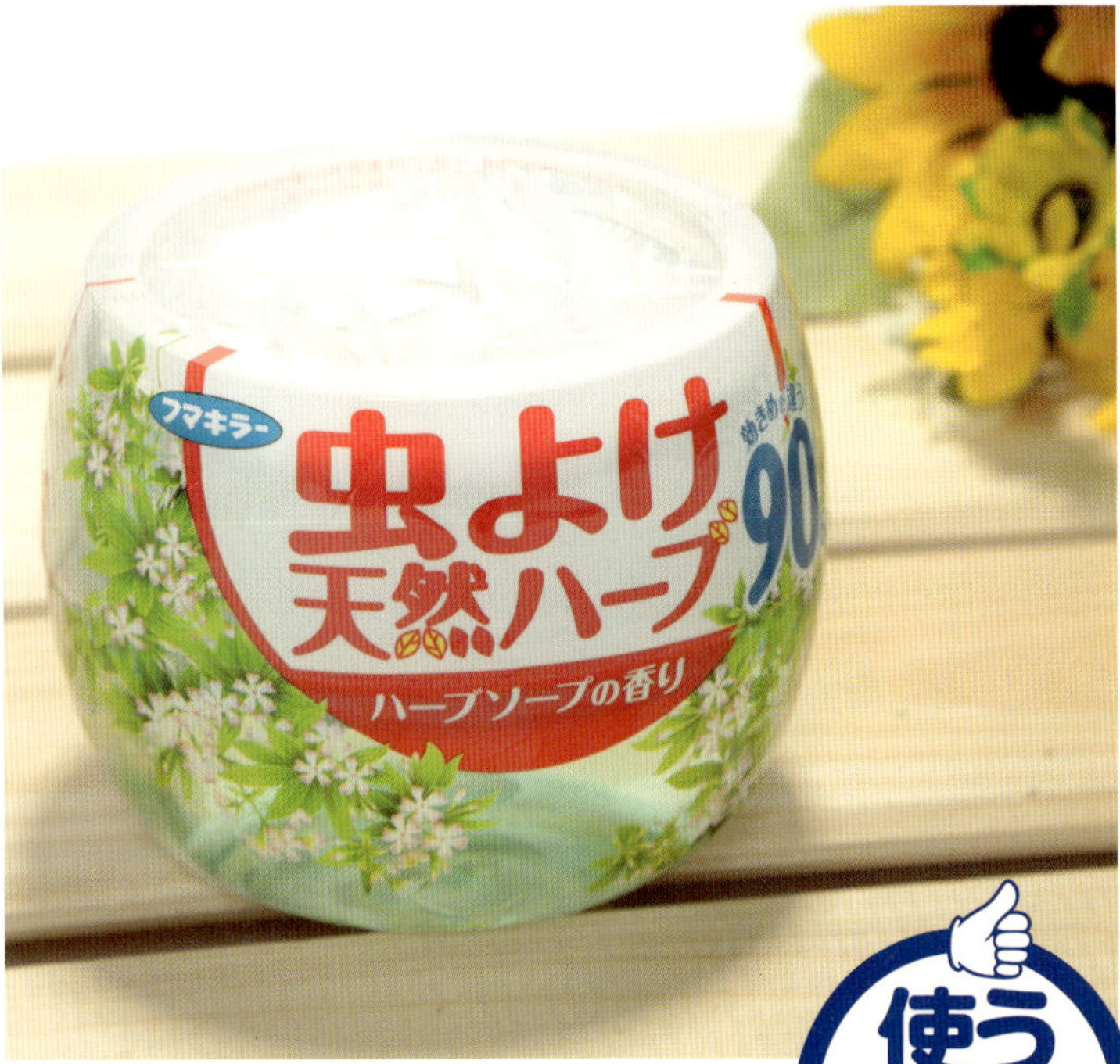

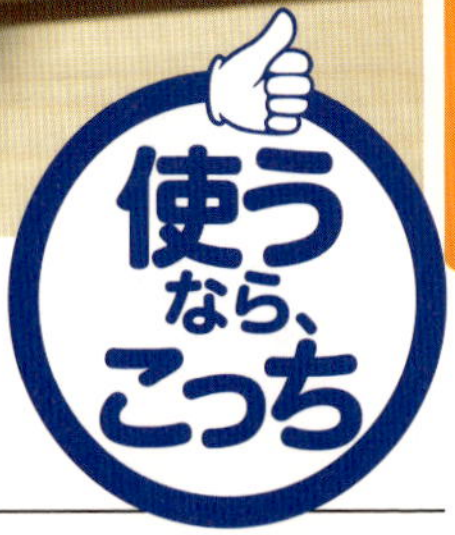

消臭・防虫・殺虫

虫よけ天然ハーブ

（フマキラー）

天然精油

蚊やハエが嫌うにおいを放散して侵入を防ぐ

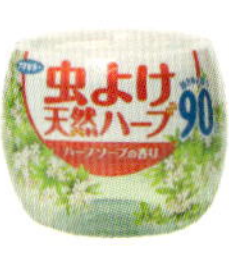

【ウナコーワ虫よけ当番】のメトフルトリンに対して、【虫よけ天然ハーブ】で使われている天然精油は、安全性が高いと考えられる。

蚊やハエを退治する殺虫成分。
これって人間にはなんの影響もないの?

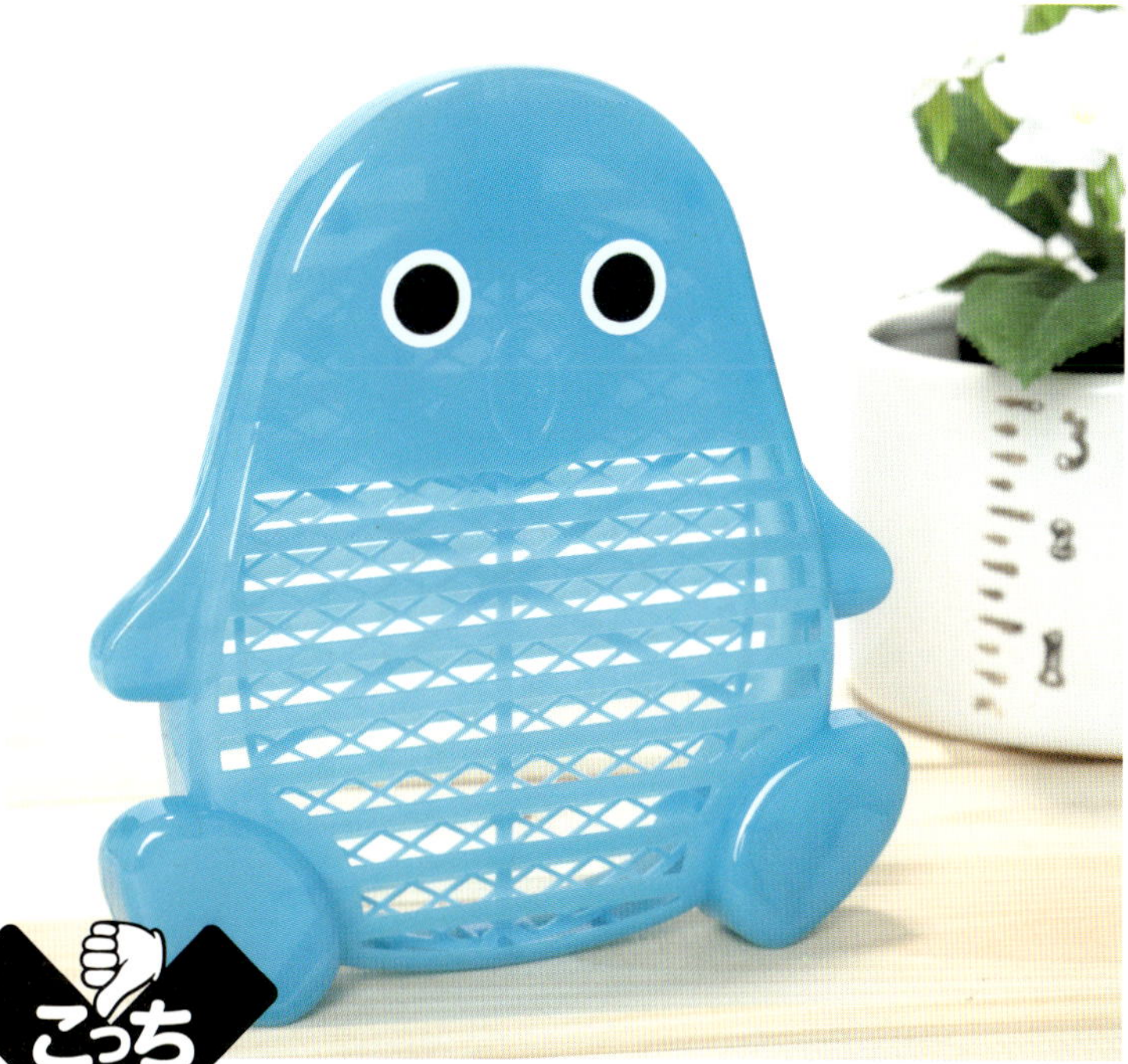

こっちは、ダメ

ウナコーワ虫よけ当番

(興和)

メトフルトリン(ピレスロイド系)

人間が大量に吸い込むと、悪心、嘔吐、下痢、頭痛、耳鳴り、強い眠気などが見られ、重症になると呼吸障害やふるえなどを起こすこともある

有効成分のメトフルトリン(ピレスロイド系)を人間が大量に吸い込むと、さまざまな症状を起こす危険性があり、使わない方が安心できる。

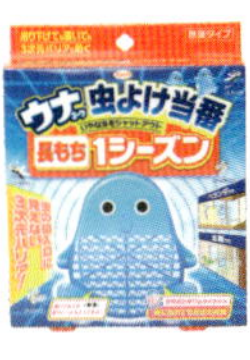

虫よけ製品

蚊やハエが家の中に侵入してくるのを防ぐ「虫よけプレート」なるものがテレビで盛んに宣伝されています。ベランダや軒下に吊るしておくと、殺虫成分が放散され、虫が入ってこなくなるというもの。【ウナコーワ虫よけ当番】【KINCHO 虫コナーズ プレートタイプ】などが代表的。しかし、これらの製品には、2つの大きな問題があるのです。

まず1つは、人体に悪影響がないのかという点です。いずれの製品とも、有効成分はピレスロイド系の殺虫剤です。これは、昆虫に対しては神経毒として作用します。ただし、人間が大量に吸い込むと、悪心《おしん》（気分が悪くなること）、嘔吐、下痢、頭痛、耳鳴り、強い眠気などが見られ、重症になると、呼吸障害やふるえなどを起こすこともあります。

KINCHO 虫コナーズ プレートタイプ
（大日本除虫菊）

これもダメ

ピレスロイド系殺虫剤が使われているため、【ウナコーワ虫よけ当番】と同様の心配がある。また、効果も期待できないのでNG。

ピレスロイド（トランスフルトリン）

虫よけプレートを吊り下げて、窓を開けていた場合、殺虫剤が室内に入ってくることになります。また、玄関やキッチンに置いた場合、室内に殺虫剤が広がります。その濃度は低いと考えられますが、化学物質に敏感な人は、何らかの症状が現れる心配があります。

さらに、もう1つ問題なのは、本当に効果があるのかという点です。蚊やハエを寄せつけないためには、殺虫剤が一定の濃度で存在する必要がありますが、ベランダや軒下に吊り下げた場合、それは空気中に拡散してしまいます。ですから、実際にはほとんど役立たないと考えられるのです。

もしどうしてもこういった製品を使いたいというのであれば、【虫よけ天然ハーブ】を使ってみてはどうでしょうか。これは、玄関の中に置くというもので、天然精油からにおいが放散されて玄関の空間を満たし、蚊やハエの侵入を防ぐというものです。精油は、蚊が嫌うシトロネラソウから作られていると考えられます。これなら安全性は高いですし、効果もある程度期待できます。

アースバポナ 虫よけネットW

（アース製薬）

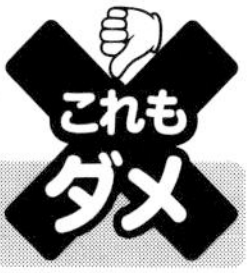

ピレスロイド系殺虫剤が2種類使われている。そのため、【ウナコーワ虫よけ当番】以上の心配がある。効果も期待できないので、これもダメ。

トランスフルトリン、エムペントリン（ピレスロイド系）

乳幼児用虫よけ製品

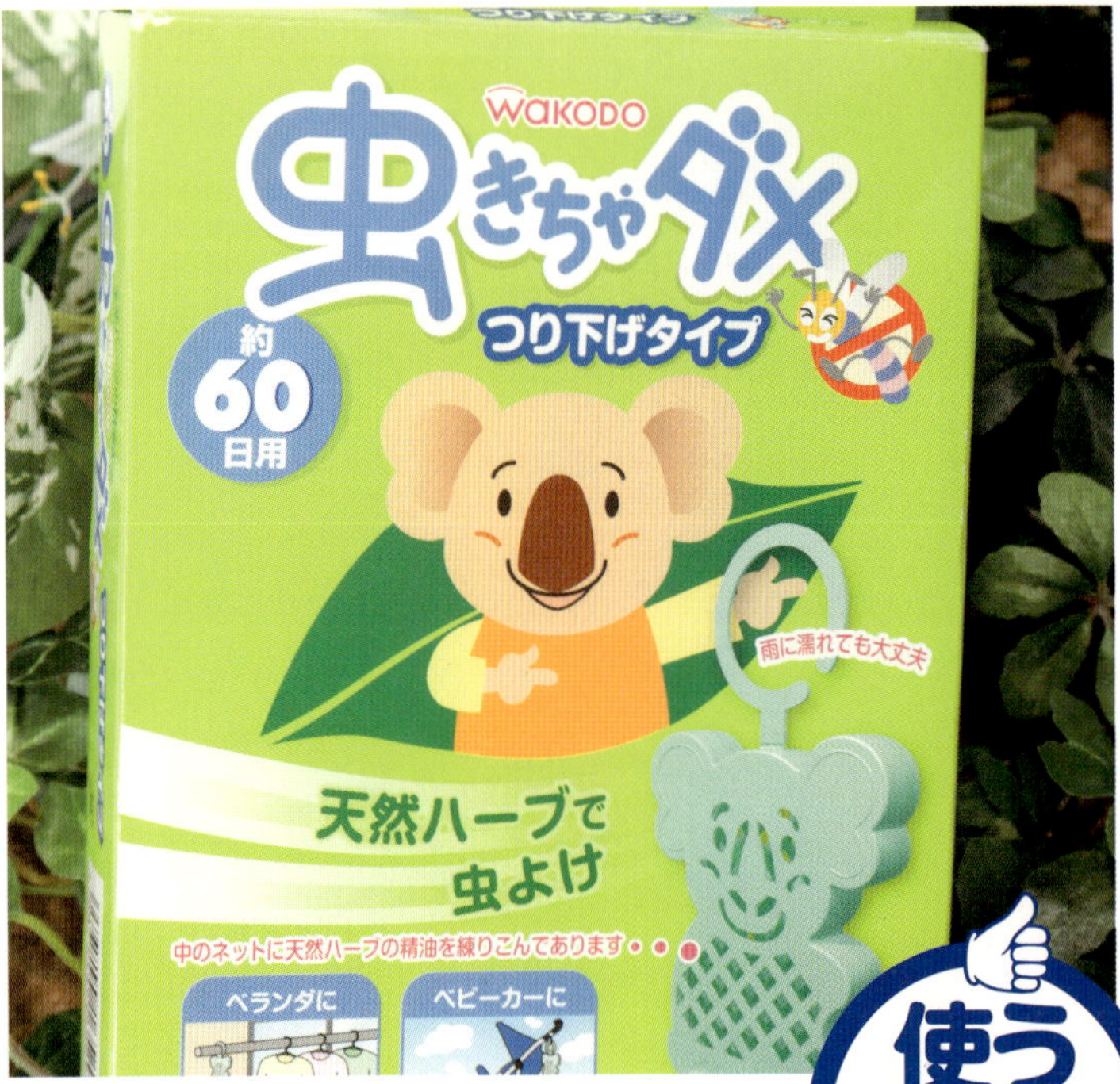

使うなら、こっち

消臭・防虫・殺虫

虫きちゃダメ

（和光堂）

植物精油（ユーカリ・シトロネラ）

ユーカリ：葉からとれる精油は、殺菌作用や抗炎症作用があるとされる。また、発散されるにおいは虫を寄せつけない効果がある

シトロネラ：葉からとれる精油のにおいを蚊は嫌うので、寄ってこなくなる

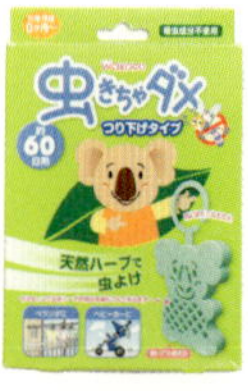

【虫きちゃダメ】で使われているのは、ユーカリやシトロネラソウから得られた植物油のみ。すべて天然成分が使われているので○。

子どもの体はとてもデリケートだから
使われている成分までしっかりと確認したい

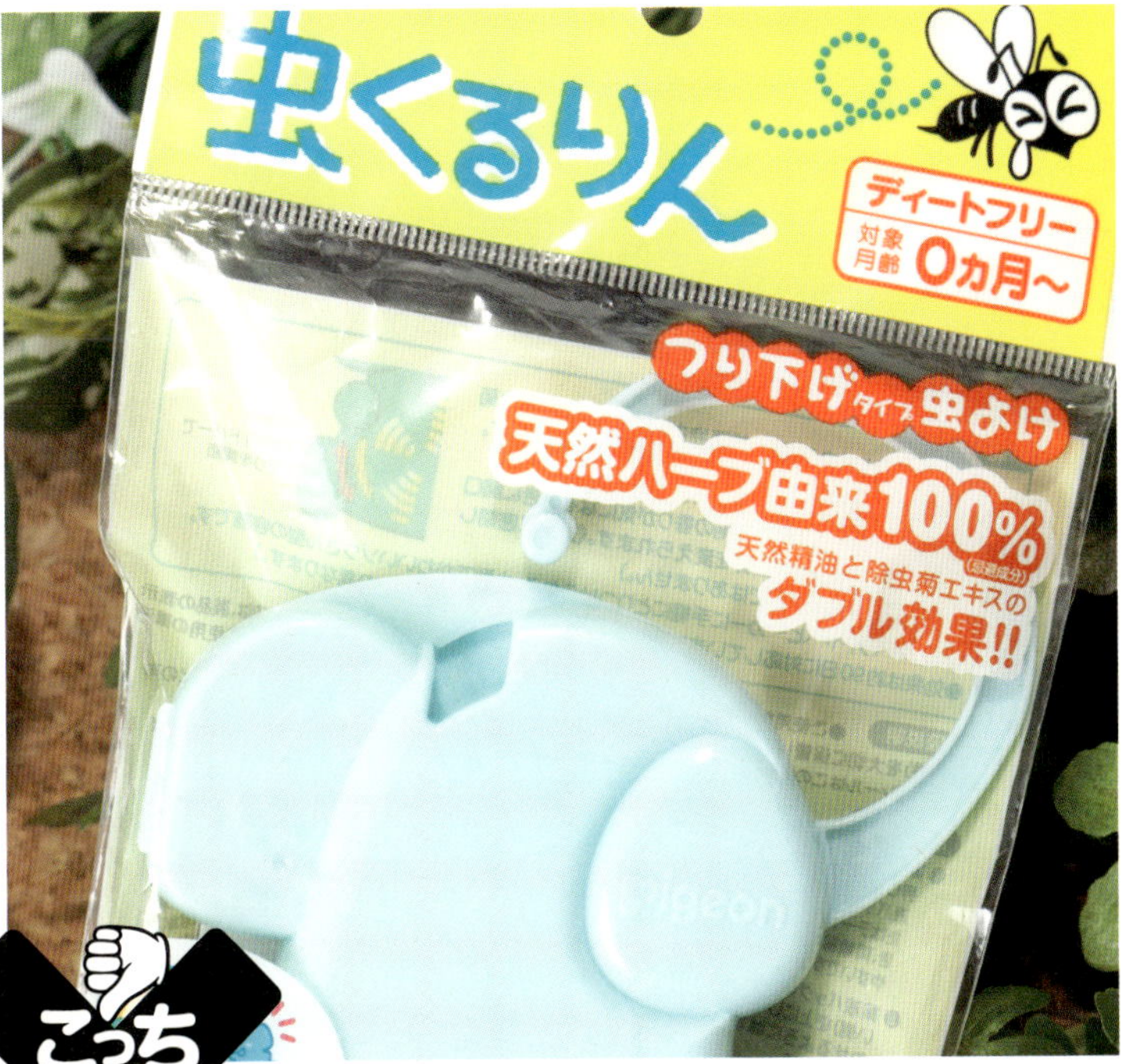

こっちは、ダメ

虫くるりん
(ピジョン)

除虫菊も天然成分だけど、神経毒として作用する殺虫成分がふくまれ、乳幼児にも悪影響をおよぼす恐れがあるので、使わない方が安心。

植物精油(シトロネラ)、除虫菊エキス(ピレスロイド系)

ピレトリンという殺虫成分がふくまれていて、それを人間が多量に吸い込むと、悪心、嘔吐、下痢、頭痛などを起こすことがある

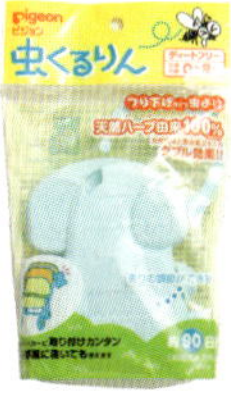

乳幼児用虫よけ製品

乳児や幼児が蚊に刺されるのを防ぐための製品として売られているのが、乳幼児用虫よけ製品です。ベビーカーに吊るしたり、幼児の腕に装着したりするなどして使います。

乳幼児用とあってどれも天然成分が使われています。ただ、メーカーによって成分に多少の違いがありますので、そこに注目していきましょう。

【虫きちゃダメ】に使われているのは、ユーカリやシトロネラソウから得られた植物油です。ユーカリの葉からとれる精油は、殺菌作用や抗炎症作用があるとされていて、それから発散されるにおい成分によって、虫を寄せつけないようにしているようです。

また、シトロネラソウは古くから蚊などを寄せつけない植物として知られています。家庭によっては、窓際にシトロネラソウを置い

虫よけブレスα

（アース製薬）

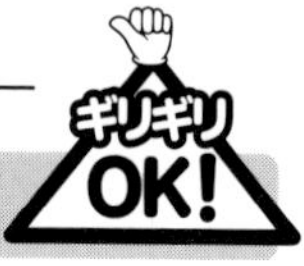

手首に装着する製品。植物由来精油が何かわからないが、においからシトロネラソウが使われている模様。シリコン樹脂もそれほど毒性はない。

レモンユーカリオイル、植物由来精油、シリコン系樹脂

て、蚊などの侵入を防いでいるケースもあります。その精油を使っているので、香気成分が発散され、それが昆虫に対して忌避《きひ》作用を示すのです。つまり、蚊などが嫌がって寄ってこなくなるのです。【虫きちゃダメ】からは独特のにおいが発散されるため、それを嫌って蚊などが寄ってこなくなるようです。ただし、ベビーカーに吊り下げた場合、どの程度の効果があるのかは不明なので、ご自分で確かめてみてください。

一方、【虫くるりん】の成分は、シトロネラソウの精油と除虫菊エキスです。除虫菊には、ピレトリンという殺虫成分がふくまれていて、それによって蚊を殺すことができます。これも天然成分なのですが、ピレトリンは神経毒として作用するため、人間が多量に吸い込むと、悪心《おしん》（気分が悪くなること）、嘔吐、下痢、頭痛などを起こすことがあります。デリケートな乳幼児の場合、微量吸い込んだだけでも、悪影響が出ないとは言い切れません。したがって、使わない方が安心といえるでしょう。

ゴキブリ駆除剤

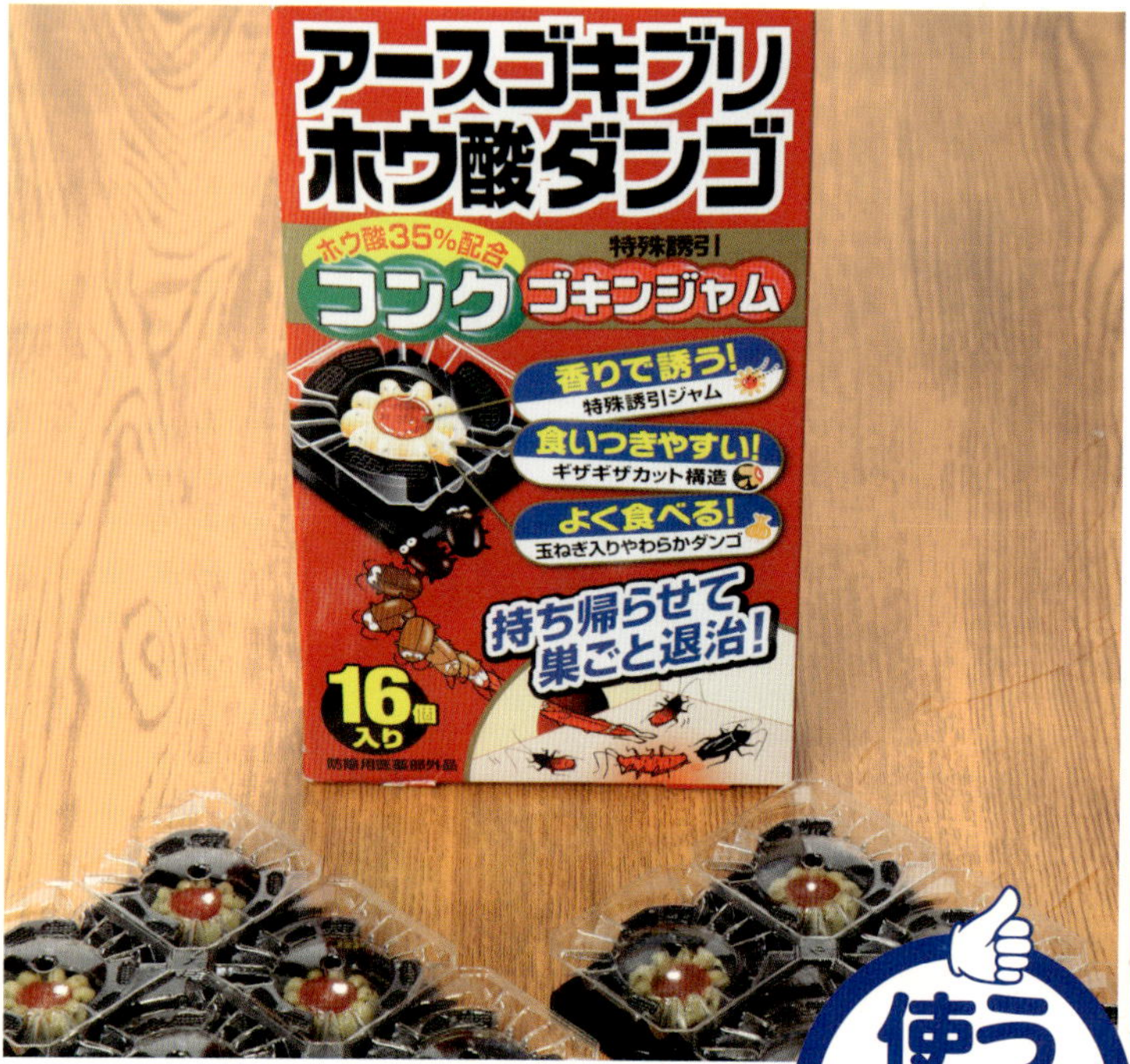

使うなら、こっち

アースゴキブリ ホウ酸ダンゴ （アース製薬）

[有効成分] ホウ酸 35%
[その他の成分] 還元デキストリン、トウモロコシデンプン、濃グリセリン、小麦粉、ソルビット、マルトースシラップ、安息香酸デナトニウム、黄色 4 号、赤色 102 号、香料、その他 7 成分

タール色素の 1 つ。発がん性の疑いがあり、ジンマシンを起こすことが知られている

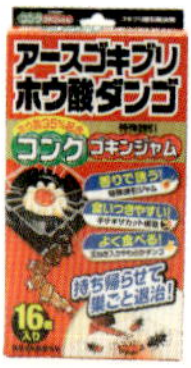

ゴキブリに直接噴射するタイプではないので、成分を吸い込んだり、触れたりすることがなく、その点で安心できる。使うなら、こっち。

夏になるとあらわれる厄介な相手。
駆除できるのは嬉しいけど、人間に害はなし？

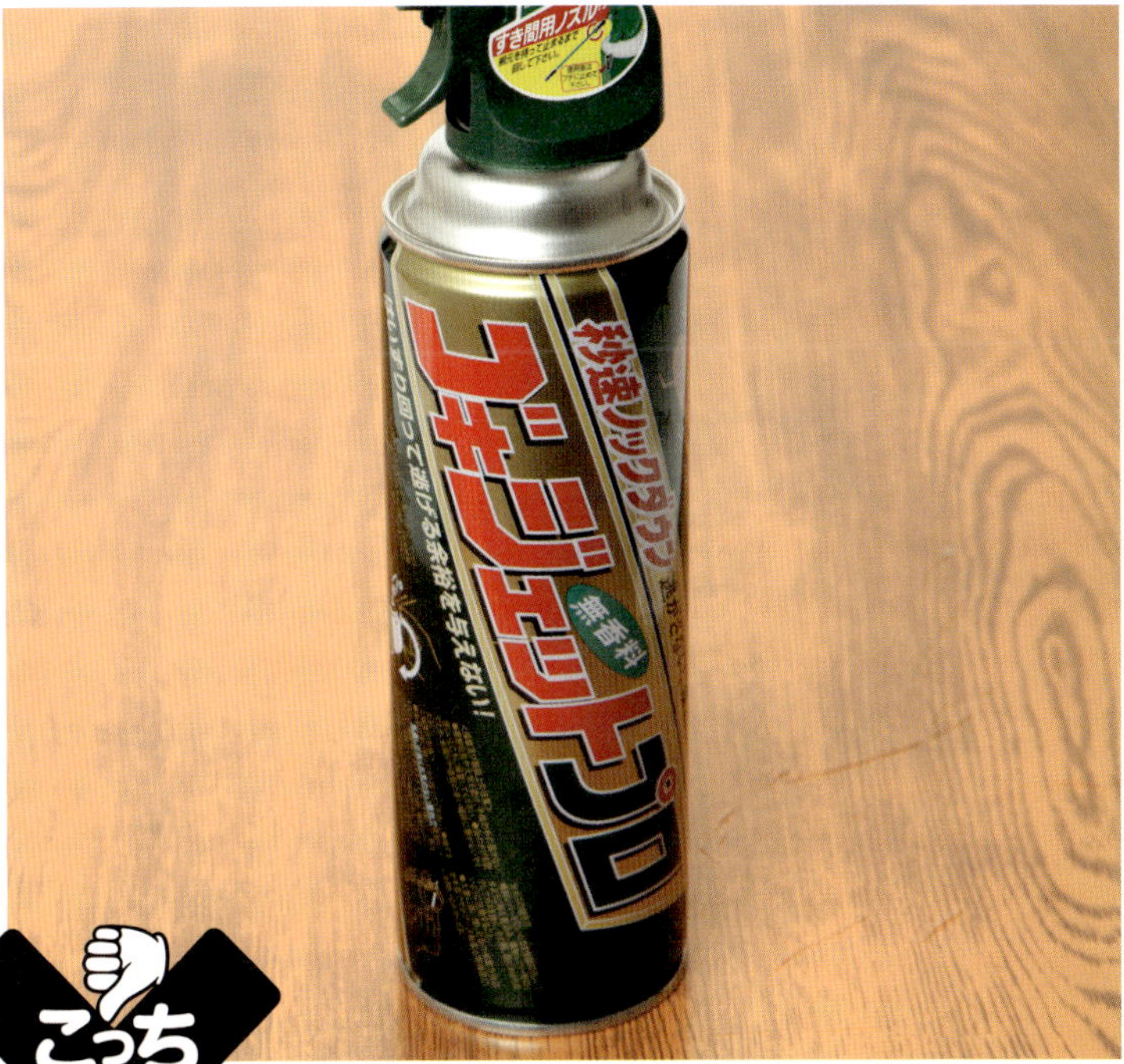

こっちは、ダメ

ゴキジェットプロ

（アース製薬）

直接噴射するので、どうしても成分のイミプロトリンを吸い込んでしまう。そのため、気分が悪くなったり、吐き気をもよおすことがあるのでNG。

[有効成分] イミプロトリン (ピレスロイド系)
[その他の成分]1 号灯油、LPG、DME、他 1 成分

化学物質に敏感な人だと、気分が悪くなる、吐き気をもよおすなどの症状が出ることが心配される

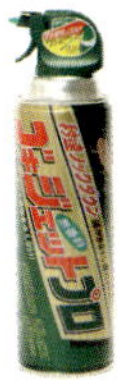

ゴキブリ駆除剤

夏になると、台所や居間などを動き回るゴキブリ。見ただけでゾッとする人も多いと思いますが、病原菌を持っていることもあるので、退治する必要があります。そこで、オススメなのが、【アースゴキブリホウ酸ダンゴ】です。

　ホウ酸ダンゴは、昔からゴキブリを駆除するために使われてきました。ホウ酸や小麦粉、たまねぎなどを材料にして家庭でも作ることができますが、多少手間がかかります。その点、この製品を使えば、手間がかかりませんし、値段も安いので、家計の負担にもなりません。

　この製品は、四角いプラスチック製のケースの中心に、ホウ酸が混じったペースト（ゴキブリの好きなたまねぎやゴマなどが入っている）とジャムが詰め込まれています。それにゴキブリが誘われて

アースごきぶりホイホイ

（アース製薬）

ゴキブリをえさで誘い込み、粘着剤で動けなくする製品。殺虫成分を使っておらず、安心ですが、誘い込んだゴキブリを殺すことしかできない。

ギリギリOK!

記載なし

入ってきて、ペーストを食べると、ホウ酸の作用で死んでしまうというわけです。

しかも、ホウ酸ダンゴを食べたゴキブリは、巣の中でホウ酸をふくんだフンをします。ゴキブリはフンを食べる習性があるため、巣の中のほかのゴキブリもそれを食べて死んでしまうのです。ですから、ゴキブリを根絶やしにすることが可能です。

なお、家庭で作るホウ酸ダンゴの場合、アルミホイルに包んだり、ビンのふたにつめたりしますが、誤ってペットや赤ちゃんが食べてしまう危険性があります。その点、この製品は比較的大きいので、そうした心配はほとんどないでしょう。

一方、【ゴキジェットプロ】は、ゴキブリに直接噴射して殺すというものですが、成分のイミプロトリンが拡散するので、それをどうしても吸い込むことになります。そのため、化学物質に敏感な人の場合、気分が悪くなったり、吐き気をもよおしたりすることがあるので、使用は控えた方が無難です。

これもダメ

ゴキブリ凍死ジェット

(フマキラー)

ゴキブリに直接噴射し、凍らせて動きを止める製品。殺虫成分は使っていないが、誤って人に噴射してしまうと、凍傷を起こすことがある。

［有効成分］HFO-1234ze、DME

虫さされ薬

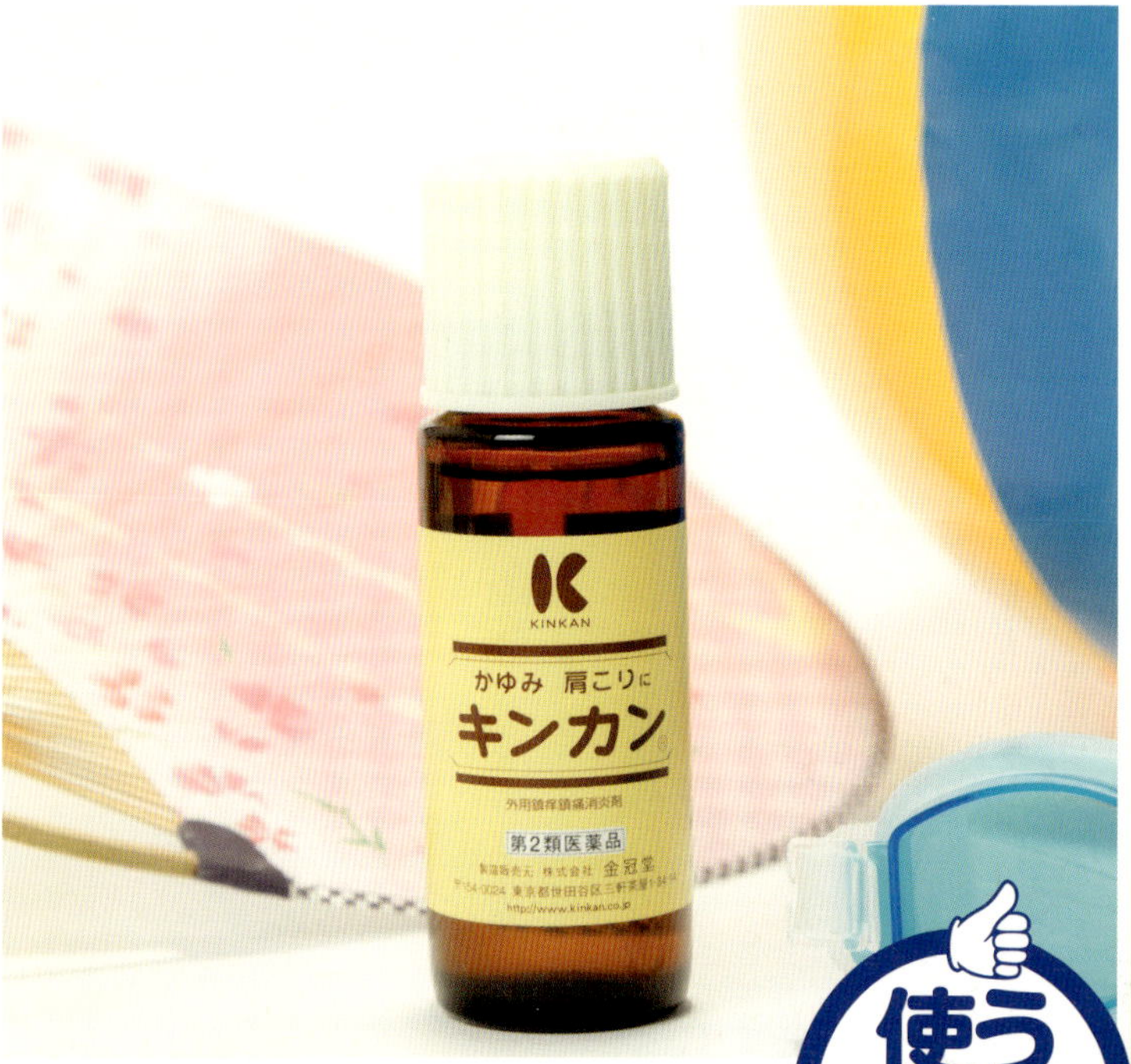

使うなら、こっち

キンカン

（金冠堂）

［成分］(100mL 中)
アンモニア水 21.3mL、l-メントール 1.97g、d-カンフル 2.41g、サリチル酸 0.57g、トウガラシチンキ 0.35mL
［添加物］
朝鮮人参抽出液
［溶剤］
アルコール

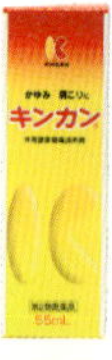

成分だけ見れば【ムヒ S】とそれほど差はないが、添加物に表示指定成分だったものが使われていないという点で、使うならこっち。

かゆみをスゥ〜っととめてくれる夏の必須アイテム。どうせなら、より肌にいいものを使ってみては？

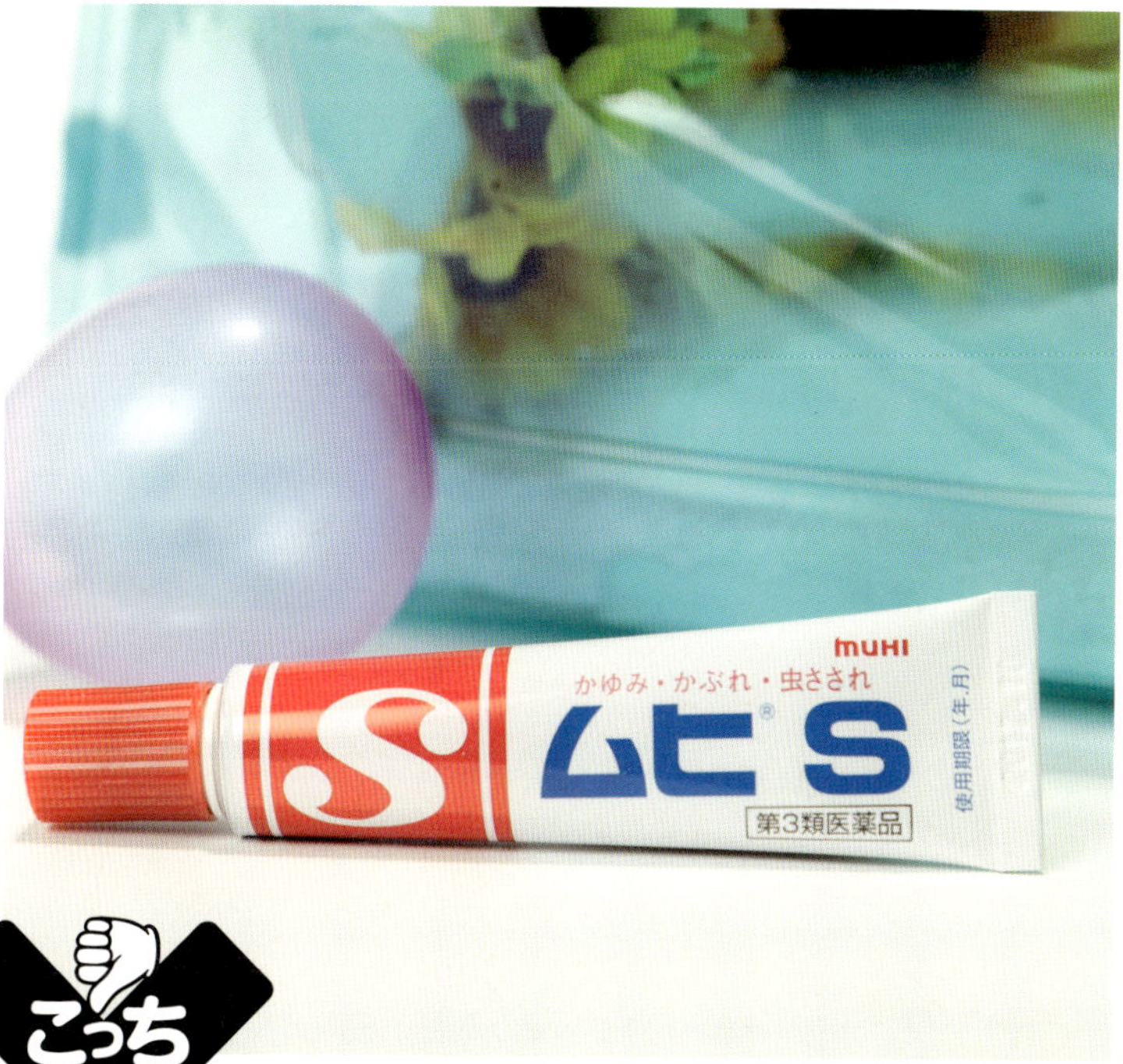

こっちは、ダメ

ムヒS

（池田模範堂）

表示指定成分だったエデト酸 Na、ジイソプロパノールアミン、ステアリルアルコールが添加物として使われている。だから、こっちは×。

[有効成分]
ジフェンヒドラミン 1.0g、グリチルレチン酸 0.3g、l-メントール 5.0g、dl-カンフル 1.0g、イソプロピルメチルフェノール 0.1g
[添加物]
ポリソルベート 60、エデト酸 Na、カルボキシビニルポリマー、ジイソプロパノールアミン、パラベン、オクチルドデカノール、1,3 ブチレングリコール、ステアリルアルコール

表示指定成分として、製品に表示が義務づけられていたもので、皮膚障害やアレルギーなどを起こす可能性がある

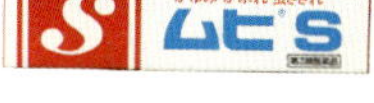

虫さされ薬

いずれの製品も、古くから市販されている虫さされ薬なので、ご存知の方も多いと思います。

【キンカン】（第2類医薬品）の効能は、「虫さされ、かゆみ、肩こり、腰痛、打撲、捻挫」となっています。鎮痛作用があるため、肩こりや腰痛なども効能として書かれていますが、本来の用途は、虫さされによるかゆみを抑えるというものです。

作用メカニズムは、アンモニア水が、蚊などが肌を刺したときに分泌する酸を中和し、l-メントールとd-カンフルが、清涼感をあたえてかゆみを鎮めます。また、サリチル酸には、殺菌作用があります。なお、トウガラシチンキは、筋肉痛に効果があります。

一方、【ムヒS】（第3類医薬品）の効能は、「かゆみ、虫さされ、かぶれ、しっしん、じんましん、あせも、しもやけ、皮ふ炎、ただ

これもダメ

新ウナコーワクール

（興和）

副作用は「発疹・発赤、かゆみ、はれ」となっている。表示指定成分だったエデト酸Naが使われているため、皮膚が刺激を受ける可能性がある。

［成分・分量］（1mL中）
ジフェンヒドラミン塩酸塩20.0mg、リドカイン5.0mg、l-メントール30.0mg、dl-カンフル20.0mg
［添加物］
エデト酸Na、クエン酸、ゲラニオール、エタノール

れ」となっています。作用メカニズムは、ジフェンヒドラミンがかゆみを抑え、グリチルレチン酸が皮膚の炎症を抑えます。また、イソプロピルメチルフェノールには、殺菌作用があります。
副作用は、【キンカン】が「発疹・発赤、かゆみ、かぶれ、ただれ、灼熱感」となっています。【ムヒS】は、「発疹・発赤、かゆみ、はれ」です。

以上からは、ほとんど差がないのですが、添加物に違いがあります。【キンカン】には、朝鮮人参抽出液が使われているだけで、ほかにアルコールが溶剤として使われているだけです。

それに対して、【ムヒS】には、表示指定成分であったエデト酸Na、ジイソプロパノールアミン、ステアリルアルコールがふくまれています。表示指定成分は、皮膚障害やアレルギーなどを起こす可能性があるとして、製品に表示が義務づけられていたものです。ですから、これらによって、かえって皮膚に悪影響がもたらされる心配があるのです。

メンタームペンソールSP

（近江兄弟社）

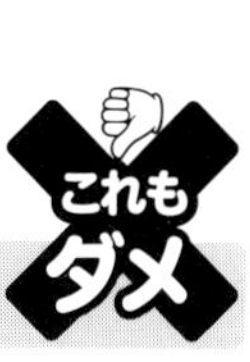

副作用は「発疹・発赤、はれ、かゆみ」となっている。表示指定成分だったジブチルヒドロキシトルエンは、発がん性の疑いが持たれている。

［成分］（100mL中）
デキサメタゾン酢酸エステル0.025g、ジフェンヒドラミン塩酸塩1.0g、l-メントール3.5g、dl-カンフル1.0g、パンテノール1.0g、イソプロピルメチルフェノール0.1g
［添加物］
エタノール、1,3ブチレングリコール、ジブチルヒドロキシトルエン

うがい薬

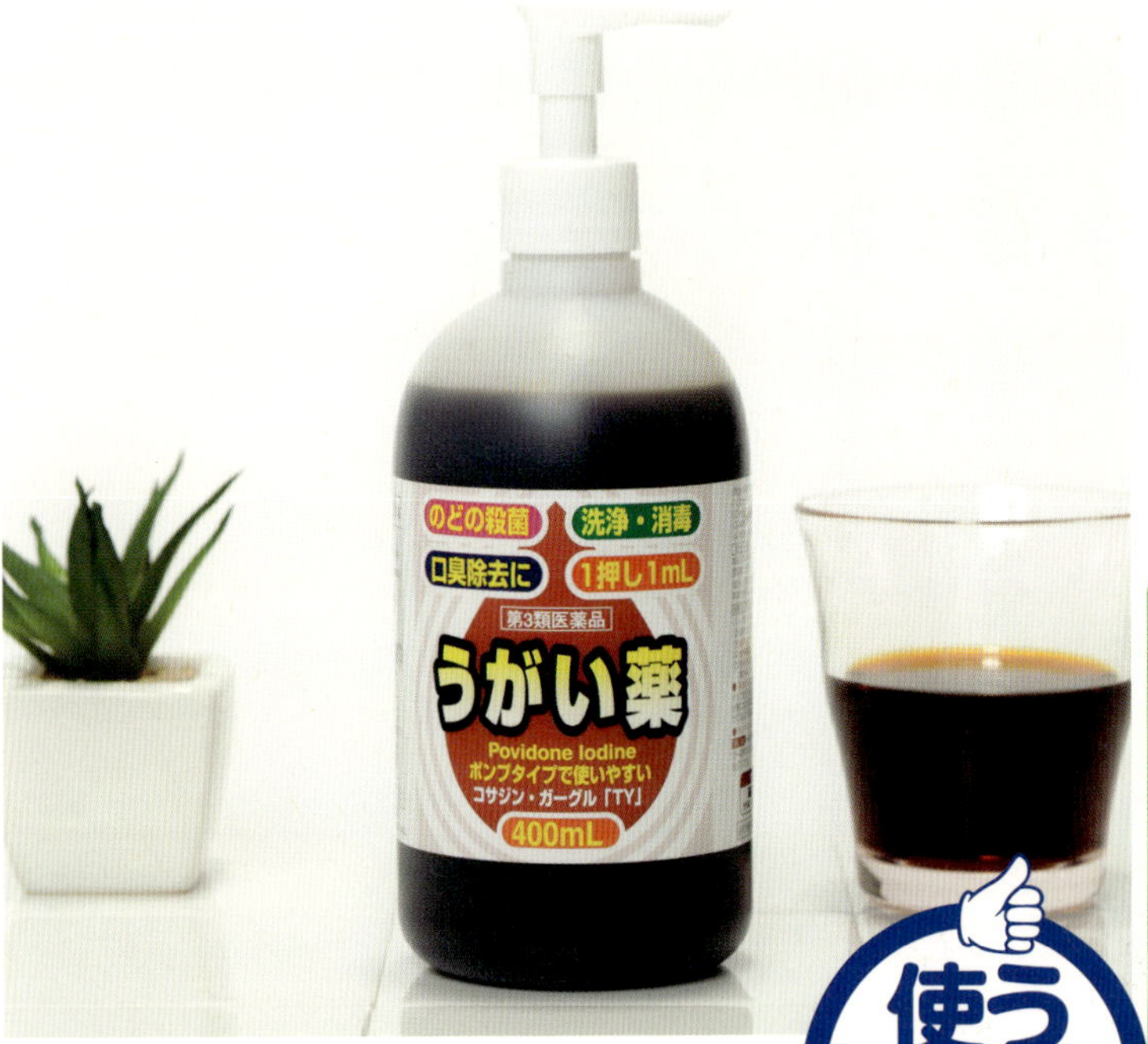

使うなら、こっち

コサジン・ガーグル うがい薬（大洋製薬）

[成分](100ml 中)
ポビドンヨード 7g(有効ヨウ素 0.7g)
[添加物]
ヨウ化 K、l-メントール、ユーカリ油、エタノール、プロピレングリコール、グリセリン

細菌だけでなく、エイズウイルスやＢ型肝炎ウイルスなどにも有効であることがわかっている

【コサジン・ガーグルうがい薬】に使われているどの添加物にもそれほど問題はない。うがい薬を使うのであれば、こっちの方が安心。

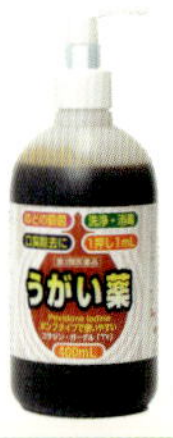

「冬のうがい習慣」がある家族も多いはず。でもそれで、余計な添加物まで口に入れているかも。

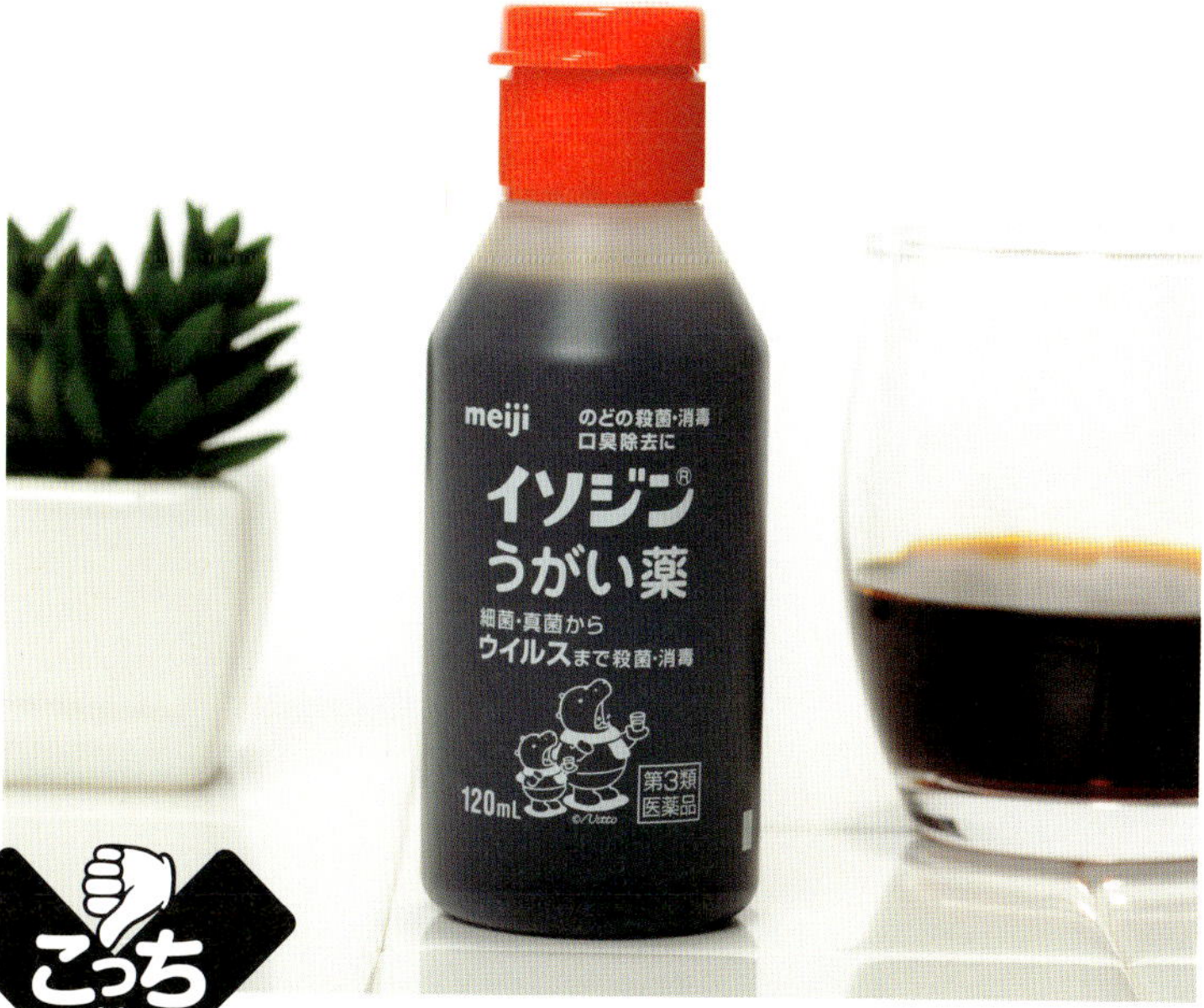

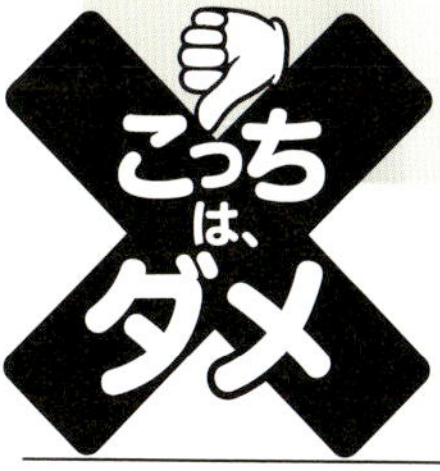

イソジンうがい薬

(明治)

発がん性の疑いが持たれている合成甘味料・サッカリン Na を使っているのでダメ。子どももよく使うものなので、選ぶときは慎重に。

[成分](1mL 中)
ポビドンヨード 70mg(有効ヨウ素として 7mg)
[添加物]
エタノール、l- メントール、サッカリン Na、香料

合成甘味料の一種で、発がん性の疑いがある。カナダでの実験では、サッカリン Na を 5% ふくむえさをラットに 2 世代に渡って食べさせたところ、2 代目のオス 45 匹中 8 匹に膀胱がんが見られた

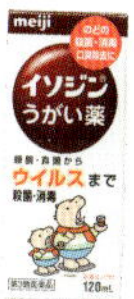

うがい薬

冬になると空気が乾燥して、のどがイガイガしたり、風邪をひきやすくなったりします。そんなとき、のどを殺菌し、すっきりとしてくれるのが「うがい薬」です。なんといってもポピュラーなのは、【イソジンうがい薬】（第3類医薬品）。おそらく知らない人はほとんどいないでしょう。ところが、これはオススメできないのです。

この製品の成分であるポビドンヨードは、ヨウ素（ヨード）をポリビニルピロリドンという高分子化合物に結合させたもので、日本薬局方に収載《しゅうさい》された医薬品です。暗褐色《あんかっしょく》の粉末で水に溶けます。ポビドンヨードはヨウ素を遊離し、それが殺菌効果を示します。細菌ばかりでなく、エイズウイルスやB型肝炎ウイルスなどにも有効であることがわかっています。

ところが、添加物に余計なものが使われているのです。サッカリ

HapYcom うがい薬

（タマガワ）

これもダメ

【イソジンうがい薬】と同様に、発がん性の疑いのある合成甘味料のサッカリンナトリウムが添加物としてふくまれているので NG。

[成分]（1mL 中）
ポビドンヨード 70mg（有効ヨウ素 7mg）
[添加物]
サッカリンナトリウム水和物、l- メントール、ユーカリ油、無水エタノール、濃グリセリン、マクロゴール 400、ヨウ化カリウム、香料

ンNaです。これは、合成甘味料の一種で、発がん性の疑いがあります。カナダでの実験では、サッカリンNaを5%ふくむえさをラットに2世代に渡って食べさせたところ、2代目のオス45匹中8匹に膀胱がんが見られました。ですから、毎日うがいをしていると、のどの粘膜に作用して、腫瘍《しゅよう》ができる可能性がないとはいえないのです。

うがい薬は子どももよく使うもの。どうしてこうした製品にあえて発がん性の疑いのある甘味料を使うのか、理解に苦しみます。

一方、【コサジン・ガーグル うがい薬】（第3類医薬品）には、サッカリンNaはふくまれず、その他の添加物もそれほど問題はないので、使うならこちらがオススメです。

ただし、京都大学保健管理センター（現・健康科学センター）の研究では、ヨードうがい薬で毎日うがいするより、水で毎日うがいした方が風邪をひきにくいという結果が出ています。したがって、ヨードうがい薬は、のどが荒れていると感じたときなどに限定して使った方がよいでしょう。

エムズワン うがい薬

（ウイング）

これもダメ

セチルピリジニウム塩化物を主成分としているが、これは両刃の剣で、のどの粘膜を荒らす可能性がある。サッカリンナトリウムをふくむ。

[成分]（100ml中）
セチルピリジニウム塩化物水和物 0.25g、グリチルリチン酸二カリウム 0.25g
[添加物]
l-メントール、ハッカ油、ユーカリ油、ウイキョウ油、サッカリンナトリウム水和物、プロピレングリコール、エタノール、香料

のどスプレー

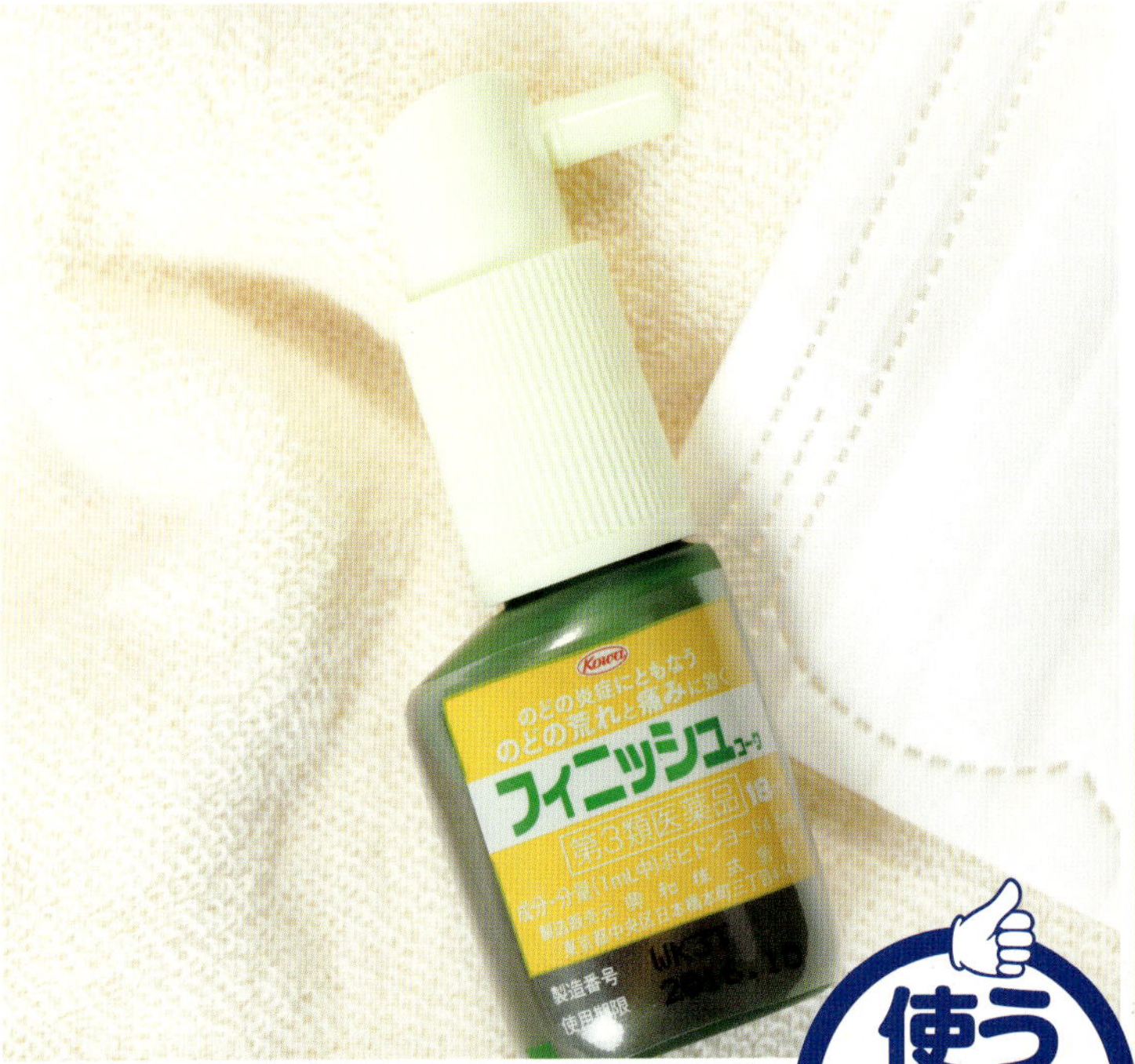

使うなら、こっち

フィニッシュコーワ

（興和）

[成分](1mL 中)
ポビドンヨード 4.5mg
[添加物]l- メントール、ヨウ化 K、グリセリン、エタノール

細菌を殺すだけでなく、エイズウイルスや B 型肝炎ウイルスにも有効とされている

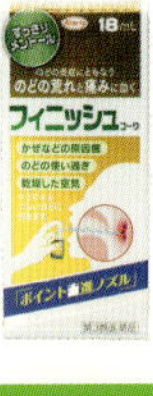

成分のポビドンヨードに効果があると考えられること、使われている添加物がどれも安全性の高いものであることから、使うならこっち。

風邪を引いたらもう手放せない！
そんな冬場の必須アイテム、使うならどれがいい？

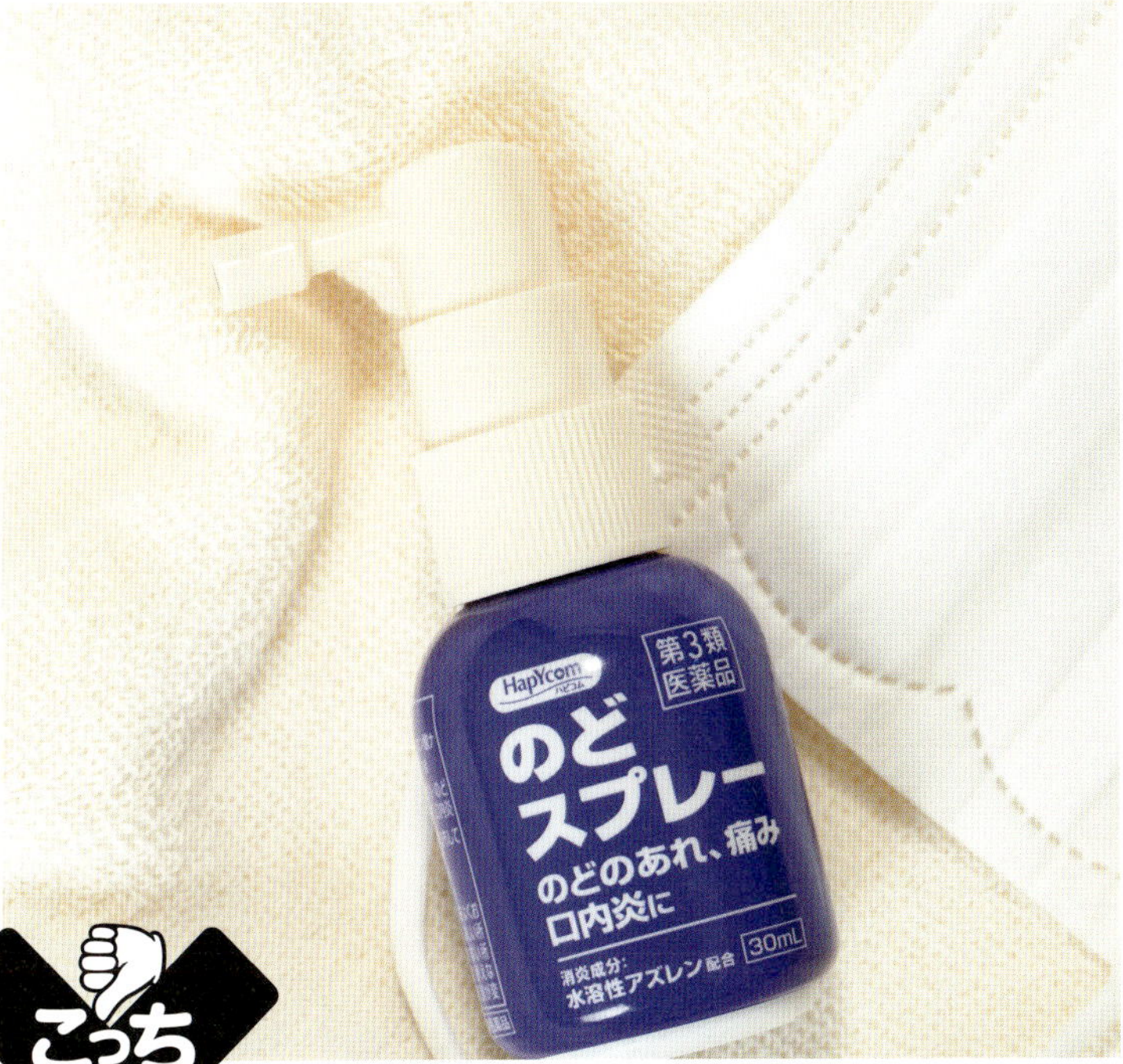

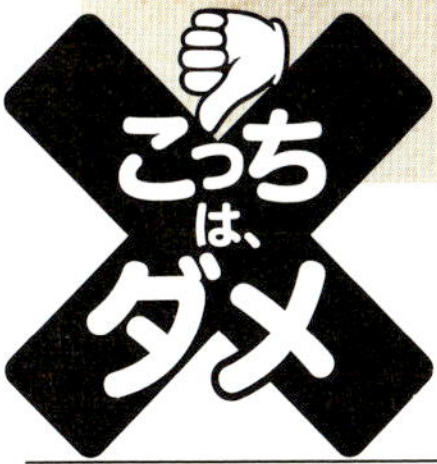

ハピコム アズリースロート
（白金製薬）

表示指定成分だった防腐剤のパラベンが使われているなど、安全性に疑問の残る添加物が使用されている。そのため、こっちはダメ。

[成分](1mL 中)
アズレンスルホン酸ナトリウム（ 水溶性アズレン ）0.2mg
[添加物]
グリセリン、還元麦芽糖水アメ、プロピレングリコール、クエン酸、クエン酸 Na、エタノール、パラベン、l- メントール、pH 調整剤、香料

使い続けた場合、かえってのどの粘膜が荒れてしまう心配がある

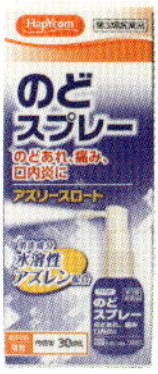

のどスプレー

　のどがイガイガしたり、荒れたりしたときに、ピュッとスプレーすることで、のど荒れの原因となっている細菌を減らせるというのどスプレー。風邪が流行る冬場には、常に携帯している人もいることでしょう。

　しかし、余計な添加物を使っている製品があるので、注意してください。

【ハピコム アズリースロート】（第3類医薬品）の場合、添加物として、防腐剤のパラベンが使われていますが、これは表示指定成分だったものです。表示指定成分とは、旧・厚生省が、皮膚障害やアレルギー、がんなどを起こす可能性があるとして、化粧品や医薬部外品などに表示を義務づけていたものです。したがって、使い続けた場合、かえってのどの粘膜が荒れる心配があります。

のどぬ～るスプレー

（小林製薬）

有効成分として「ヨウ素」が使われていること、また添加物はやや多いが、刺激性の強いものはふくまれていないので、ギリギリ OK。

[成分]100mL 中
ヨウ素 0.5g
[添加物]
ヨウ化 K、グリセリン、プロピレングリコール、D- ソルビトール、エタノール、l- メントール、香料

一方、【フィニッシュコーワ】（第3類医薬品）の場合、成分は【コサジン・ガーグルうがい薬】や【イソジンうがい薬】と同様にポビドンヨードです。これは、細菌を殺すだけでなく、エイズウイルスやB型肝炎ウイルスにも有効とされているので、風邪の原因となるウイルスにも効果があるかもしれません。

また、この製品に使われている添加物は、いずれも安全性の高いものなので、安心して使うことができます。

しかし、【コサジン・ガーグルうがい薬】や【イソジンうがい薬】にも当てはまることなのですが、【フィニッシュコーワ】でもごくまれにアナフィラキシーショックを起こす人がいるようです。

ただし、これまでに【イソジンうがい薬】などで実際にショックを起こしたという人は聞いたことがないので、可能性はひじょうに低いと考えられます。それでも、アレルギー体質の人や過去に医薬品で重いアレルギーを起こしたことのある人は十分に注意する必要があるでしょう。

イソジン のどフレッシュF

使わない方が安心！

（明治）

成分はポビドンヨードで【フィニッシュコーワ】と同じだが、添加物として「その他2成分」と不明な成分が入っているので、使わない方が安心。

[成分]（1mL中）
ポビドンヨード4.5mg（有効ヨウ素として0.45mg）
[添加物]
l-メントール、ユーカリ油、グリセリン、エタノール、香料、その他2成分

ハンドクリーム

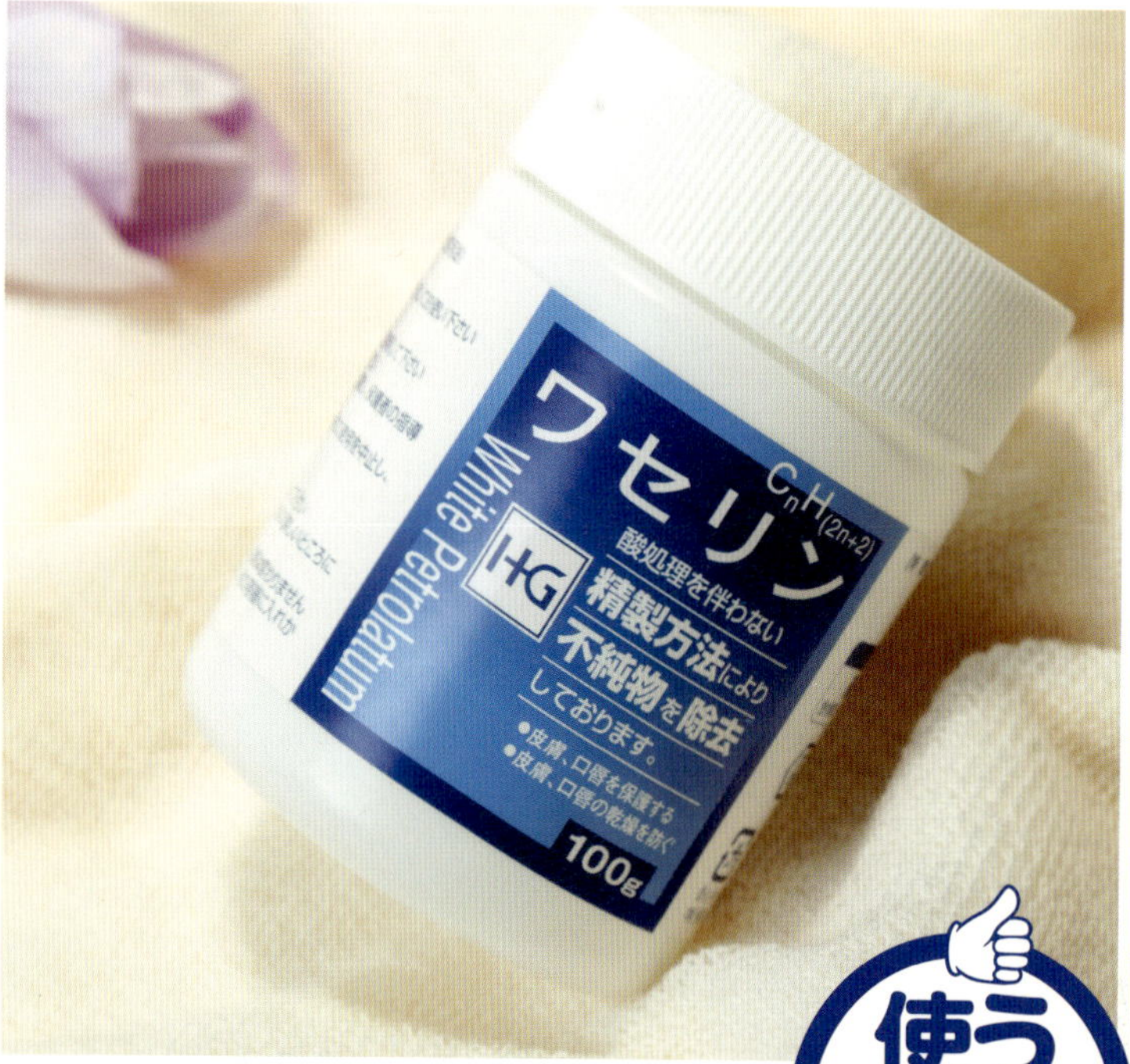

使うなら、こっち

ワセリン

（大洋製薬）

白色ワセリン

肌に薄く塗ると、油の膜が作られて水分の蒸発を防ぐことができ、乾燥肌を防ぐことができる

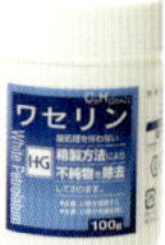

保存料や酸化防止剤などの刺激性物質がふくまれていないので、使うならこっち。敏感肌の人でも安心して使うことができる。

サンクチュアリ出版＝本を読まない人のための出版社

はじめまして。
サンクチュアリ出版 広報部の岩田です。
「本を読まない人のための出版社」…って、なんだソレ！って
思いました？ ありがとうございます。
今から少しだけ自己紹介をさせて下さい。

今、本屋さんに行かない人たちが増えています。
ゲームにアニメ、LINEにfacebook…。
本屋さんに行かなくても、楽しめることはいっぱいあります。

でも、私たちは
「本には人生を変えてしまうほどのすごい力がある。」
そう信じています。

ふと立ち寄った本屋さんで運命の1冊に出会ってしまった時。
衝撃だとか感動だとか、そんな言葉じゃとても表現しきれない程、泣き出しそうな、叫び出しそうな、とんでもない喜びがあります。

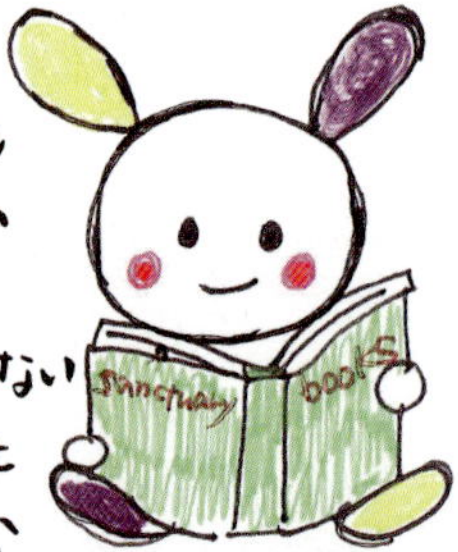

この感覚を、ふだん本を読まない人にも
読む楽しさを忘れちゃった人にもいっぱい
味わって欲しい。
だから、私たちは他の出版社がやらない
自分たちだけのやり方で、時間と手間と
愛情をたくさん掛けながら、本を読む
ことの楽しさを伝えていけたらいいなと思っています。

乾燥肌さんの冬の必需品!
安心して、毎日使えるのはどっち!?

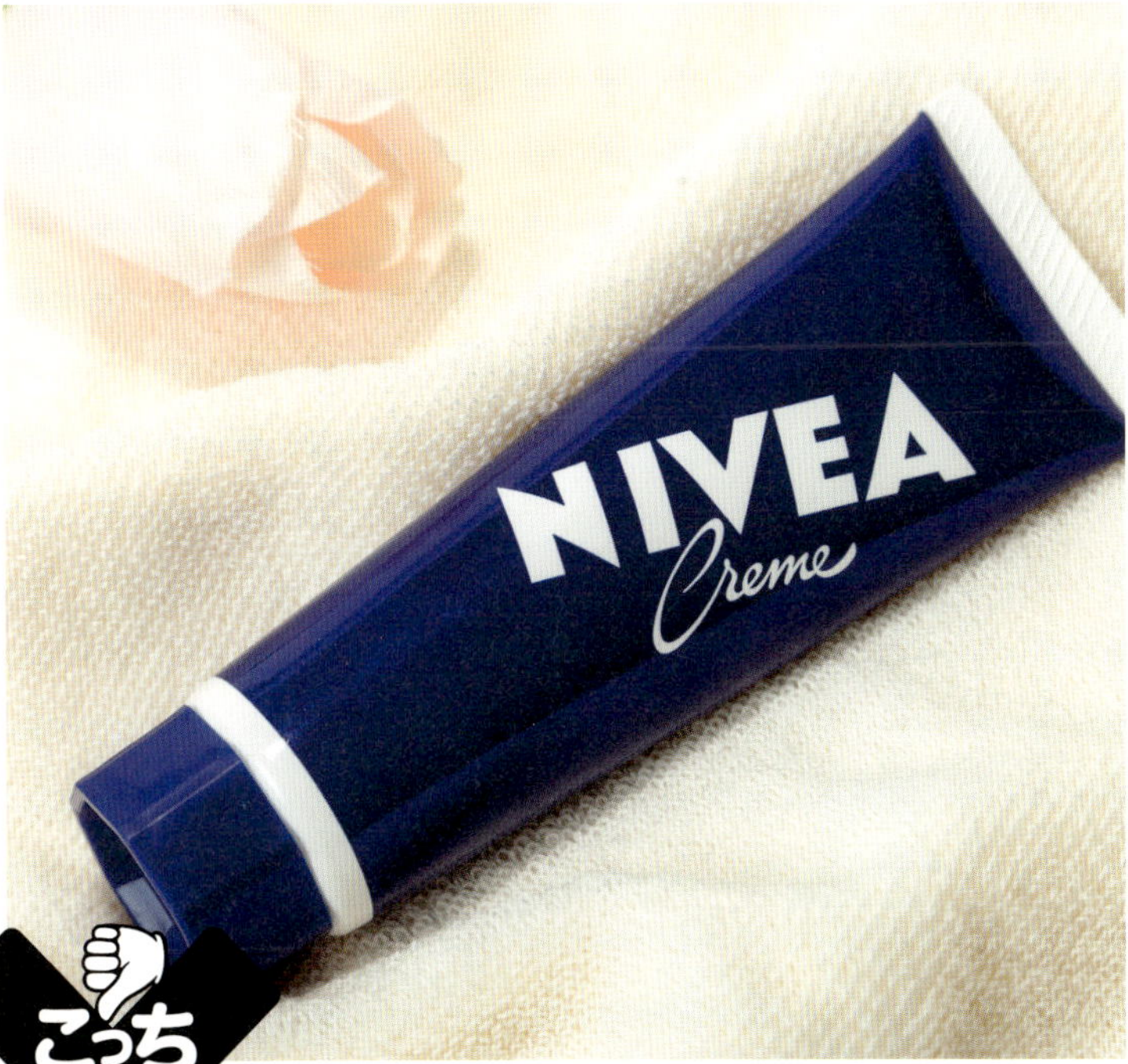

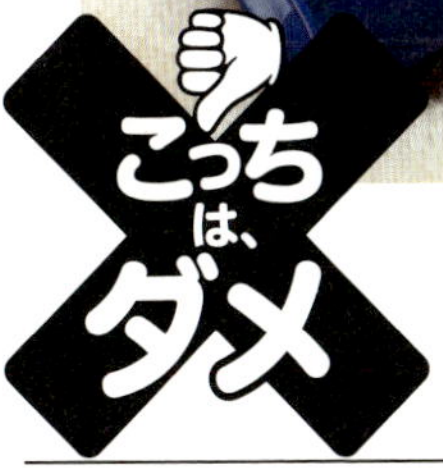

ニベアクリーム

（花王）

各種の油成分が配合されていて、【ワセリン】と目的は同じだが、表示指定成分だった保存料の安息香酸 Na がふくまれているため×。

水、ミネラルオイル、ワセリン、グリセリン、水添ポリイソブテン、シクロメチコン、マイクロクリスタリンワックス、ラノリンアルコール、パラフィン、スクワラン、ホホバ油、オレイン酸デシル、オクチルドデカノール、ジステアリン酸 Al、ステアリン酸 Mg、硫酸 Mg、クエン酸、安息香酸 Na、香料

保存料。敏感肌の人は、刺激を感じることがある

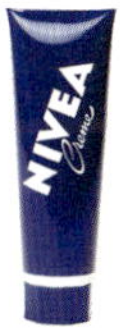

ハンドクリーム

冬場になると、手の皮膚がカサカサして荒れてしまうので、ハンドクリームのお世話になっている人も多いと思います。では、そもそもなぜ荒れるのでしょうか？

人間の皮膚は表皮《ひょうひ》と真皮《しんぴ》で構成されていますが、外側にある表皮は一番外側に皮脂膜《ひしまく》、次に角質層があります。これらがバリア機能を果して、外界からの刺激、すなわちダニやホコリ、化学物質、その他の異物などから皮膚を守っているのです。

ところが、冬になって気温が下がると、新陳代謝が悪くなって、汗や皮脂の分泌が減り、皮脂膜を作る能力が低下してしまいます。

また、水分を蓄えている角質層の細胞間脂質や天然保湿因子も少なくなります。さらに、空気が乾燥することによって、皮膚から水分が蒸発しやすくなります。そのため、肌がカサカサしてしまい、

メンソレータム 薬用ハンドベール

（ロート製薬）

これもダメ

表示指定成分だったエデト酸塩、パラベンがふくまれるため、肌に刺激を感じる心配があり、これもダメ。

[有効成分] グリチルリチン酸ジカリウム、トコフェロール酢酸エステル

[その他の成分] 加水分解ヒアルロン酸（ナノ化ヒアルロン酸）、ヒアルロン酸Na-2、加水分解コラーゲン末、パンテノール、アロエエキス-2、カロットエキス（植物性コラーゲン）、水解シルク液、濃グリセリン、BG、オクタン酸セチル、流動パラフィン、ヒドロキシプロピルセルロース、ベタイン、アルギニン、オウバクエキス、架橋型ジメチコン、シクロペンタシロキサン、カルボキシビニルポリマー、アクリル酸・メタクリル酸アルキル共重合体、パルミチン酸デキストリン、水添大豆リン脂質、エデト酸塩、パラベン、エタノール、PG

バリア機能も低下してしまうというわけなのです。これがいわゆる乾燥肌です。

さらに乾燥肌になると、神経が表皮の中まで伸びてくるので、わずかな刺激でも、かゆみを感じるようになってしまうのです。

ハンドクリームはワセリンやグリセリンなどの油成分を肌に塗って、乾燥を防ぐというものですが、【ワセリン】はその目的にピッタリなのです。なぜなら、成分は白色ワセリンだけなので、それを肌に薄く塗れば、油の膜が作られて水分の蒸発を防ぐことができ、乾燥肌を防ぐことができるからです。

なお、保存料や酸化防止剤などの刺激性物質はふくまれていないので、敏感肌の人でも安心して使うことができます。

一方、【ニベアクリーム】も、各種の油成分が配合されていて、目的は同じなのですが、表示指定成分だった保存料の安息香酸《あんそくこうさん》Naがふくまれています。そのため、敏感肌の人は、刺激を感じる心配があります。

モイスト 薬用ハンドクリーム

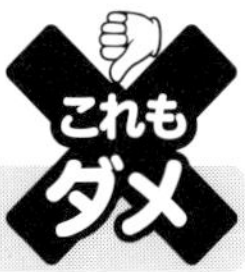

（資生堂）

表示指定成分だったセタノール、パラオキシ安息香酸エステルがふくまれている製品。そのため、肌に刺激を感じる心配があり、これもダメ。

[有効成分] 尿素、グリチルリチン酸ジカリウム、酢酸-dl-α-トコフェロール
[その他の成分] 精製水、グリセリン、流動パラフィン、1,3-ブチレングリコール、硬化油、セタノール、2-エチルへキサン酸セチル、ステアリルアルコール、親油型モノステアリン酸グリセリン、ワセリン、イソステアリン酸ポリオキシエチレングリセリル、メチルポリシロキサン、テトラ2-エチルへキサン酸ペンタエリトリット、モノステアリン酸ポリオキシエチレングリセリン、ステアリン酸、グリシン、クエン酸ナトリウム、dl-ピロリドンカルボン酸ナトリウム液、ヒドロキシステアリン酸コレステリル、パラオキシ安息香酸エステル

リップクリーム

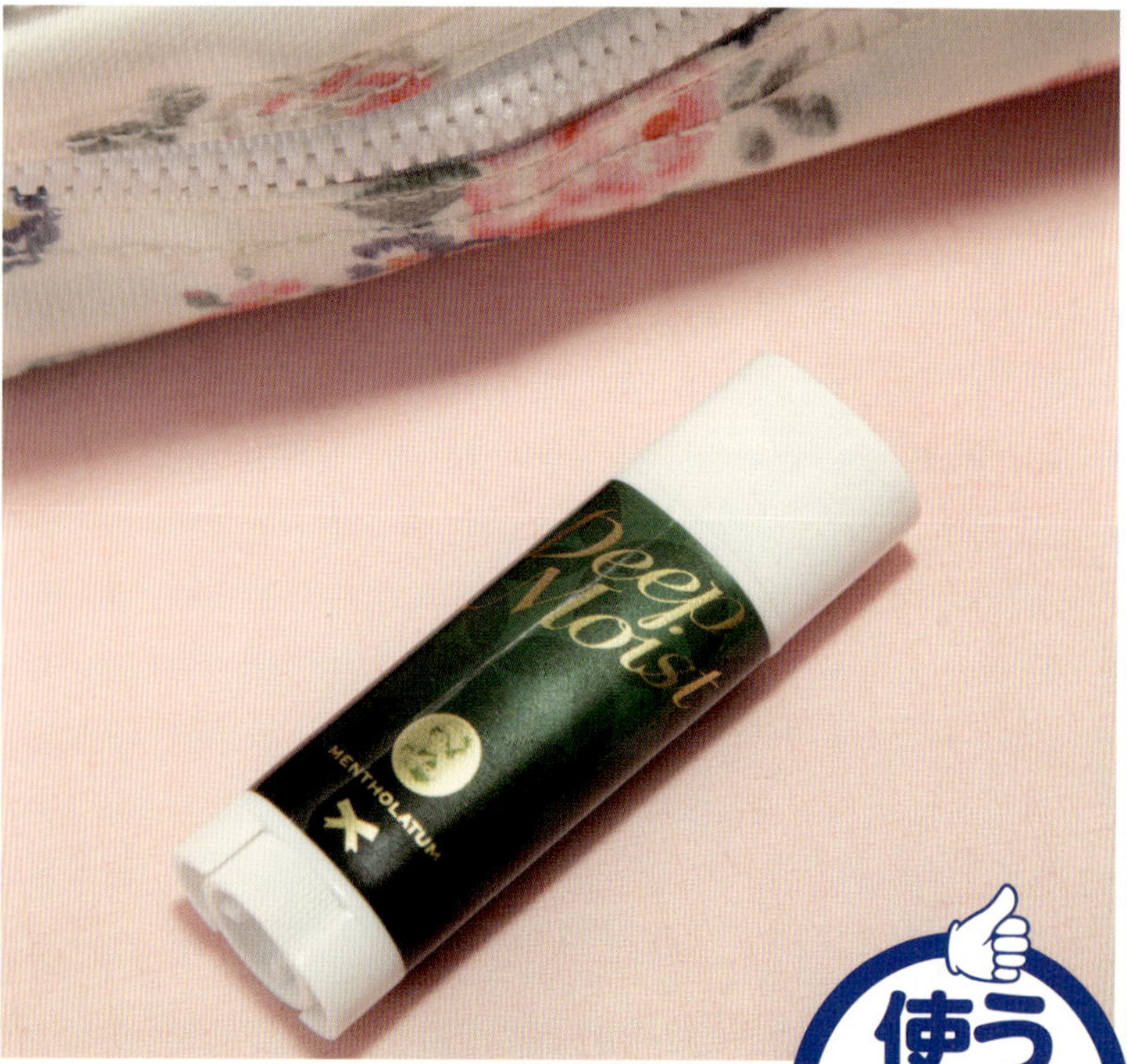

使うなら、こっち

メンソレータム薬用リップスティック（ロート製薬）

有効成分：メントール、dl-カンフル、トコフェロール酢酸エステル（ビタミンE誘導体）、その他の成分：ヒアルロン酸Na-2、ホホバ油、シア油、ユーカリ油、白色ワセリン、軽質流動パラフィン、パラフィン、硬化油、水添ポリブテン、吸着精製ラノリン、1,2-ペンタンジオール、香料

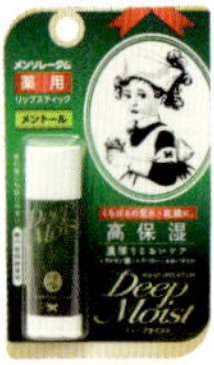

BHTやタール色素など、とくに危険な成分はふくまれていない。どうしてもリップクリームを使いたいなら、こちらの方が安心できる。

口の中に入りやすいリップクリーム。
だから、買うときは危険な成分の有無を確認して。

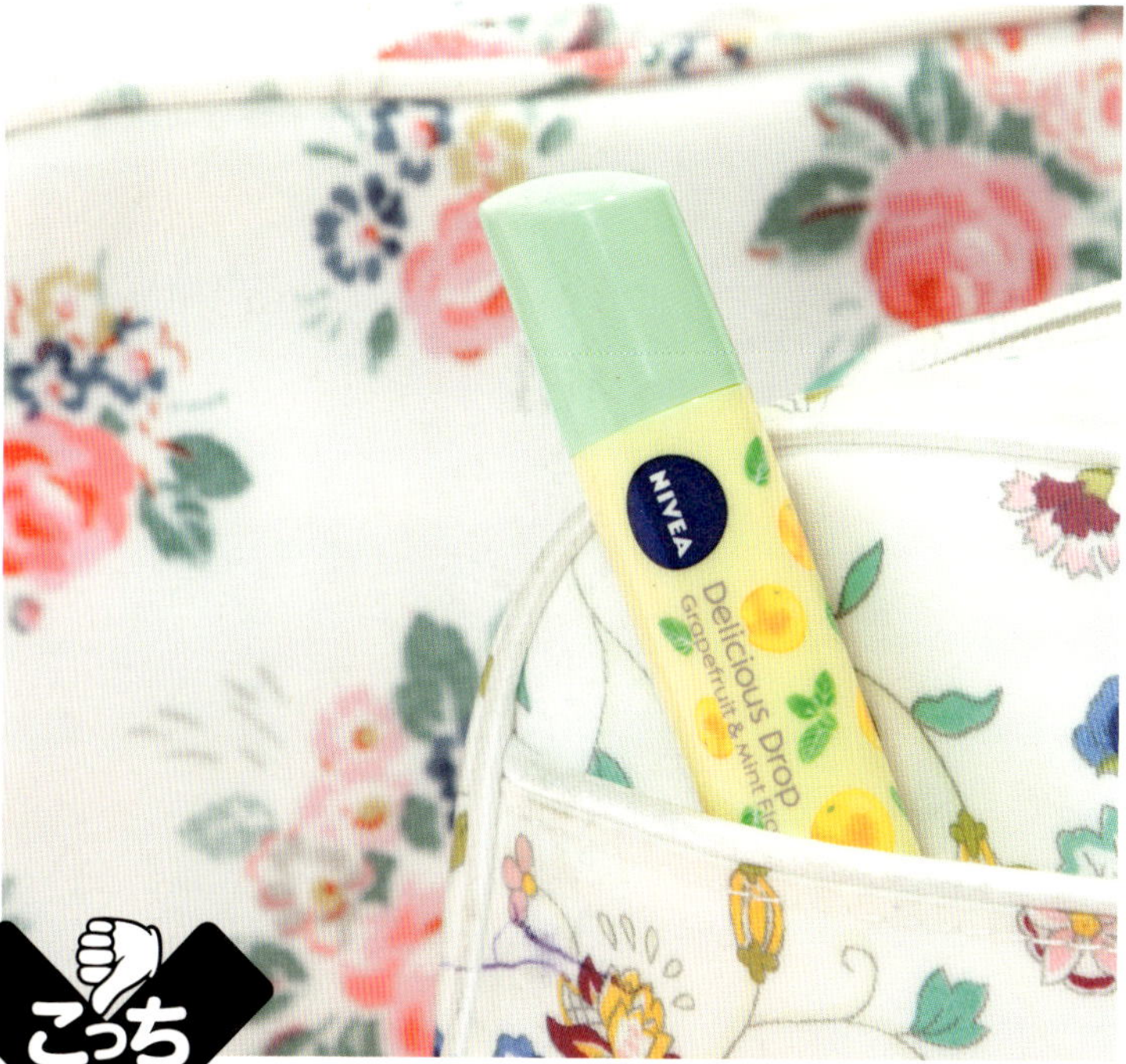

こっちは、ダメ

ニベア デリシャスドロップ リップクリーム（花王）

BHT やタール色素が使われているので、こっちはダメ。より、体の安全を考えるなら、これらの成分が入っていないものを選ぶべき。

オリーブ果実油、ワセリン、ミネラルオイル、リンゴ酸ジイソステアリル、セレシン、水添ココグリセリル、ヘキサヒドロキシステアリン酸ジペンタエリスリチル、トリ（カプリル酸 / カプリン酸）グリセリル、メトキシケイヒ酸エチルヘキシル、シクロデキストリン、ポリエチレン、香料、ジメチコン、スクワラン、酢酸トコフェロール、イソノナン酸イソトリデシル、マイクロクリスタリンワックス、シリカ、メントール、t- ブチルメトキシジベンゾイルメタン、BHT、黄 4

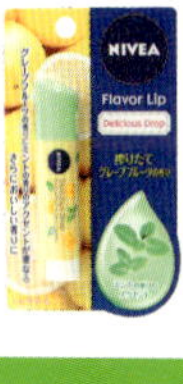

BHT：酸化防止剤として使われているが、発がん性の疑いがある

黄 4：タール色素の一種で、発がん性の疑いがあり、ジンマシンを起こすことでも知られている

リップクリーム

　リップクリームを塗って、唇の荒れを防ごうとしている人が多いと思いますが、中には危険な成分が入っている製品もあるので注意してください。

【ニベア デリシャスドロップリップクリーム】の場合、オリーブ果実油やワセリン、ミネラルオイルなどはいずれも油の一種で、唇が乾燥するのを防ぐ成分です。その点は問題ないのですが、油は酸化して変質しやすいという難点があり、酸化した場合、過酸化脂質《かさんかししつ》という有害物質に変化します。そこで、それを防ぐために酸化防止剤のBHT（ジブチルヒドロキシトルエン）が使われています。ところが、このBHTには発がん性の疑いがあるのです。

　BHTを0.3％ふくむえさをマウスに2年間食べさせた実験では、肺に腫瘍《しゅよう》が発生しました。また、ラットを使った実験では、肝臓が

これもダメ

エムズワン 口紅がいらない薬用リップ

（ウイング）

発がん性の疑いの強いBHT、タール色素の赤218（赤色218号）などがふくまれている。これらは、いずれも表示指定成分だったもの。

有効成分：トコフェロール酢酸エステル、グリチルレチン酸ステアリル、その他の成分：トリ（カプリル・カプリン・ミリスチン・ステアリン酸）グリセリル、パラフィン、セレシン、キャンデリラロウ、流動パラフィン、吸着精製ラノリン、トリエチルヘキサン酸グリセリル、白色ワセリン、トリイソステアリン酸ジグリセリル、BHT、赤218、パラメトキシケイ皮酸エチルヘキシル、オリブ油、ホホバ油、ビタミンCテトラヘキシルデカン酸

んの発生率を高めることが確認されています。ただし、がんが発生しなかったという動物実験データもあるため、「発がん性がある」という結論にはいたっておらず、シャンプーやボディソープ、化粧品などにも使用されています。しかし、発がん性の疑いが強い化学物質であることは間違いありません。

さらに、この製品にはタール色素の黄4（黄色4号）がふくまれています。タール色素の多くはその化学構造から発がん性の疑いが持たれており、とくに黄色4号は、ジンマシンを起こすことが知られています。ですから、これも避けた方が無難です。なお、【エムズワン 口紅がいらない薬用リップ】にも、BHTとタール色素の赤218（赤色218号）が入っています。

一方、【メンソレータム 薬用リップスティック】には、BHTやタール色素はふくまれておらず、その他の危険な化学物質もふくまれていないので、どうしてもリップクリームを使いたいという方は、こちらを使った方がよいでしょう。

メンターム 薬用スティック

（近江兄弟社）

これもダメ

表示指定成分だったメチルパラベンとプロピルパラベンが入っているため、唇に刺激を感じたり、かえって荒れたりする心配がある。

[有効成分]
トコフェロール酢酸エステル、グリチルリチン酸ステアリル
[その他の成分]
スクワラン、ホホバ油、トリ（カプリル・カプリン酸）グリセリル、トリイソステアリン酸ジグリセリル、流動パラフィン、吸着精製ラノリン、セレシン、パラフィン、白色ワセリン、グリセリン脂肪酸エステル、BG、アロエエキス-2、天然ビタミンE、メチルパラベン、プロピルパラベン

コンタクトレンズ用目薬

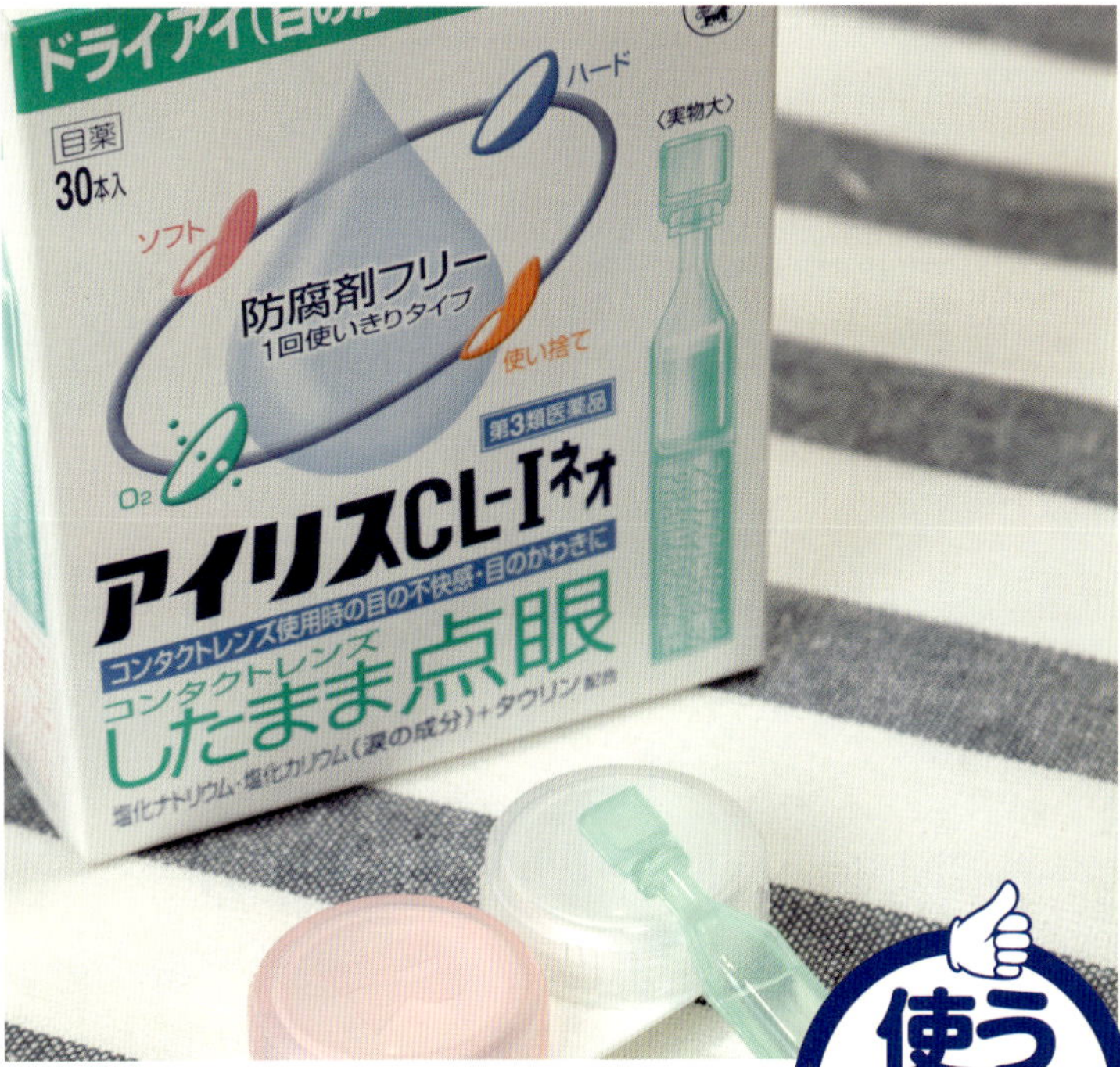

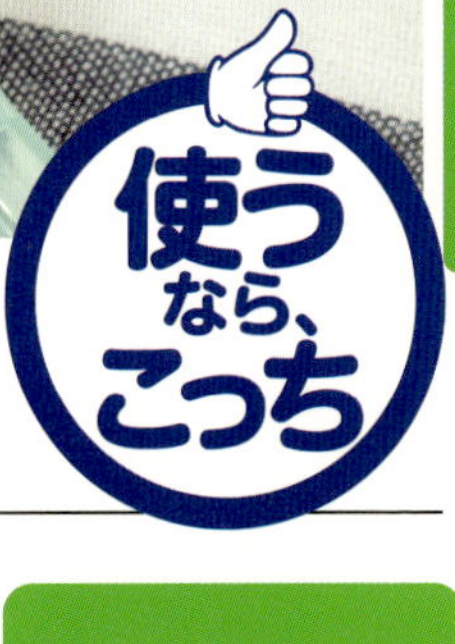

アイリスCL-I ネオ

（大正製薬）

[成分]
タウリン 1.0%、塩化ナトリウム 0.56%、塩化カリウム 0.113%
[添加物]
炭酸水素 Na、pH 調節剤

【ロート C キューブ アイスクール】と比べ、防腐剤や酸化防止剤を使っていないので◎。そのため、目に刺激や痛みを感じることがない。

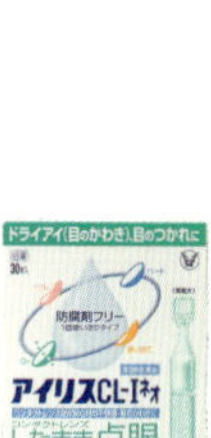

「目が痛くなる目薬」と「目が痛くならない目薬」、あなたはどっちを選びますか?

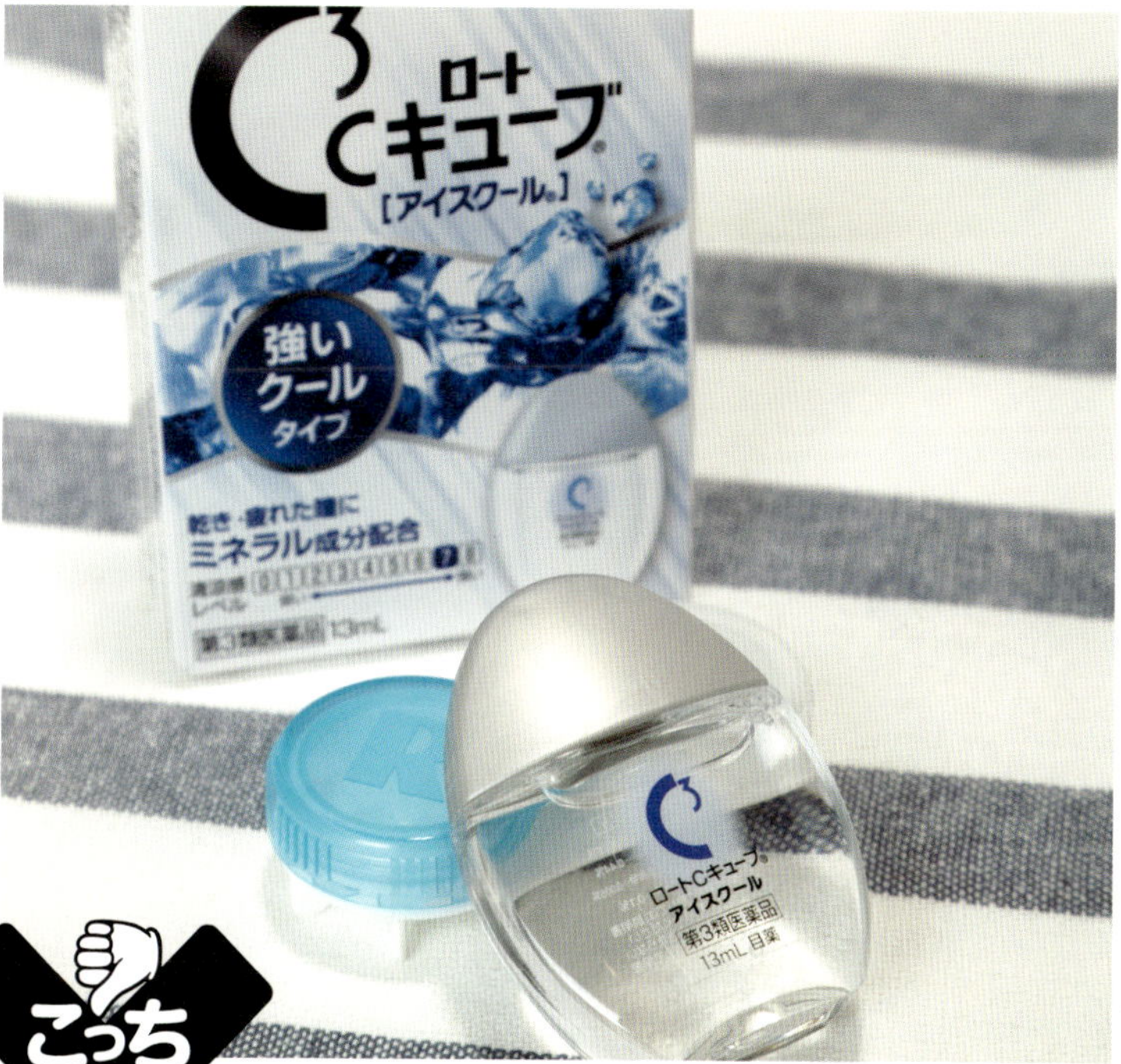

こっちは、ダメ

ロートCキューブ アイスクール (ロート製薬)

【アイリス CL-I ネオ】に対して、防腐剤や酸化防止剤を使っているので ×。そのため、目に刺激、ときに痛みを感じることがある。

[有効成分]
塩化カリウム (ミネラル成分)0.08%、塩化ナトリウム (ミネラル成分)0.44%、塩化カルシウム水和物 (ミネラル成分)0.005%、ヒプロメロース 0.1%

[添加物]
ホウ酸、ホウ砂、ヒアルロン酸 Na、ポリオキシエチレン硬化ヒマシ油、ポリオキシエチレンポリオキシプロピレングリコール (ポロクサマー)、エデト酸 Na、l-メントール、d-カンフル、pH 調節剤、塩酸ポリヘキサニド

どちらも刺激性がある。だから、目薬をつけることで粘膜が刺激されて痛みを覚える

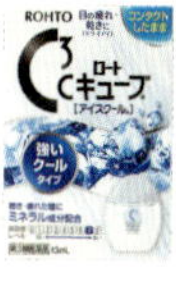

コンタクトレンズ用目薬

【アイリスCL-Iネオ】（第3類医薬品）には、効能として「ハードコンタクトレンズ又はソフトコンタクトレンズを装着しているときの不快感、涙液の補助（目のかわき）、目のつかれ、目のかすみ（目やにの多いときなど）」と書かれています。【ロートCキューブアイスクール】（第3類医薬品）にもまったく同じことが書かれています。

しかし、この2つの製品には、決定的な違いがあります。前者には、防腐剤や酸化防止剤がふくまれていないのに対して、後者には、それらがふくまれていることです。

通常目薬は、何回も使います。そのため、時間の経過とともに成分が酸化して変質したり、雑菌が入って腐敗する可能性があります。それを防ぐためにエデト酸Naなどの酸化防止剤、ホウ酸などの殺菌

マイティアCL しみないタイプ

使わない方が安心！

（武田薬品工業）

酸化防止剤のエデト酸Naはふくまれていないが、殺菌剤のホウ酸がふくまれているため、粘膜に刺激を感じ、人によっては痛みを感じる。

[有効成分]（1mL中）
塩化ナトリウム5.5mg、塩化カリウム1.5mg、ブドウ糖0.05mg
[添加物]
ホウ酸、ポリオキシエチレン硬化ヒマシ油60、ホウ砂、ヒプロメロース、pH調節剤

剤が配合されているのです。

　ところが、これらにはいずれも刺激性があるため、目薬をつけることで粘膜が刺激されて、痛みを覚えるのです。【ロートCキューブ アイスクール】にも、ホウ酸やエデト酸Naが入っているため、点眼すると、強い刺激を感じることになります。目はとても敏感な部分ですから、人によっては痛みとして感じることもあるでしょう。

　一方、【アイリスCL-Iネオ】の場合、小さな容器に入った使い切りタイプのため、防腐剤や酸化防止剤が必要ありません。そのため、ホウ酸やエデト酸Naなどの刺激性物質はふくまれていません。ですから、点眼してもしみることはありませんし、もちろん痛みを感じることもありません。

　コンタクトレンズを使用している人は、目薬をさすことが多いと思います。そのたびに刺激を受けるのは辛いですし、当然目にもよくありません。ですから、できるだけ刺激のないものを使った方がよいでしょう。

スマイルコンタクト クールフレッシュ

これもダメ

（ライオン）

殺菌剤のホウ酸、酸化防止剤のエデト酸 Na などの刺激性成分によって、点眼すると、粘膜に刺激を感じ、人によっては痛みを覚えることも。

[成分]（100mL中）
コンドロイチン硫酸エステルナトリウム（角膜保護成分）0.25g、タウリン（アミノ酸成分）0.2g、L-アスパラギン酸カリウム（アミノ酸成分）0.1g、塩化ナトリウム（ミネラル成分）0.2g、ポピドン（うるおい成分）0.25g
[添加物]
トロメタモール、ホウ酸、ホウ砂、エデト酸Na、プロピレングリコール、l-メントール、dl-カンフル

口臭防止製品

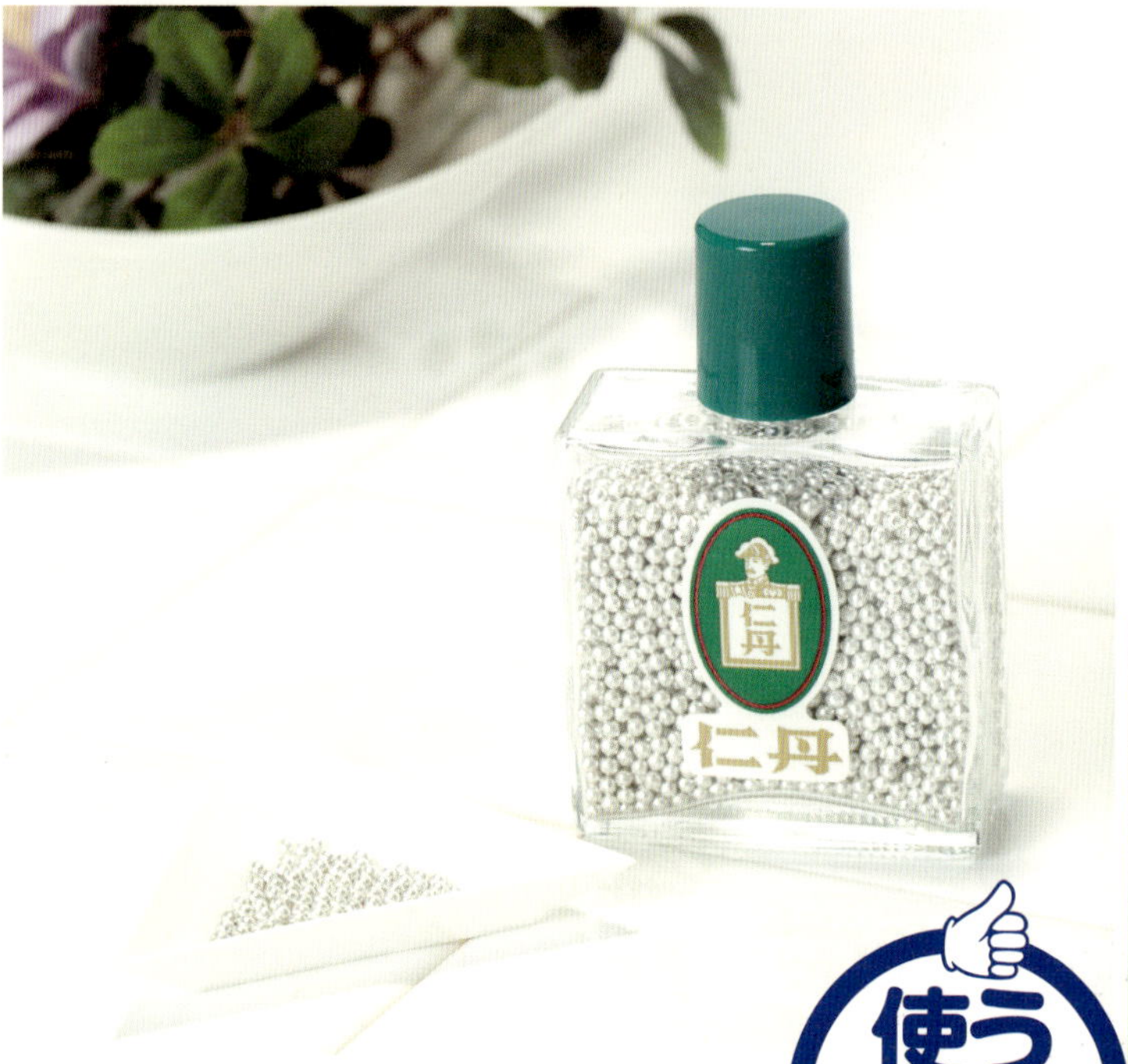

使うなら、こっち

生活雑貨

仁丹

（森下仁丹）

[有効成分] 阿仙薬、甘草末、カンゾウ粗エキス末、桂皮、丁字、益智、縮砂、木香、生姜、茴香、l-メントール、桂皮油、丁字油、ペパーミント油

[その他の成分] 甘茶、トウモロコシデンプン、バレイショデンプン、中鎖脂肪酸トリグリセリド、d-ボルネオール、香料、銀箔、アラビアゴム末

アレルギーを起こす人がいるので注意が必要

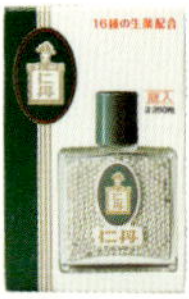

生薬を成分としていること、また古くから利用されていることなどから安心感がある。どうしても口臭が気になるときは、こっちを使うべき。

できるだけ利用しない方がいい。でも、どうしても お口の臭いが気になるときはどうしたらいい？

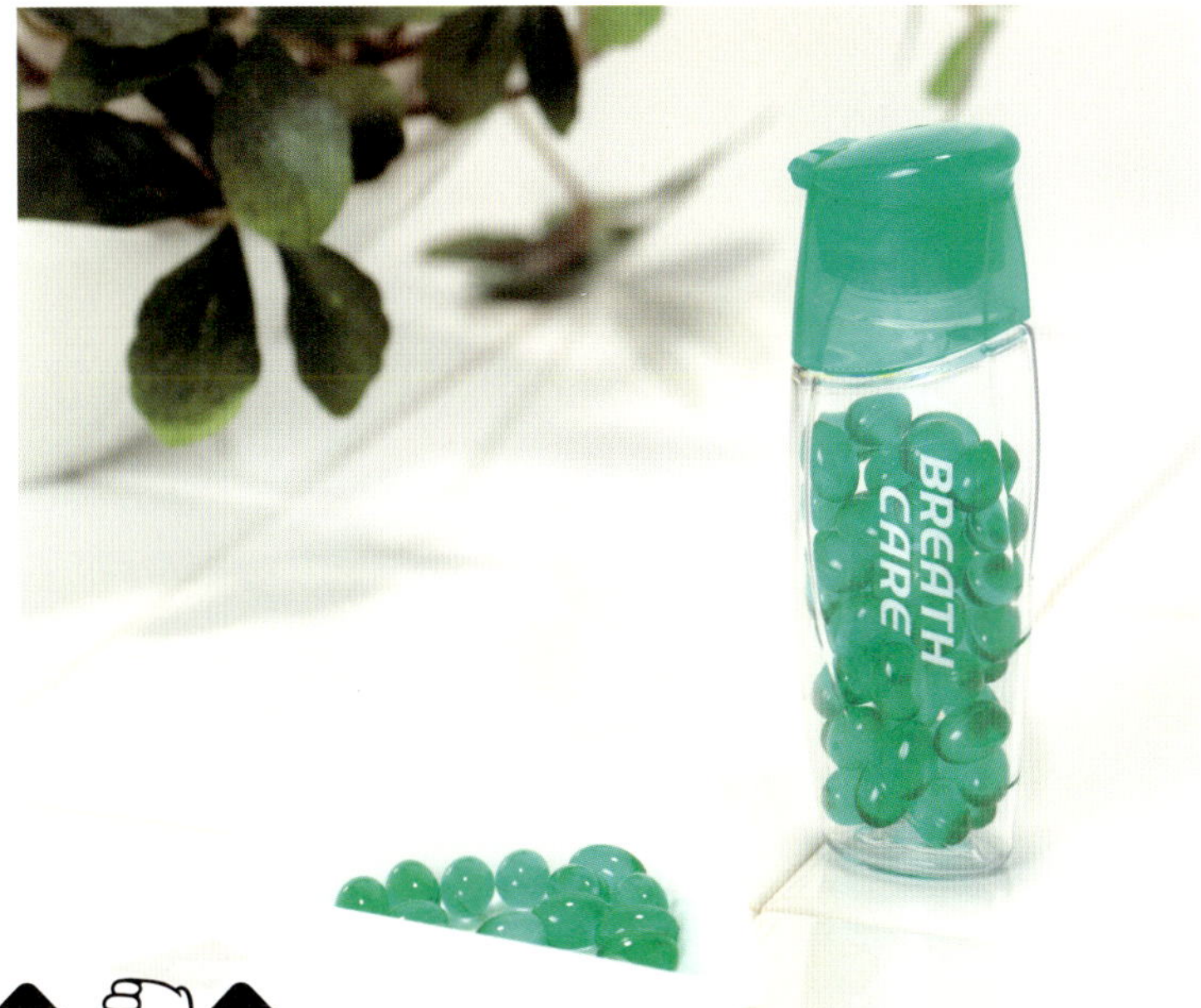

こっちは、ダメ

ブレスケア ミント

（小林製薬）

発がん性の疑いがあるタール色素の緑色３号と、合成甘味料のネオテームが使われている。口臭を気にする前に、こちらの心配をするべき。

ヒマワリ油、ゼラチン、パセリ油、香料、グリセリン、アスパラギン酸 Na、酸化防止剤 (ヤマモモ抽出物)、甘味料 (ネオテーム)、食用緑色 3 号

合成甘味料の一種。甘味が砂糖の 7000〜13000 倍もある。しかし、ラットに 1 日に体重 1kg あたり 0.05g 投与した実験で、腎臓の腺腫 (腫瘍の一種) が発生した

タール色素の一種。2% または 3% ふくむ水溶液 1ml を週 1 回、94〜99 週間ラットに皮下注射した実験では、76% 以上で注射部位にがんが発生した

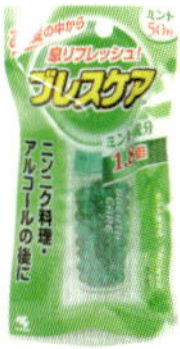

口臭防止製品

【ブレスケア】の中身は、ヒマワリ油、パセリ油、香料などで、それらがゼラチンカプセルに入っています。そして、胃の中でカプセルが溶けると3種類の油と刺激性の強い香料が出てきて、ニンニクなどの臭いを打ち消すというわけです。しかし、危険性の高い添加物が使われているので、利用するのはやめた方がよいでしょう。

【ブレスケア ミント】は透明なグリーンの粒ですが、その色はタール色素の緑色3号によるものです。緑色3号を2%または3%ふくむ水溶液1㎖を週1回、94~99週間ラットに皮下注射した実験では、76%以上で注射部位にがんが発生しました。そのため発がん性の疑いが持たれています。

このほか【ストロングミント】は、緑色3号と黄色4号、【レモン】は黄色4号、【ピーチ】は赤色102号と赤色106号などのター

オーラツー マウススプレー

(サンスター)

これも ダメ

サッカリンNaを5%ふくむえさをラットに2世代に渡って食べさせたら、2代目のオス45匹中8匹に膀胱がんが見られた。そのため、これもダメ。

[有効成分]l-メントール
[その他の成分]エタノール、濃グリセリン、POE硬化ヒマシ油、香料、サッカリンNa、クエン酸Na、無水クエン酸

ル色素が使われています。

タール色素はアゾ結合やキサンテン結合など、独特の化学構造を持つ物が多く、細胞中の遺伝子と結合しやすい化学構造をしているため、発がん性や催奇形性《さいきけいせい》の疑いのあるものが多いのです。

さらに、【ミント】には合成甘味料のネオテームが添加されています。ネオテームは、甘味が砂糖のなんと7000～13000倍もあります。しかし、ラットに1日に体重1kgあたり0・05g投与した実験で、腎臓の腺腫《せんしゅ》（腫瘍《しゅよう》の一種）が発生しました。したがって、発がん性の疑いがあるといわざるを得ません。

口臭は、基本的には口を水ですすいだり、歯磨きをしたりして防ぐようにしてください。それでもどうしても口臭が気になる場合は、【仁丹】を利用してみてはどうでしょうか。これは生薬を成分としたもので、古くから利用されているので安心感があります。ただし、添加物のアラビアゴム末にアレルギーを起こす人がいるので、その点は注意してください。

ブレスケアフィルム

これもダメ

（小林製薬）

脳腫瘍との関係が疑われているアスパルテーム、肝臓や免疫に悪影響をおよぼす可能性のあるアセスルファムKとスクラロースの使用によって×。

ゼラチン、植物油脂、増粘剤（加工デンプン）、香料、甘味料（アスパルテーム・L-フェニルアラニン化合物、アセスルファムK、スクラロース）、グリセリン、デキストリン、乳化剤（大豆由来）、セルロース、食用緑色３号

外用鎮痛・消炎薬

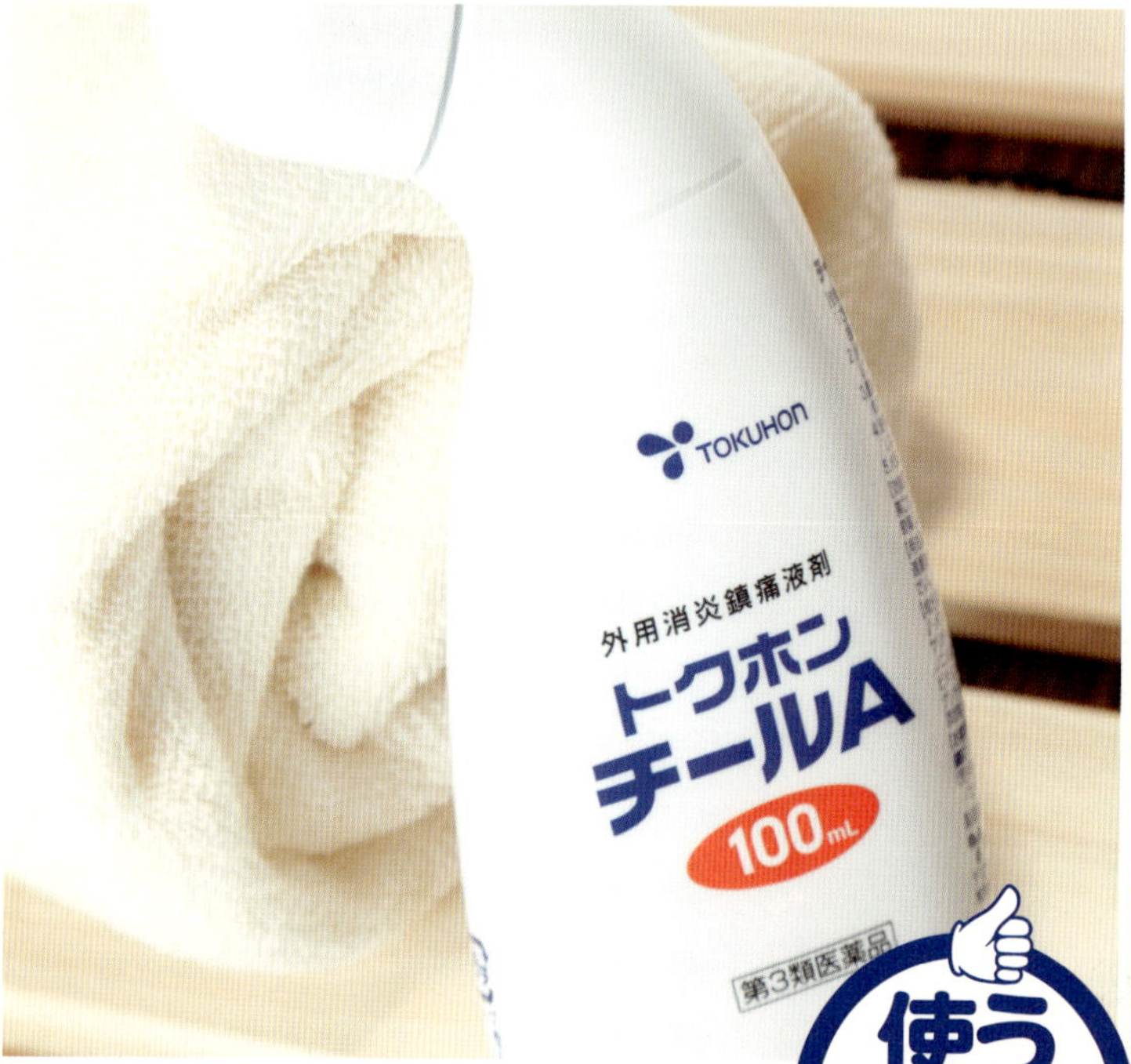

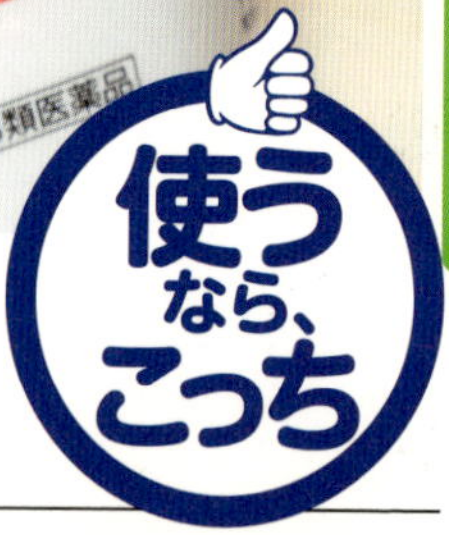

トクホンチールA

（トクホン）

[成分](100mL 中)
l-メントール 6.0g、サリチル酸グリコール 6.5g、ノニル酸ワニリルアミド 8mg、ビタミン E 酢酸エステル 0.5g、グリチルリチン酸 0.1g
[添加物]
アルコール、ゲラニオール、水

ローズオイルやレモングラスオイルなどにふくまれ、バラの香りがする

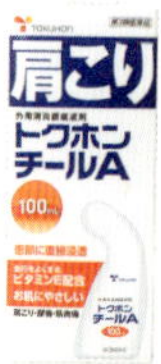

副作用は、発疹、発赤、かゆみ、かぶれ、痛みくらいで危険性が低い。また、添加物も問題ないので、安心して使うことができる。

筋肉や関節の痛みをジワッと抑えてくれる湿布薬。でも、中には心配な副作用を持つものも・・・。

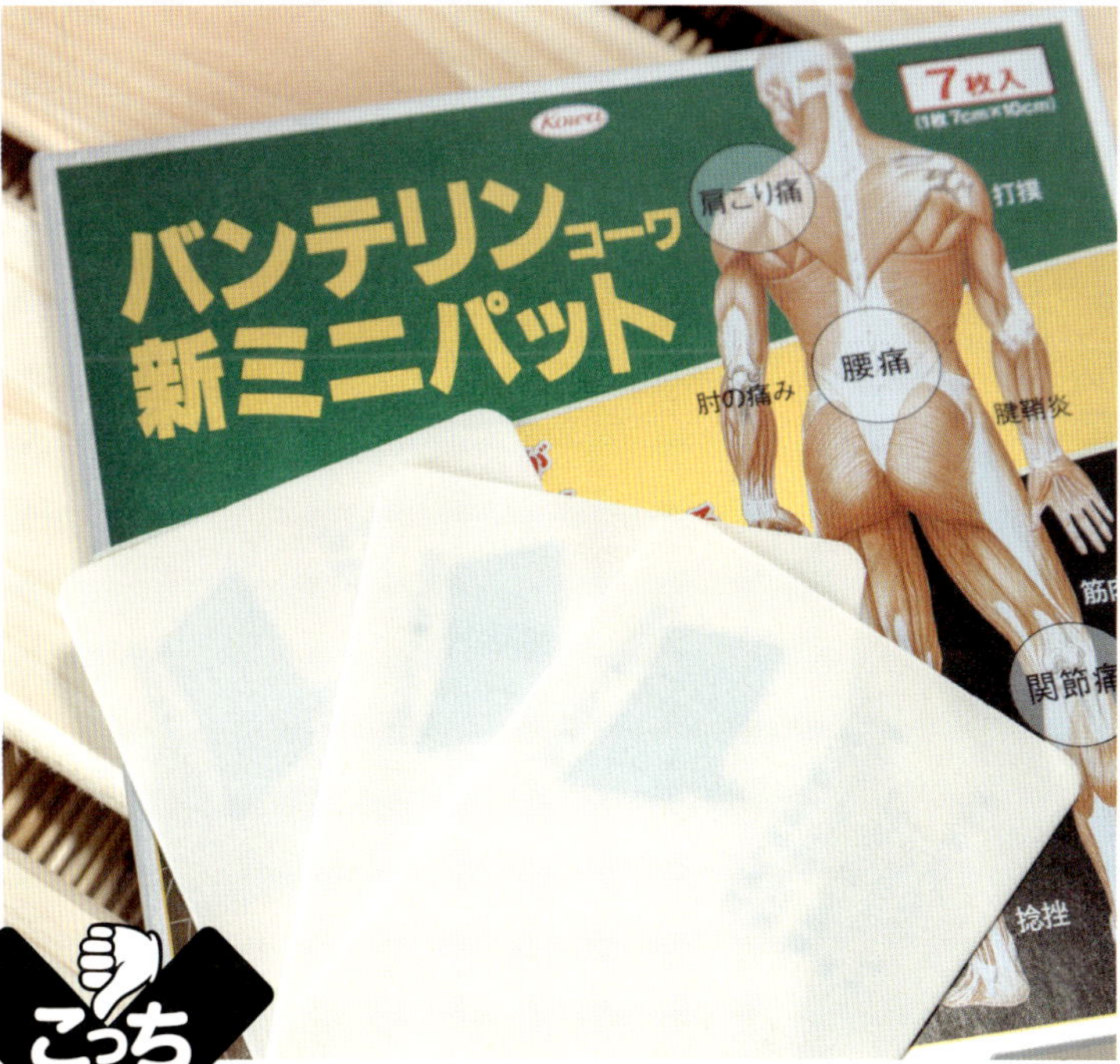

こっちは、ダメ

バンテリンコーワ 新ミニパット（興和）

主要成分としてインドメタシンが使われているのが心配。体のあちこちに副作用が現れる可能性があるので、できるだけ使用は避けたいもの。

[成分](膏体 100g 中)
インドメタシン 1.0g
[添加物]
クロタミトン、l-メントール、ポリアクリル酸部分中和物、カルメロース Na、エステルガム、グリセリン、D-ソルビトール、カオリン、亜硫酸水素 Na、エデト酸 Na、ゼラチン、チモール、パルミチン酸デキストリン、流動パラフィン、ジヒドロキシアルミニウム、アミノアセテート、乳酸

プロスタグランディンの生成を妨害することによって、体のあちこちに副作用が現れる心配がある。とくに、妊娠している女性は注意が必要

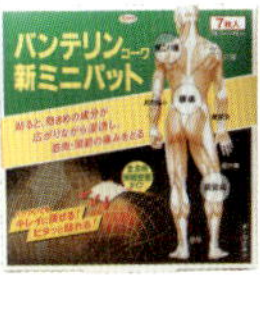

外用鎮痛・消炎薬

テレビで盛んに宣伝されている【バンテリン】ですが、有効成分は、インドメタシンという化学合成物質です。インドメタシンは、痛みを引き起こすプロスタグランディンという生理活性物質の生成を抑えます。そのため、痛みが治まるのです。

ただし、プロスタグランディンは、血圧の上昇や降下、血小板凝集、血管拡張、子宮・気管支・血管などの収縮、骨の新生と吸収など、さまざまな重要な働きを持っているため、それが生成されにくくなることよって、体のあちこちに副作用が現れることになります。また、妊娠している女性はとくに注意しなければなりません。

インドメタシンは、１９７０年代に切迫早産の治療薬（座薬）として使われていたのですが、胎児に障害が発生した例がありました。妊娠末期の女性にインドメタシンを投与したところ、胎児の動

サロンパスEX

（久光製薬）

これもダメ

成分がインドメタシンのため、【バンテリンコーワ 新ミニパット】と同様の問題があり、また添加物のBHTには発がん性の疑いがある。

[成分]（膏体100g中）
インドメタシン3.5g、l-メントール3.5g
[添加物]
脂環族飽和炭化水素樹脂、スチレン・イソプレン・スチレンブロック共重合体、BHT、ポリイソブチレン、流動パラフィン、その他３成分

脈管収縮、腎不全、腸穿孔《ちょうせんこう》などが発生し、さらに早期出産した新生児の壊死《えし》性腸炎の発生率が高かったとの報告があります（大洋薬品工業・安全性調査室の資料より）。そのため、その治療薬としての使用が禁止されたのです。【バンテリンコーワ 新ミニパット】（第2類医薬品）の説明書に「妊婦又は妊娠していると思われる人」の場合、医師や薬剤師に相談してくださいという注意書きがあるのはそのためです。ですから、妊産婦が単なる湿布薬と思って使い続けていると、胎児に影響が出る可能性があるのです。

また、長期間使用すると、胃や十二指腸に潰瘍ができやすくなったり、筋肉が痩せてしまう心配があります。そのため、説明書に「長期連用しないでください」という注意書きがあるのです。

一方、【トクホンチールA】（第3類医薬品）は古くから使われている製品であり、副作用は、発疹、発赤、かゆみ、かぶれ、痛みくらいです。使われている添加物も問題ないので、安心して使うことができます。

フェイタスZ

これもダメ

（久光製薬）

成分のジクロフェナクナトリウムが、プロスタグランディンの生成を妨害して痛みを抑えるため、【バンテリン】と同様の問題がある。

[成分]（膏体100g中）
ジクロフェナクナトリウム 2.0g
[添加物]
l-メントール、流動パラフィン、スチレン・イソプレン・スチレンブロック共重合体、ポリブテン、脂環族飽和炭化水素樹脂、その他1成分

マスク

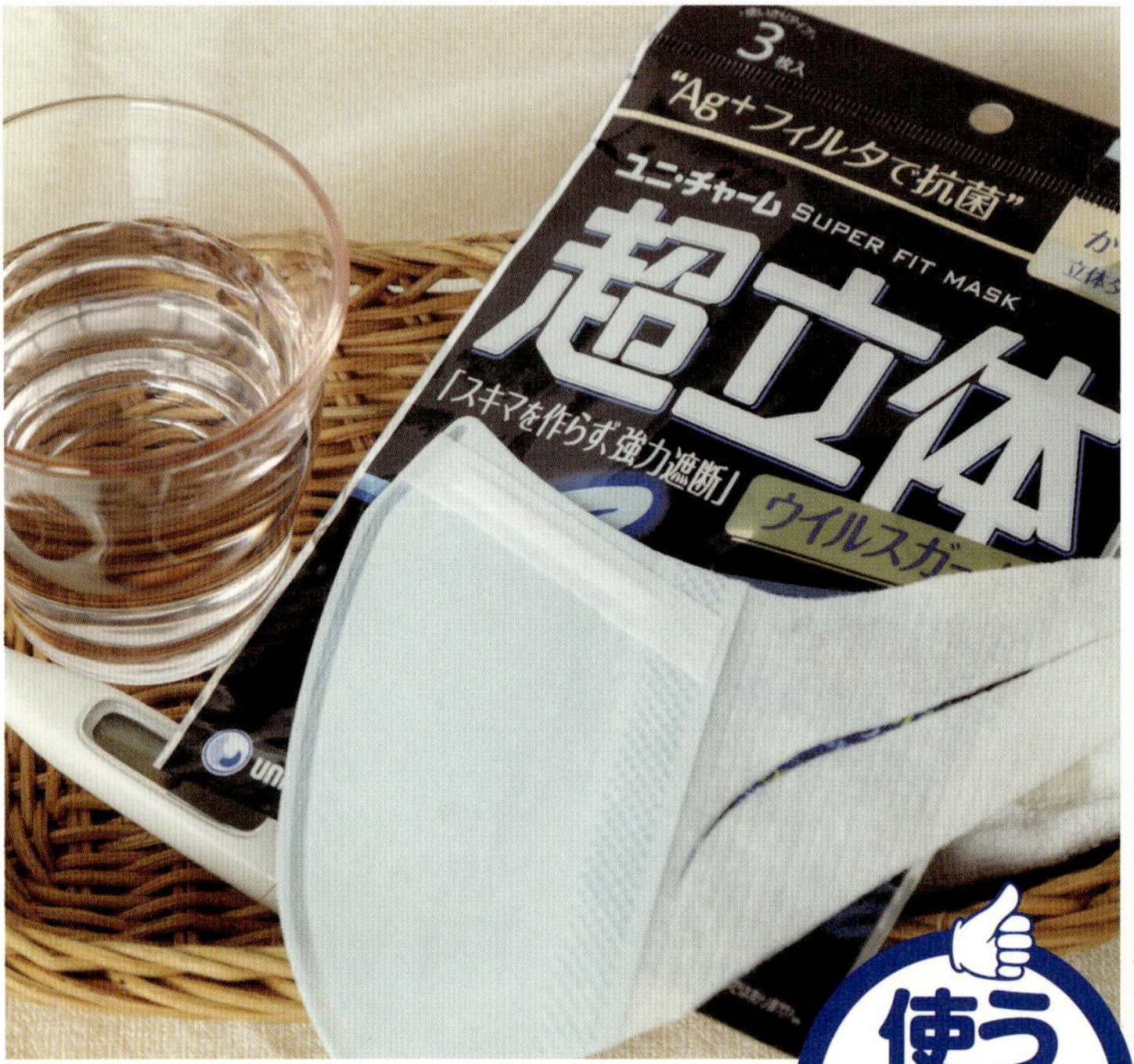

使うなら、こっち

ユニ・チャーム 超立体

（ユニ・チャーム）

本体・フィルタ部（ポリオレフィン、ポリエステル）、耳ひも部（ポリオレフィン・ポリウレタン）、ノーズフィット部（ポリオレフィン）

立体型のマスクは、プリーツ型のものに比べて細菌・ウイルス、花粉の侵入を防ぐことができる。そういう意味で、使うならこっち。

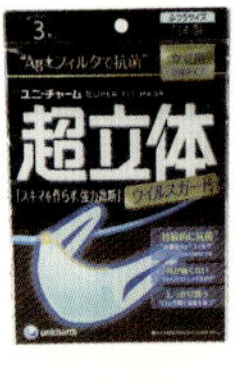

風邪予防、花粉症予防の必須アイテムだけど実は、あんまり意味がないかもしれません。

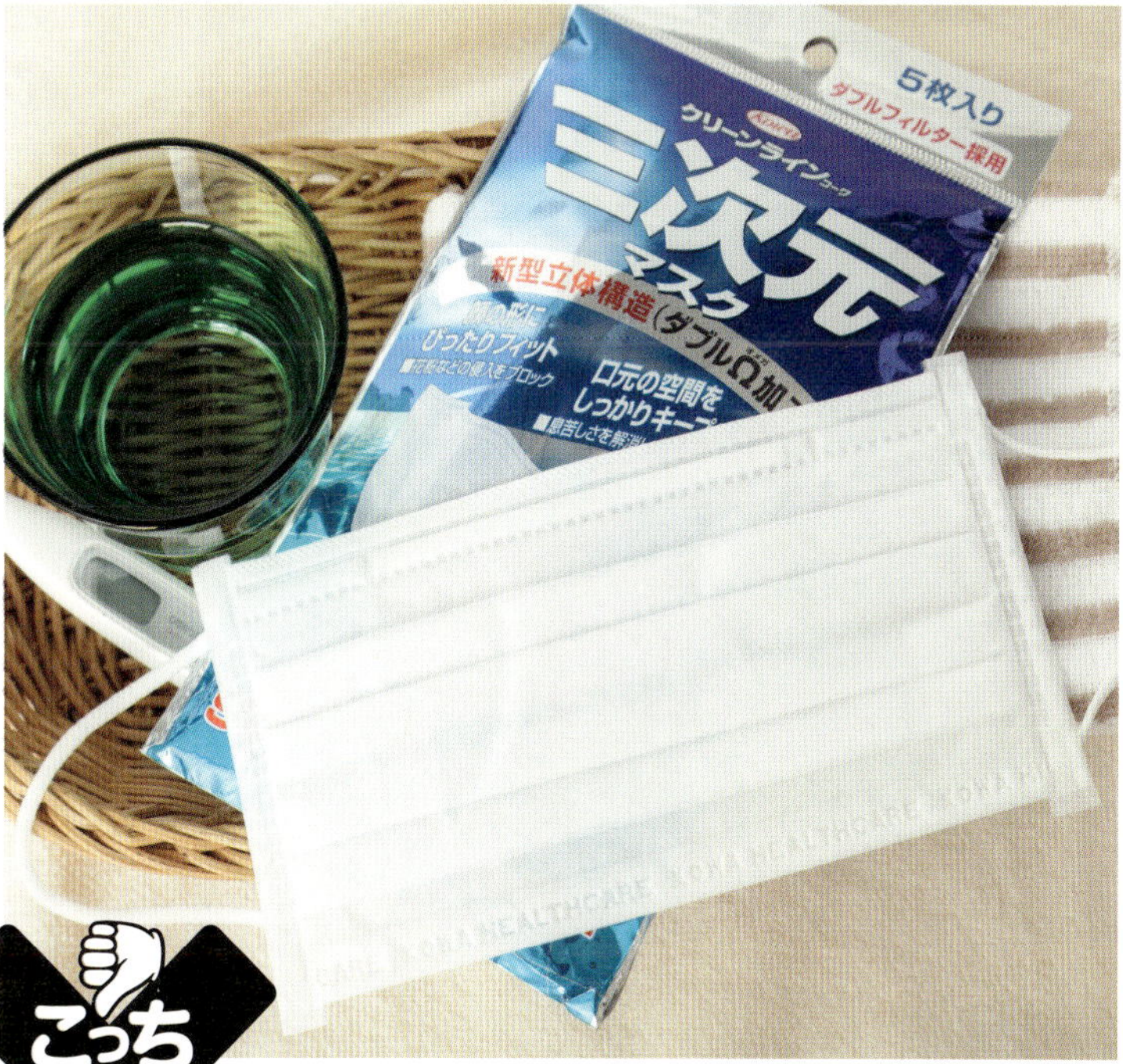

こっちは、ダメ

クリーンラインコーワ三次元マスク （興和）

プリーツ型のマスクは、頬との間に隙間ができてしまうため、立体型と比べて細菌・ウイルス、花粉の侵入を防ぐことができない。

本体・フィルター（ポリプロピレン、ポリエステル、ポリエチレン）、耳ひも（ポリウレタン、ポリエステル）、ノーズフィルター（ポリエチレン）

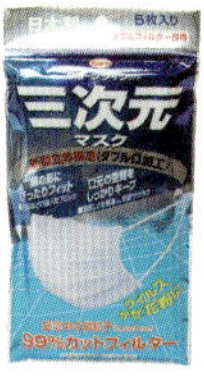

マスク

冬は風邪の予防に、そして春は花粉症予防にと、必需品になっているマスクですが、実はその多くは予防効果があまりないということをご存知でしょうか？

なぜなら、顔とマスクの間に隙間ができて、そこからウイルスや花粉が入ってきてしまうからです。

国民生活センターでは、市販のマスク15銘柄について、マスク本体の捕集効率や装着したときの漏れ率などをテストしました。テストでは、男女10人が実際にそれぞれのマスクを装着し、そのときの空気の漏れ率を測定しました。漏れ率は、マスクの内側（マスクと顔の間）と外側を浮遊する0.3㎛（μは100万分の1）以上の微粒子を測定することで算出されました。

その結果、長方形の不織布にゴムひもがついた「プリーツ型」9

エムズワン プリーツ型マスク

（アイリスオーヤマ）

これもダメ

「花粉 99%カットするフィルター採用で花粉をブロック！」とあるが、プリーツ型なので、花粉の侵入を防ぐことはできない。ウイルスも同様。

素材・ポリプロピレン、ポリエステル、スチール

銘柄は、すべての製品が65％を超える漏れ率で、中には90％を超える製品もありました。
　プリーツ型の場合、どうしても頬との間に大きな隙間ができてしまうため、マスクの内側の空気が容易に外に出てしまうのです。これは、外からの空気も簡単に入ってきてしまうということであり、これでは、私たちがマスクに期待する予防効果はほとんどないことになってしまいます。
　一方、鼻と口をすっぽり覆う「立体型」6銘柄の場合、漏れ率は4銘柄が60％を超えていましたが、約40％のものもありました。テストを行なった半数以上の人が、隙間は鼻のあたりに感じられたといいます。それでも、プリーツ型に比べると、漏れ率は低いことになります。
　いずれにせよ、ウイルスや花粉の侵入を防ぐ効果はそれほどないようですが、どちらかといえば「立体型」の方が侵入を防ぐことはできるといえます。

息苦しくない使い切りマスク
（タマガワ）

これもダメ

「細菌・ウイルスを含む飛沫（3μm以上）、花粉（30μm以上）99％カットフィルタ採用」とあるが、プリーツ型なので、その効果は期待できない。

本体・フィルタ部（ポリプロピレン）、耳ひも部（ポリウレタン）、ノーズフィッター部（ポリエチレン）

ヒート系衣料

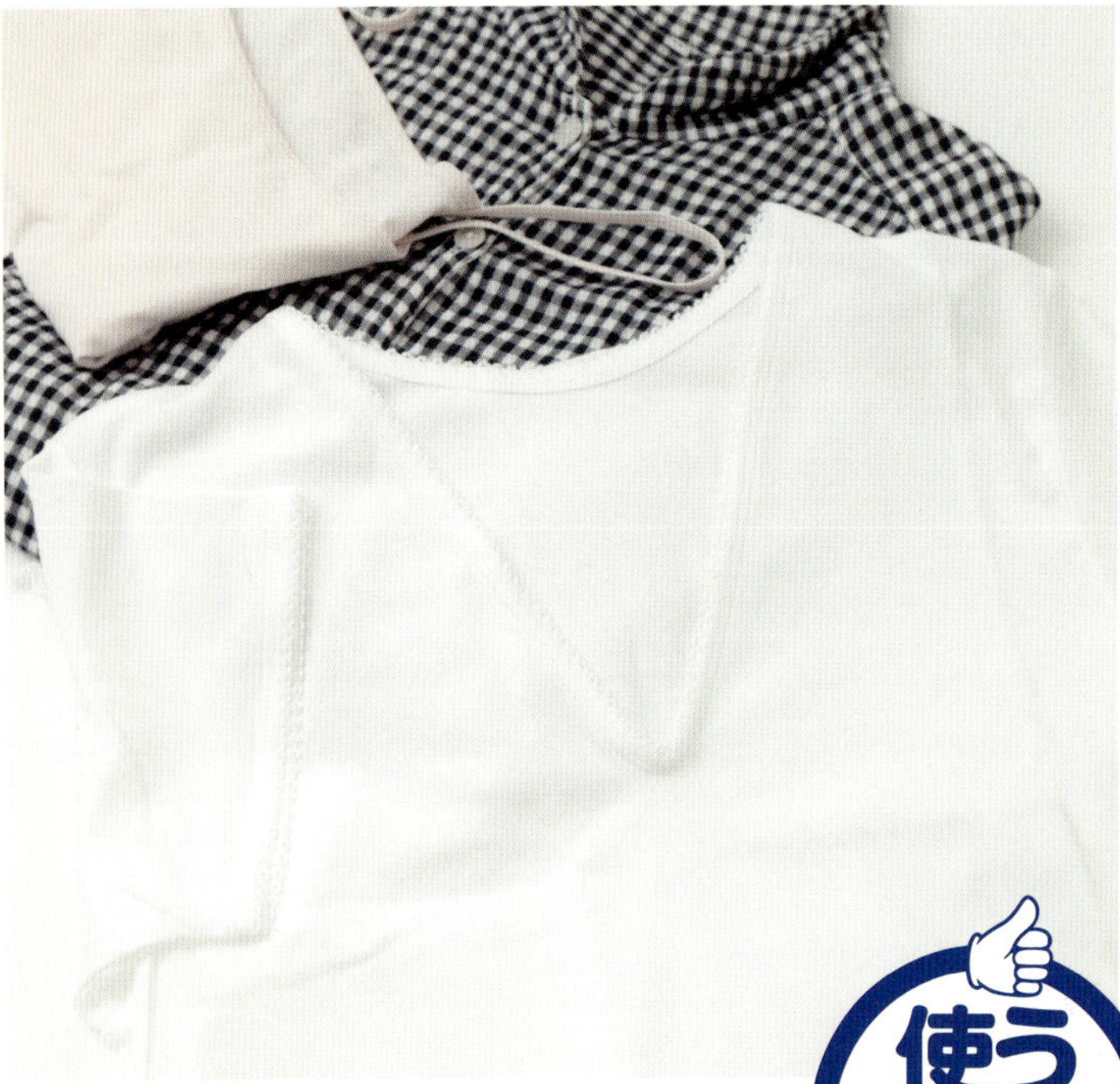

使うなら、こっち

快適工房 PREMIUM

（グンゼ）

綿 100%

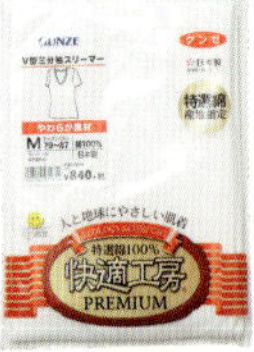

自然の産物・綿100%のため、暖かい感触が得られ、着心地がよい。また、綿は汗をよく吸い取ってくれる。人間の肌と綿の相性は◎。

冬になったら愛用している人も多いはず。
でも、肌触りに違和感を持ったことはありませんか?

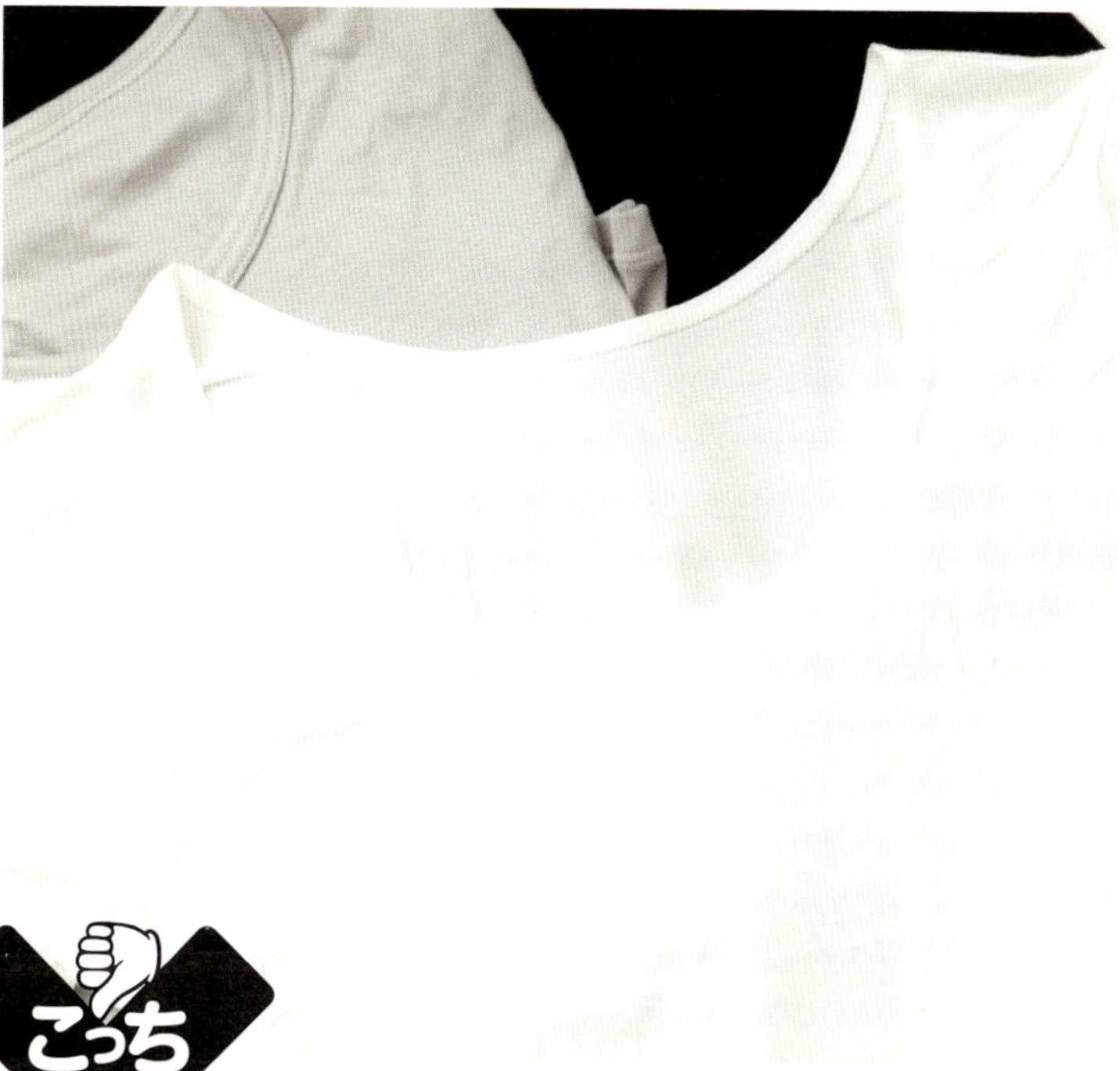

こっちは、ダメ

ヒートテック
（ユニクロ）

合成繊維のため、着たときに冷んやりした感覚を覚えることが。また、柔らかな感触もないので、肌に合わない人は、あえて着ることはない。

ポリエステル 38%、アクリル 34%、レーヨン 18%、ポリウレタン 10%

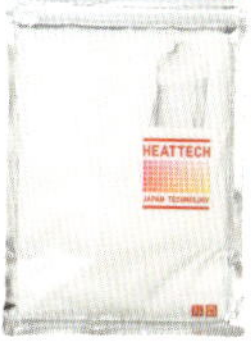

ヒート系衣料

「薄いのに暖かい」ということで、大ヒットしたユニクロのインナー【ヒートテック】。大手繊維メーカー・東レとの共同開発によるもので、「発熱」と「保温」の機能があるといいます。パッケージには、「発熱：体から蒸発する水蒸気を繊維自体が吸収し、熱エネルギーに変換。素材自体が暖かくなります」「保温：繊維と繊維の間にできるエアポケット（空気の層）が、断熱効果を発揮。発生した熱を逃がしにくくしています」とあります。

東レによると、「この発熱は、『吸湿発熱』という原理によるもの。人間の体は、水分を水蒸気として発散しています。この水蒸気は運動エネルギーを持っていて、繊維に吸着された時に、運動エネルギーが熱エネルギーに変換されるのです。これが、発熱の原理です」といいます。また、「保温」は、マイクロアクリルという細い繊維が、繊維と繊維の間に空気の層をたくさん作り出し、それが断

これもOK!

セブンプレミアム メンズインナー

（セブン＆アイ・ホールディングス）

綿100%なので、ふんわりした感触で、着心地がよい。また、抗菌・防臭加工されていないので、安心して着ることができる。

綿100%

熱材となって、熱を肌と繊維のすき間にとどめるといいます。そのため、暖かく感じられるというわけです。

しかし、実は「吸湿発熱」と「保温」の現象は従来の綿の肌着でも起こっていることなのです。だから、肌着を着ると暖かく感じられるのです。【ヒートテック】は、吸湿発熱と保温の度合いが、従来のインナーよりも高いということのようです。

ただし、私は一冬【ヒートテック】を試着しましたが、着た際に冷んやりした感覚を覚え、なじめませんでした。すべて合成繊維のため、暖かみと柔らかな感触が得られないのです。知り合いの女性編集者も同じことをいっていました。

一方、綿100%の肌着の場合、暖かい感触で着心地がよく、綿は汗をよく吸い取ってくれます。人間の肌には、自然の産物である綿が合うと考えられます。冬場は厚地の肌着を着ればよいでしょう。

CMに惑わされず、自分の肌に合ったインナーを選んでください。

あったかルーム グラフィック TB

使わない方が安心!

(GU)

【ヒートテック】と同じく、「吸湿発熱」と「保温」の機能を持つ。綿が 45%使われているが、残りは合成繊維なので、使わない方が安心。

レーヨン 51%、綿 45%、ポリウレタン 4%

タオル・衣類用 冷却スプレー

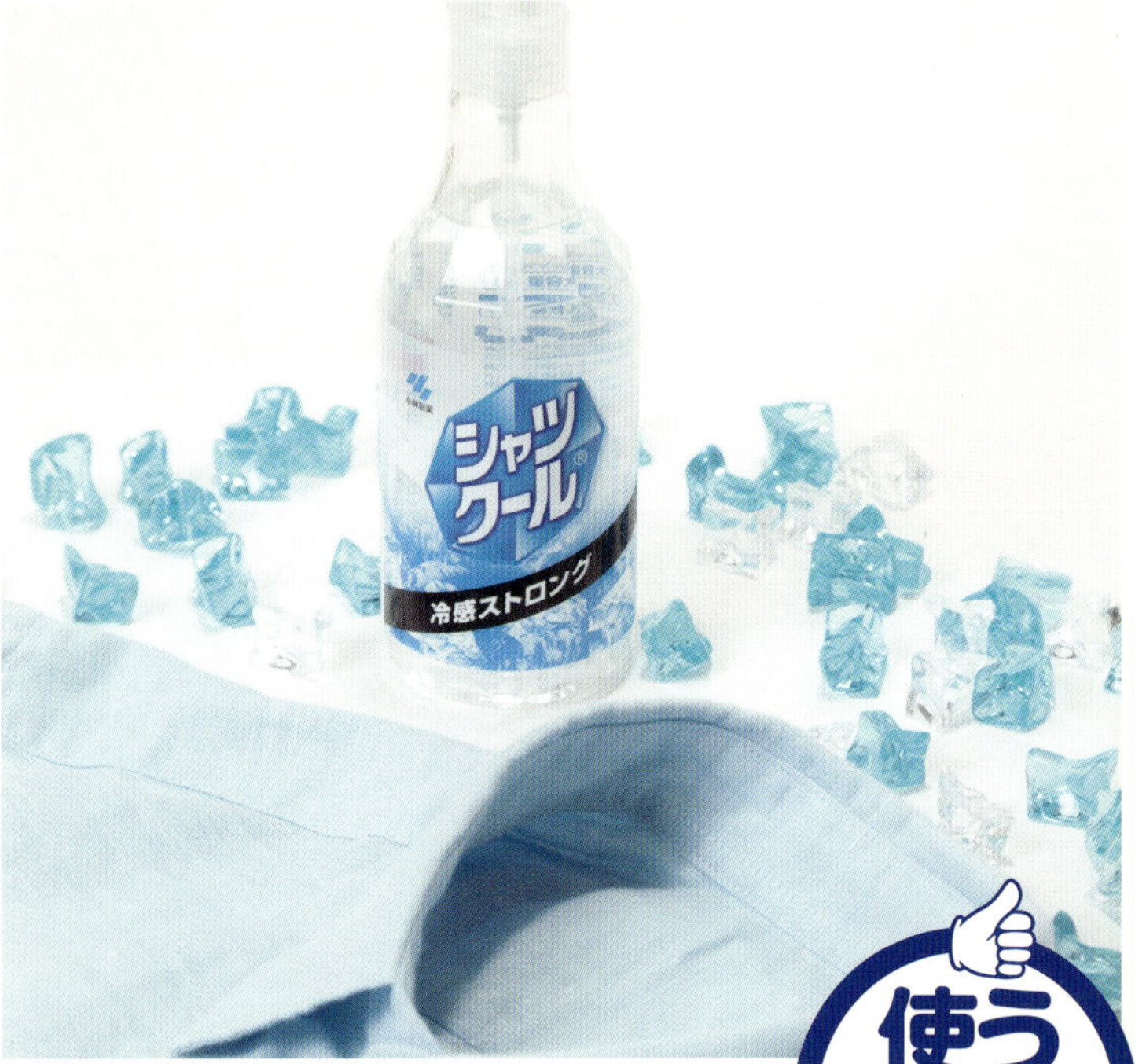

使うなら、こっち

シャツクール 冷感ストロング（小林製薬）

エタノール、l-メントール

ハッカの成分で、危険性はない

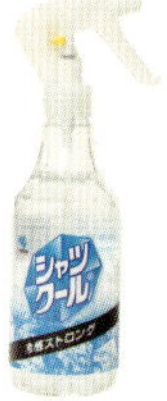

使われているのはエチルアルコールとl-メントールだけ。どちらも危険性のないものなので、夏場に体をクールダウンさせるなら、こっち。

ほてった肌を冷やしてくれるけど使い方によっては危険なことも?

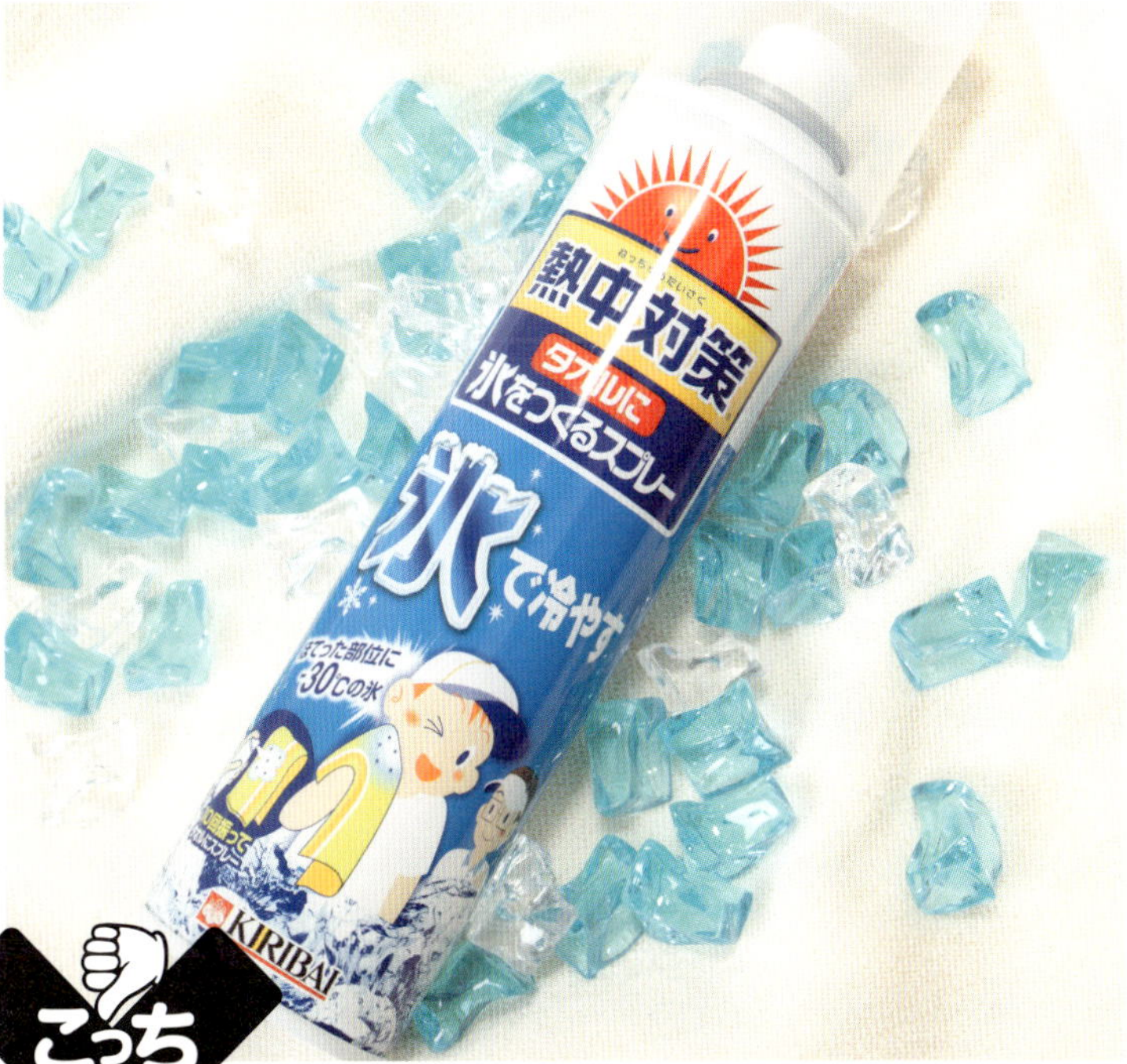

こっちは、ダメ

タオルに氷をつくるスプレー

（桐灰化学）

凍傷になる可能性がある、保存料のメチルパラベンと安息香酸ナトリウム、LPG がふくまれているなど、心配な点が多いので、こっちはダメ。

LPG、水、PPG-8 セテス-20、タルク、ヒドロキシエチルセルロース、メチルパラベン、安息香酸ナトリウム

高温になると爆発する恐れがある

どちらも表示指定成分だったもの。肌トラブルを引き起こす可能性がある

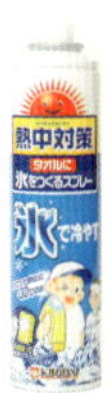

タオル・衣類用冷却スプレー

夏の暑い日に、水で冷やしたタオルを首に巻いたり、顔をふいたりするのはとても気持ちのいいものです。そのときに水の代わりにタオルにスプレーして、氷のように冷たくする製品として売り出されたのが【タオルに氷をつくるスプレー】です。

表示には「タオルや帽子等にスプレーするだけで、マイナス30℃の氷を作れるスプレーです。ほてった肌にあてるだけでヒヤっとクールダウンします」とあります。

しかし、これが本当なら、凍傷にならないか心配になります。凍傷は皮膚の温度がマイナス4℃以下になった場合に起こります。マイナス30℃のタオルを首に巻けば、それ以下になることは十分あり得るでしょう。したがって、凍傷が起こる危険性があるのです。

また、表示指定成分だった保存料のメチルパラベンと安息香酸ナトリウムがふくまれているのも不安な点です。表示指定成分とは、旧・厚生省が皮膚障害やアレルギー、がんなどを起こす可能性があるとして表示を義務づけた化学物質です。2001年に化粧品の全成分の表示が義務づけられ、その後、医薬部外品についても業界が自主的に全成分を表示するようにしました。その結果、この制度はなくなりました。

ただし、今も表示指定成分だったものが肌トラブルを起こす危険性があることに変わりはないのです。さらに、LPG（液化石油ガス）がふくまれているため、高温になると爆発する恐れがあります。つまり、夏場に、日の当たる所に駐車した車の中に放置したりすると、爆発する危険性があるのです。

なお、どうしてもタオルやシャツなどを水で冷やす以上に冷んやりさせたければ、【シャツクール 冷感ストロング】を使うとよいでしょう。これなら、エタノールと l-メントール（ハッカの成分）しかふくまれていないので、安心して使うことができます。

衣料用ミスト

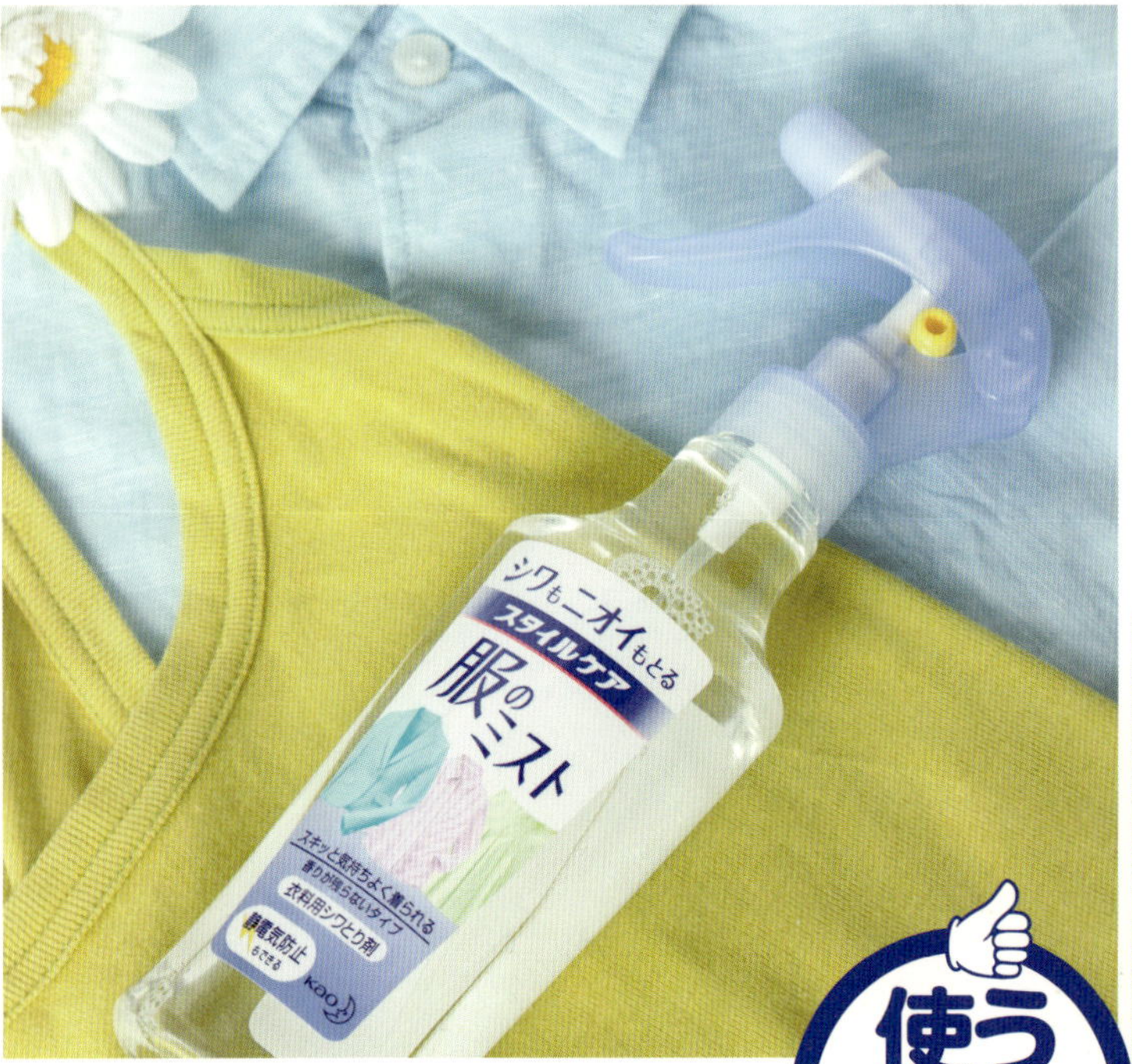

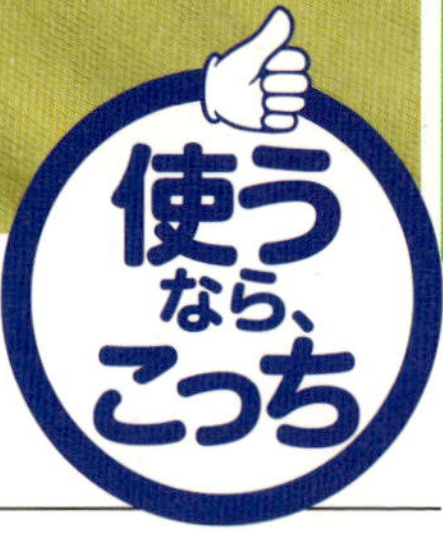

スタイルケア 服のミスト
（花王）

繊維潤滑剤、消臭剤、エタノール、香料

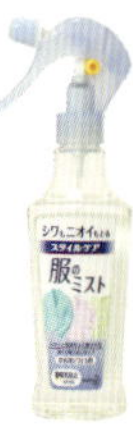

香料を使っているが、【フレアフレグランス　衣類のリフレッシュミスト】と比べてにおいが弱い。どうしても使いたいなら、こっち。

女性にとって“香り”は大事。
でも、行き過ぎた“におい”はイメージダウン!?

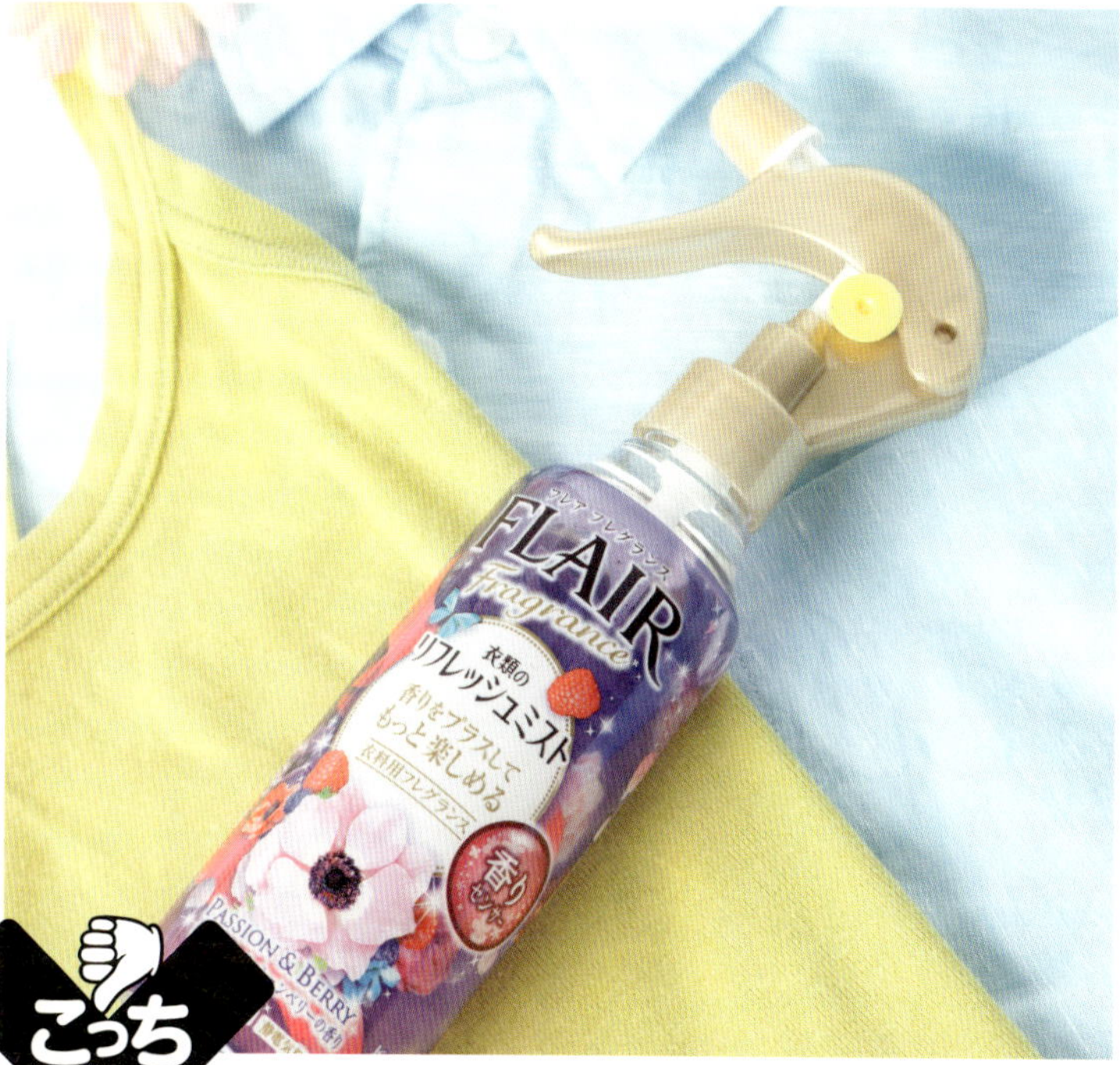

こっちは、ダメ

フレアフレグランス 衣類のリフレッシュミスト（花王）

繊維潤滑剤、除菌剤、消臭剤、エタノール、香料

化学合成されたものと、天然の成分とがあり、それらをいくつも組み合わせ、目的とする香りが作られている。ただし、あまりにも刺激性の強い香料は、人によっては気分が悪くなったり、耐え難く感じたりする

香りをつける製品とはいえ、においが強すぎる。気分が悪くなったり、頭痛を起こしたりする人も増えているので、オススメはできない。

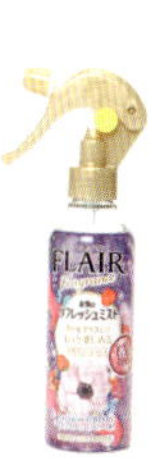

衣料用ミスト

最近、洗剤メーカー各社からにおいの強い柔軟剤が売り出されていますが、その姉妹品として売られているのが衣料用ミストです。【フレアフレグランス 衣類のリフレッシュミスト】もその1つで、衣服や帽子などにスプレーして、香りをつけるというものです。ちなみに、花王では、女優の石原さとみさんをテレビＣＭに起用し、【フレアフレグランス】の柔軟剤や衣料用ミストを盛んに宣伝しています。

しかし､困った問題が起きているのです。においが強すぎるため、それを嗅いで気分が悪くなったり、頭痛を起こしたりという人が増えているのです。

国民生活センターによると、柔軟剤などの香りで体調を崩したと訴える相談が急増しているといいます。「柔軟剤のにおい」に関する相談件数は、２００８年度は14件でしたが、12年度には65件と

5倍近くに増えました。とくに頭痛や吐き気などの危害相談は、08年度はわずか3件でしたが、12年度は41件に急増しました。これらの中には、衣料用ミストが原因になっているケースもあると考えられます。

つまり、本人にとってはよい香りでも、それが強すぎると、不快に感じる人がいるということなのです。そして、場合によっては、気分が悪くなったり、頭痛などの症状が現れることがあるということなのです。ですから、【フレアフレグランス】のように強いにおいの衣料用ミストは安易に使うべきではないのです。

もしどうしても衣料用ミストを使いたいというのであれば、もっとにおいの弱いものを使うようにすべきでしょう。

【スタイルケア 服のミスト】は古くから売られている製品で、香料がふくまれていますが、それほど強いにおいではありません。また、シワをとる働きもあります。

ただし、基本的に衣料用ミストは必要のない製品だと思います。

ソフラン アロマリッチ 香りのミスト

これもダメ

（ライオン）

においの強い香料が使われているため、人によっては、気分が悪くなったり、頭痛を起こしたりする心配がある。そのため、オススメはできない。

香料、消臭剤、除菌剤、シリコーン

綿棒

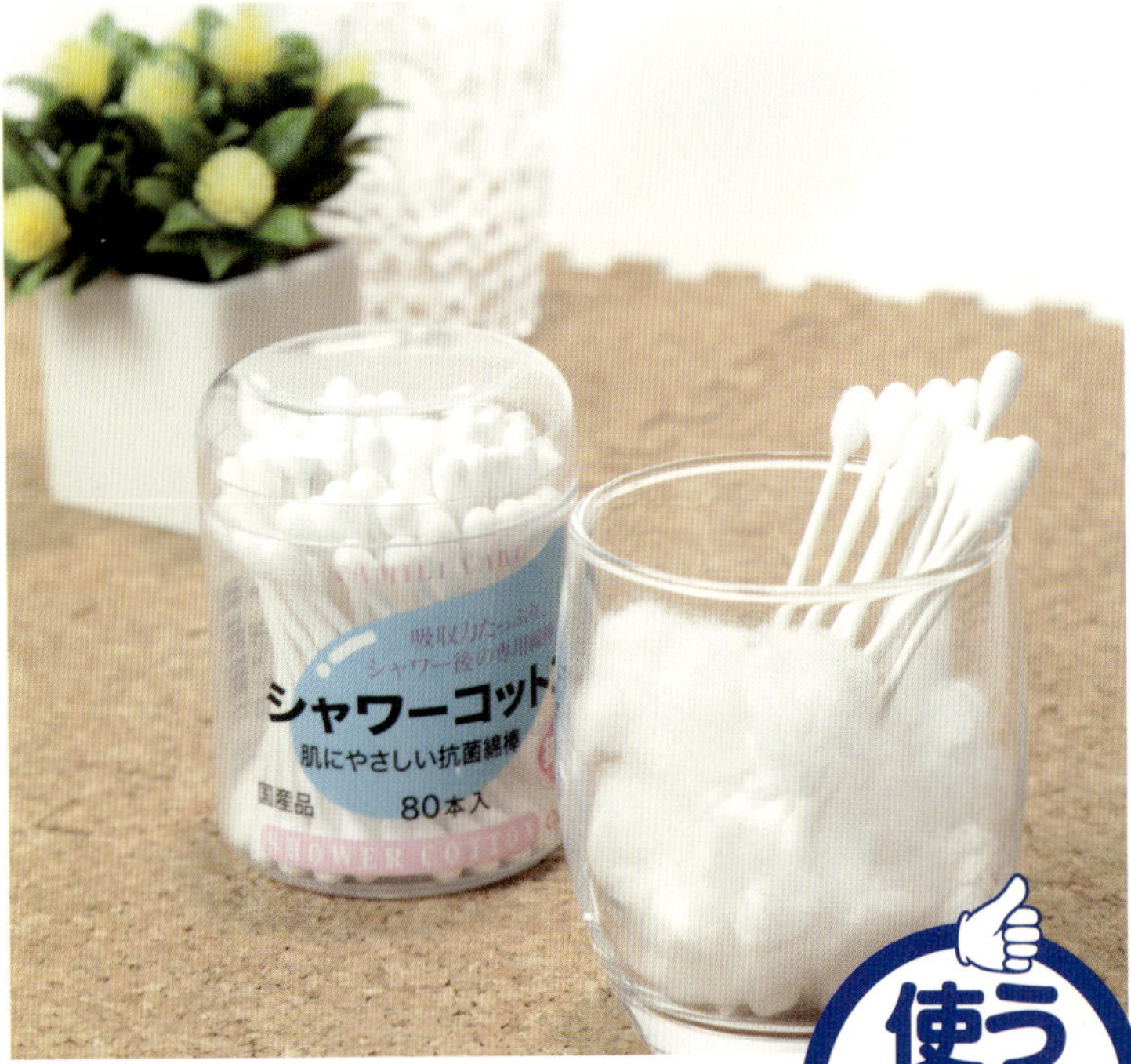

使うなら、こっち

シャワーコットン

(白十字)

脱脂綿、紙軸、抗菌剤：キトサン（綿表面）

抗菌性はあるが、もともとはカニやエビなどにふくまれるキチンを加熱処理などして得られたもの。その由来からも、安全性に問題なし

天然物質の抗菌剤であり、食品添加物の1つでもあるキトサンを使っているので○。その由来からも、安全性に問題はないと考えられる。

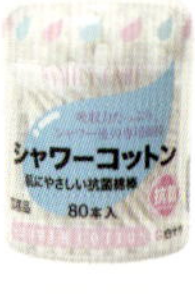

抗菌化された綿棒だったら安心安全・・・。
それは、ただの思い込みかもしれません。

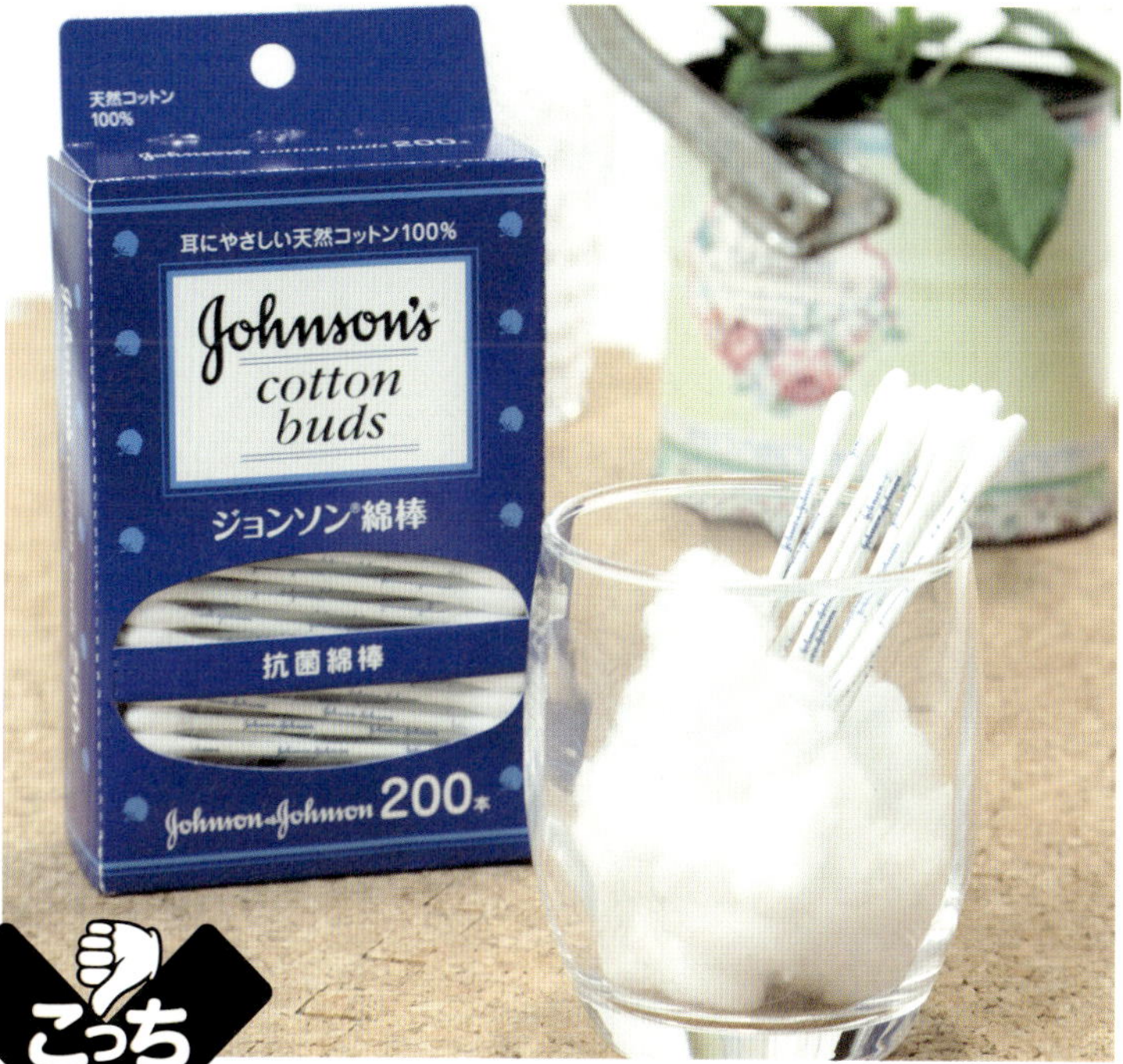

こっちは、ダメ

ジョンソン綿棒
(ジョンソン・エンド・ジョンソン)

化学合成物質の殺菌剤・ベンザルコニウムクロリドを使っているので×。人によっては、皮膚に炎症やアレルギーを起こすことがある。

抗菌剤の種類：ベンザルコニウムクロリド（綿球表面）

旧・厚生省によって表示指定成分に指定されていた成分。人によっては、皮膚に炎症やアレルギーを起こすことがある

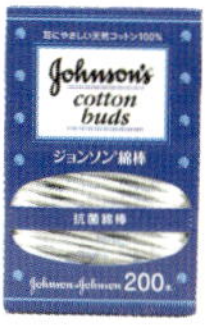

綿棒

耳掃除のときはもちろん、お風呂や水泳などで耳の穴がぬれたときに、水分を吸いとるのにも便利な綿棒。

その綿棒ですが、現在ドラッグストアなどで売られているのは、ほとんどが抗菌化製品です。つまり、抗菌剤が綿球の表面に塗られているのです。

ただし、綿棒を抗菌化する必要はほとんどないと考えられます。なぜなら、使い捨てなので、綿球の部分に細菌が繁殖することはまずないからです。にもかかわらず、抗菌化された製品がほとんどという状況になっているのは、何でも抗菌化すれば売れるというメーカーの思い込みが原因しているのでしょう。

それはともかく、抗菌綿棒には、抗菌剤に化学合成物質を使ったものと、天然物質を使ったものとがあります。

シャワー 抗菌綿棒

（大創産業）

これもOK!

PP とは、ポリプロピレンのことで、安全性に問題はない。綿の表面にキトサンが塗られているが、安全性に問題はないと考えられる。

原材料：脱脂綿、PP 軸、抗菌剤：キトサン（綿表面）

【ジョンソン綿棒】には、化学合成の殺菌剤であるベンザルコニウムクロリド（塩化ベンザルコニウム）が使われています。これは、陽イオン界面活性剤（逆性せっけん）の一種で、細菌の細胞膜を破壊することなどによって殺します。

しかし、その作用は人間の細胞にもおよぶことがあり、人によっては、皮膚に炎症やアレルギーを起こすことがあります。そのため、旧・厚生省によって表示指定成分に指定されていました。したがって、耳の穴の柔らかい皮膚に付着した場合、炎症を起こす心配があるため、使用は避けた方が無難です。

一方、【シャワーコットン】に使われているキトサンは、抗菌性はあるのですが、もともとはカニやエビなどにふくまれるキチンを加熱処理などして得られたものです。食品添加物の1つでもあり、その由来からも、安全性に問題はないと考えられます。ただし、カニやエビにアレルギーを起こす人であれば、注意して使う必要があるでしょう。

エムズワン やみつき綿棒

（ウイング）

使わない方が安心!

とった耳垢がよくわかるように、綿球が黒くなっているが、着色料に何が使われているのかわからない。そのため、使用に当たっては不安が残る。

抗菌剤：キトサン（綿球表面）

食器洗い用手袋

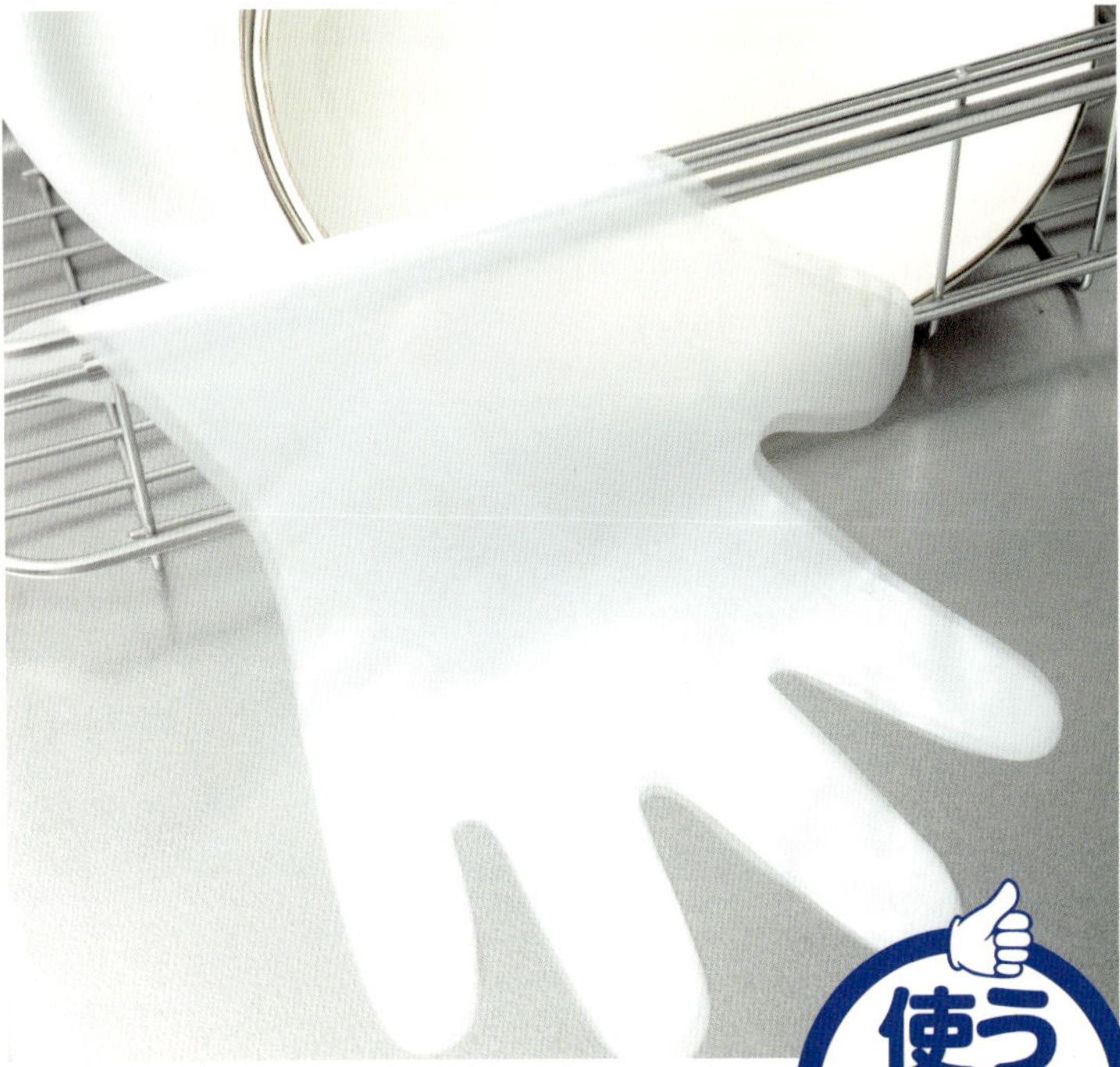

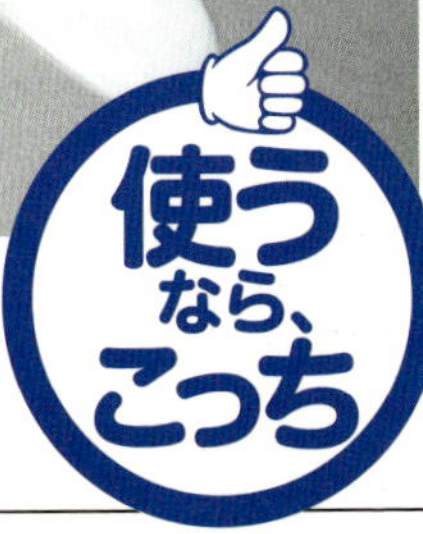

ファミリー ポリエチレン 極うす手 (エステー)

ポリエチレン

プラスチックの中でもっとも安全性が高い。発がん性物質が残っていることもない

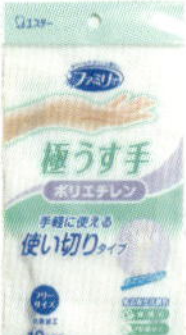

【ファミリー 中厚手】で使われている塩化ビニルに対し、こちらのポリエチレンは安全性が高い。毎日の食器洗いを安心して行える。

生活雑貨

食器を洗うときはかならず着用。
でも、それがかえって違う心配事を引き起こす?

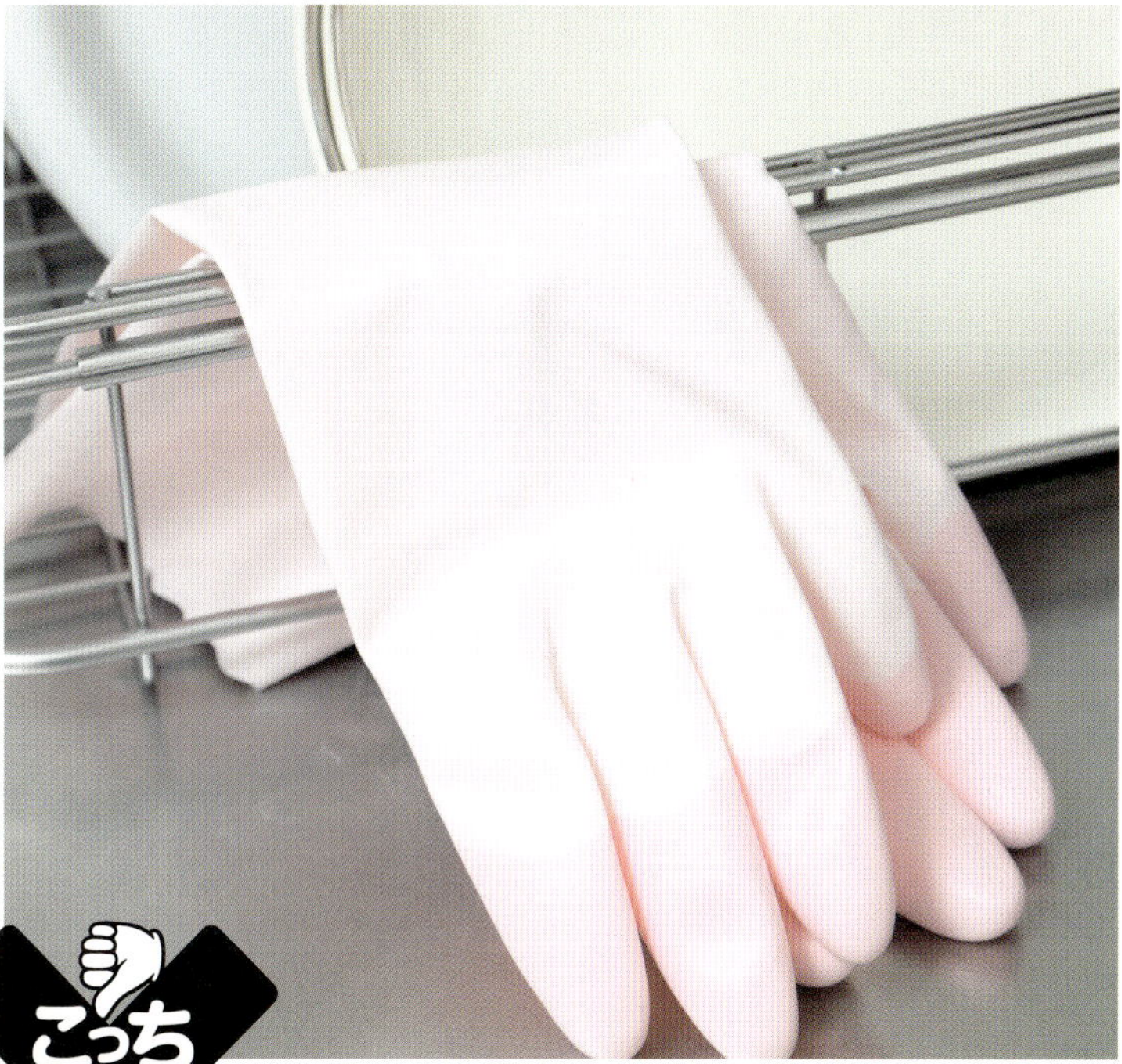

こっちは、ダメ

ファミリー 中厚手

(エステー)

【ファミリー ポリエチレン極うす手】で使われているポリエチレンに対し、こちらの塩化ビニルにはいくつかの問題があるため×。

表 : 塩化ビニル樹脂 (非フタル酸エステル系可塑剤)、
裏 : レーヨン (植毛)

発がん性のある塩化ビニルがふくまれ、それが水などに溶け出す心配がある

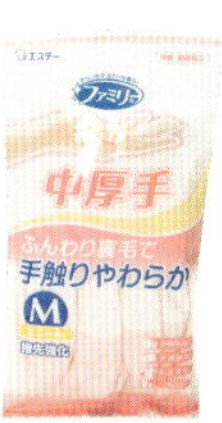

食器洗い用手袋

台所用洗剤を使って食器を洗うとき、素手で洗っている人はあまりいないと思います。それは、素手で洗っていると手が荒れてくるからです。そこで、必要なのが食器洗い用手袋なのですが、その多くは塩化ビニル樹脂製であり、エステーの【ファミリー 中厚手】もその1つです。しかし、塩化ビニル樹脂には、いくつか問題があるのです。

まず、発がん性のある塩化ビニルがふくまれていることです。塩化ビニル樹脂（ポリ塩化ビニル）は、塩化ビニルをたくさん結合させて樹脂状にしたものですが、それが残留しているのです。

ラットあるいはマウスに、塩化ビニルを経口投与するか吸入させると、乳がん、肺がん、皮膚がん、肝血管がんなどが生じることが知られています。

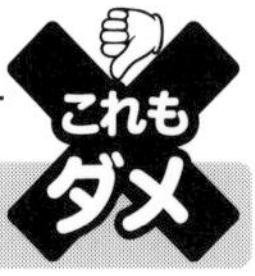

ナイスバンド さらっとタッチ

（ショーワグローブ）

この製品にも塩化ビニル樹脂が使われているので、【ファミリー 中厚手】と同じ危険性がある。そのため、これも使ってはダメ。

表：塩化ビニル樹脂（非フタル酸エステル系可塑剤）、裏：キュプラ・レーヨン（植毛）

また、塩化ビニル樹脂を扱う工場労働者に、肝血管がん、肝臓がん、脳腫瘍、肺がん、リンパ腫などが多発することも知られています。これは、塩化ビニルを吸い込んだために発生したと考えられています。塩化ビニル樹脂には、塩化ビニルが多かれ少なかれ残留しているので、それが水などに溶け出す可能性があるのです。

さらに塩化ビニル樹脂は、塩素(Cl)をふくむ化学物質であるため、燃焼させた場合、燃焼温度によっては猛毒のダイオキシンが発生することがあります。ですから、家庭用焼却炉などで燃やすと、危険なのです。

一方、【ファミリー　ポリエチレン極うす手】は、その名の通りポリエチレン製の手袋です。ポリエチレンは、プラスチックの中ではもっとも安全性が高く、発がん性物質が残留していることもありません。

また、燃やしてもダイオキシンが発生することはありません。ですから、安心して使うことができます。

セブンプレミアム 薄手ビニール手袋

（セブン＆アイ・ホールディングス）

これもダメ

塩化ビニル樹脂でできている製品で、【ファミリー 中厚手】と同じ危険性がある。だから、これも使わない方が安心。

塩化ビニル樹脂（非フタル酸エステル系可塑剤）

ラップフィルム

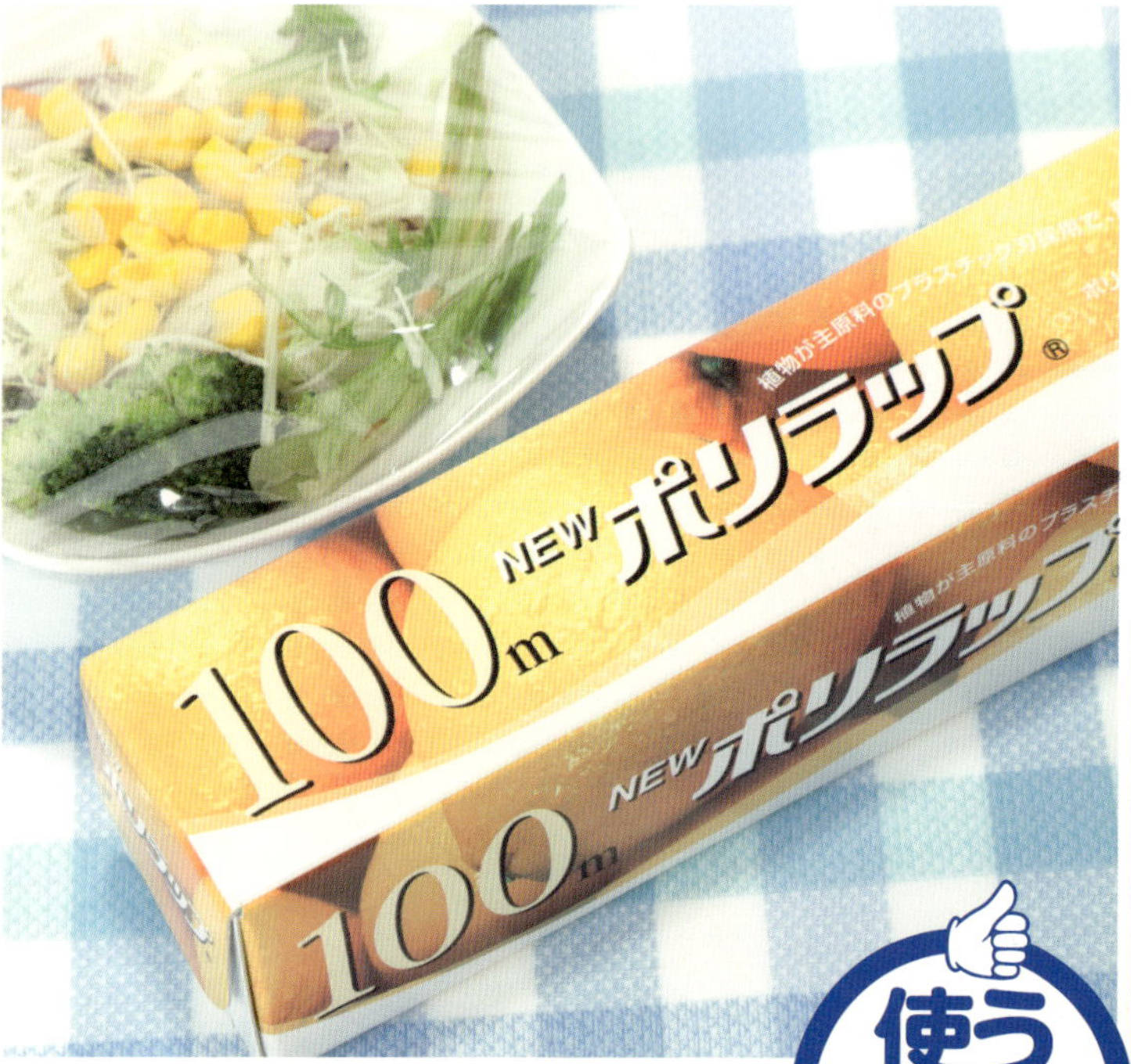

ポリラップ

（宇部興産）

使うなら、こっち

[原材料名] ポリエチレン
[添加物名] なし

動物実験ではほとんど毒性は認められていない

原材料のポリエチレンは、合成樹脂のなかでもっとも安全性が高い。また、添加物も使用していないので、これなら安心して使うことができる。

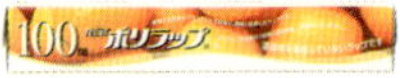

使いやすさだけで選んでいる人に報告です。
原材料の違いで、安全性がまったく変わってきます。

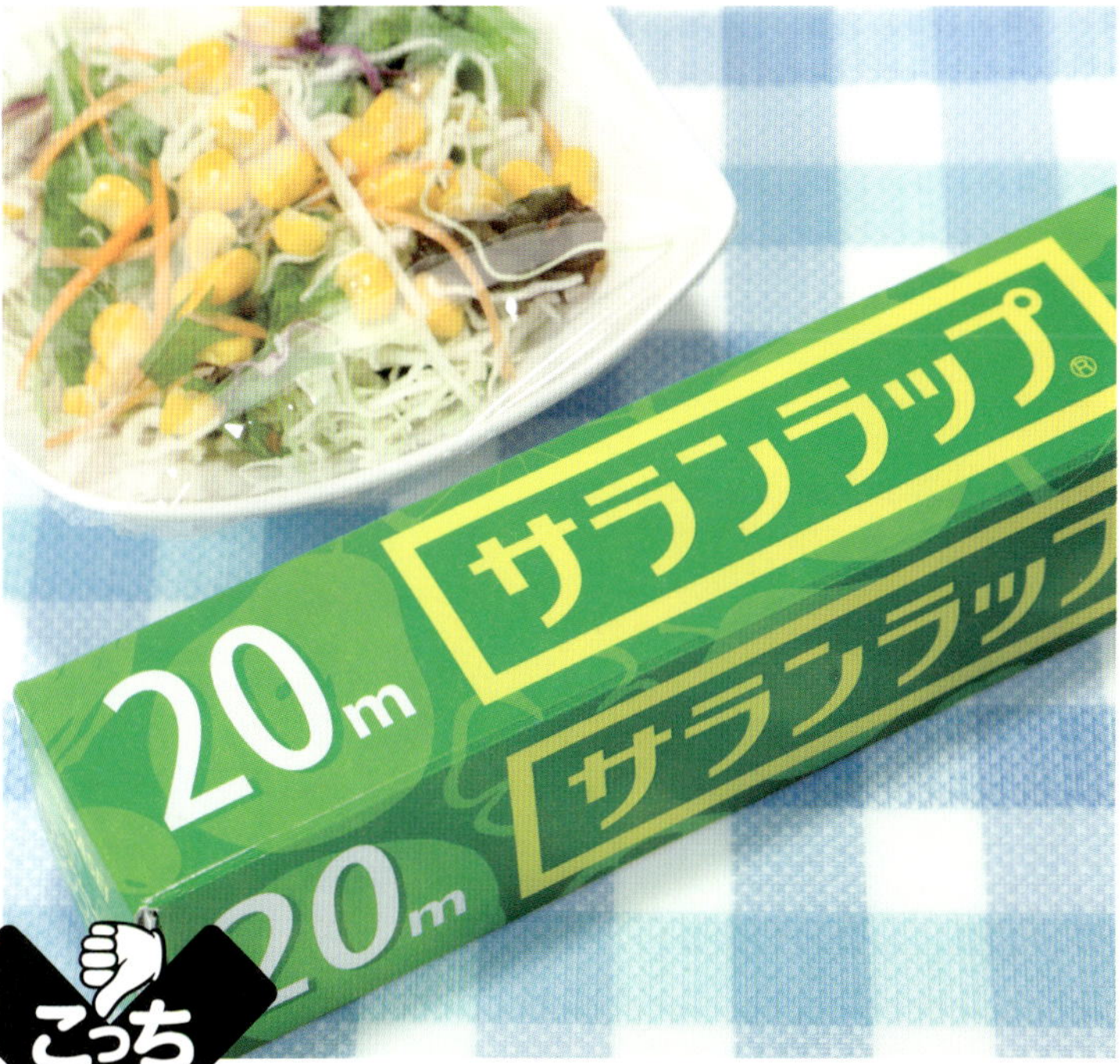

こっちは、ダメ

サランラップ

（旭化成ホームプロダクツ）

原材料としてポリ塩化ビニリデンが使われているので、こっちはダメ。がんを起こす塩化ビニリデンが残っている可能性がある。

[原材料名] ポリ塩化ビニリデン
[添加物名] 脂肪酸誘導体 (柔軟剤)、エポキシ化植物油 (安定剤)

発がん性のある塩化ビニリデンが残留している可能性がある

食品に移行する可能性がある

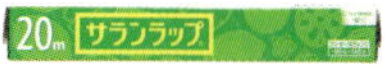

ラップフィルム

【サランラップ】の原材料のポリ塩化ビニリデンは、塩化ビニリデンをたくさん結合させた高分子化合物です。高分子なので、仮に体内に入っても、それがそのまま腸などから吸収されることはなく、排泄されてしまうので、体に害をおよぼすということはありません。

しかし、ポリ塩化ビニリデンには、高分子化していない塩化ビニリデンが残留しており、それが溶け出すと問題です。なぜなら、塩化ビニリデンには、発がん性があるからです。

これまでに、マウスに塩化ビニリデンを慢性的に吸入させた実験では、腎臓がん、乳がん、肺がん、肝血管肉腫などが発生することがわかっています。そして、ポリ塩化ビニリデンには、微量とはいえ塩化ビニリデンが残っていて、油や水に溶け出すことがわかっているのです。

ワンラップ

（日本製紙）

これもOK!

【ポリラップ】と同じく原材料は、安全性の高いポリエチレンを使用。添加物も使われていないので、それが食品に移行する心配もない。

[原材料名] ポリエチレン
[添加物名] なし

さらに、添加物として使われている脂肪酸誘導体やエポキシ化植物油も食品に移行することも考えられます。食品をポリ塩化ビニリデンのラップフィルムで包んで、冷凍庫に長期間入れておいた場合、食品に変なにおいが付くことがありますが、その原因は、これらの添加物である可能性があります。

また、ポリ塩化ビニリデンは塩素（Cl）をふくむ化学物質であるため、燃やしたときに毒物物質のダイオキシンが発生する可能性も考えられます。なお、これらの問題点は、【サランラップ】と同じ原材料と添加物を使っている【ニュークレラップ】にも当てはまることなのです。

一方、【ポリラップ】の原材料のポリエチレンは、合成樹脂の中ではもっとも安全性が高いもので、動物実験ではほとんど毒性は認められていません。原料となるエチレンにも、危険性はありません。また、添加物は使われていませんので、それが溶け出す心配もないのです。

ニュークレラップ

（クレハ）

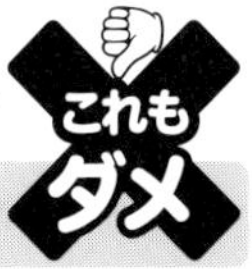

原材料として使われているポリ塩化ビニリデンに、発がん性のある塩化ビニリデンが残留している可能性がある。だから、これもダメ。

[原材料名] ポリ塩化ビニリデン
[添加物名] 脂肪酸誘導体（柔軟剤）、エポキシ化植物油（安定剤）

キャンプ用食器

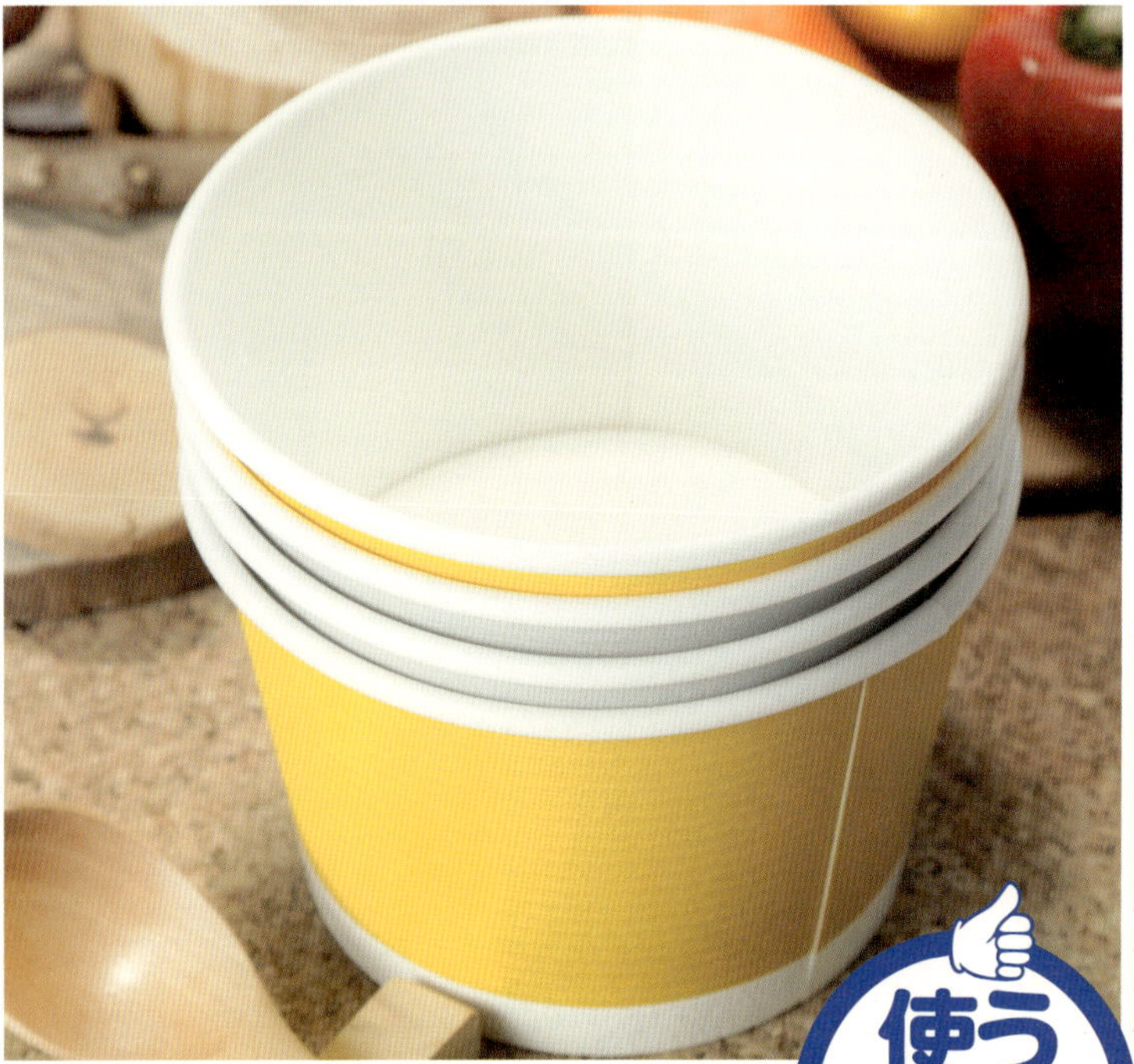

生活雑貨

セブンプレミアム すべりにくい丈夫な紙ボウル

（セブン＆アイ・ホールディングス）

材質：バージンパルプ 100％、加工：両面ポリエチレンラミネート加工

ポリエチレンは、もっとも安全性が高い合成樹脂。原料となるエチレンにも、危険性はないので安心

両面がポリエチレンでコーティングされた紙製品。ポリエチレンは、合成樹脂の中でもっとも安全性が高いものなので、安心して使うことができる。

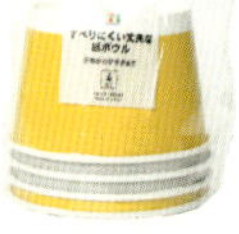

バーベキューやキャンプの必需品。
買うときは、“材質”だけには気を配って!

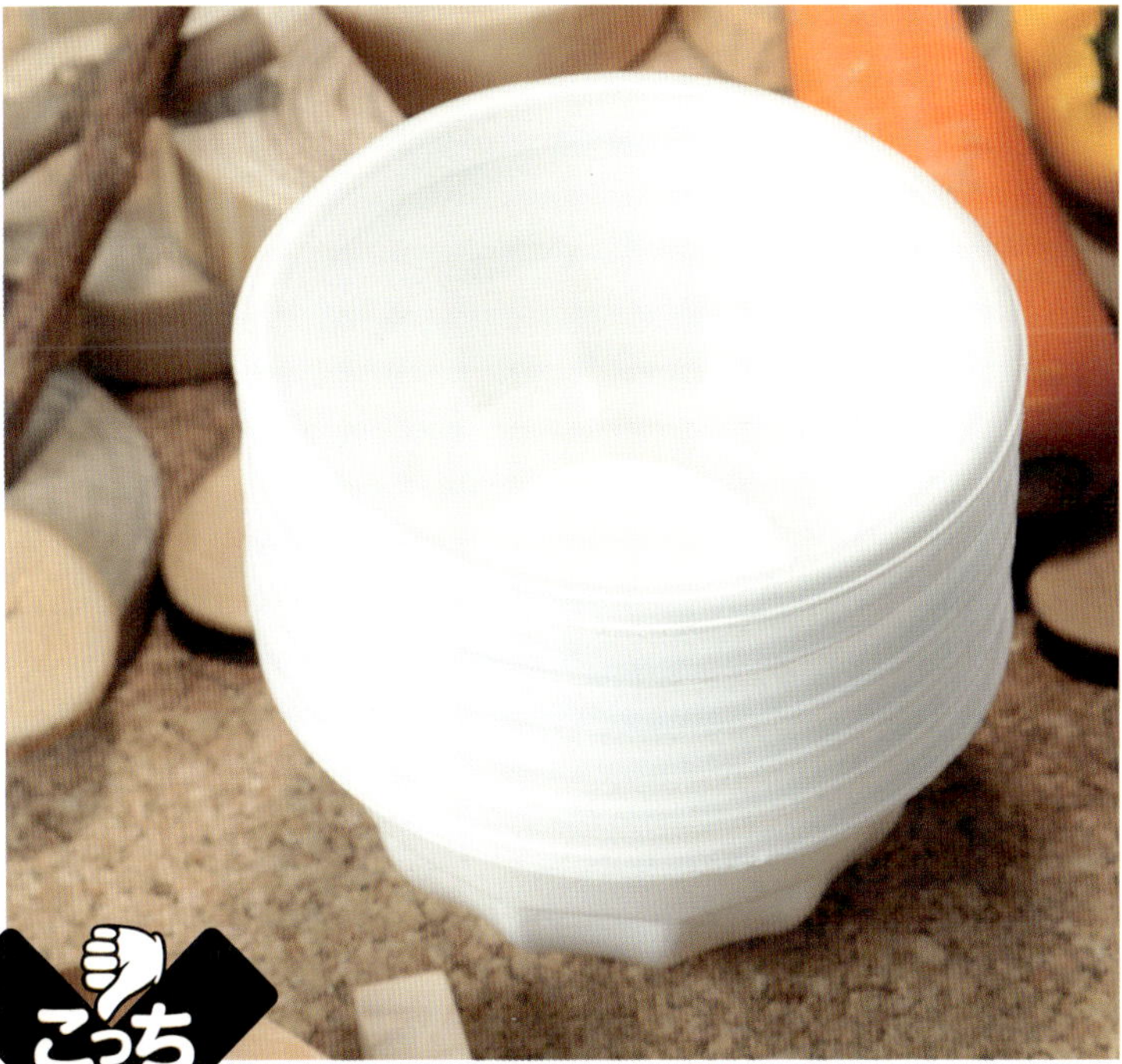

発泡どんぶり
（クリンプ）

ポリスチレン製の食器で熱い飲み物を飲むと、微量とはいえ発がん性物質（原料となるスチレン）を体に取り込むことになる。だから、NG。

ポリスチレン

ポリスチレンには原料となるスチレンが残留していて、それが食品に溶け出すと問題

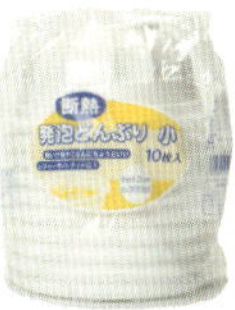

キャンプ用食器

最近はアウトドアが流行とあってか、家族で、あるいは友達や恋人同士で、河原や山などでバーベキューやキャンプをするという人が増えているようです。その際に必要なのが使い切りの食器ですが、【発泡どんぶり】のようにポリスチレン製のものは、使わない方がよいでしょう。

この製品の材質は、合成樹脂のポリスチレンに発泡剤を加えて作った発泡スチロールです。動物実験では、ポリスチレンに毒性は認められていません。しかし、ポリスチレンには原料となるスチレンが残留しているため、それが食品に溶け出すと問題が発生します。

これまでの研究では、熱いお湯を注いだカップ麺の容器から、スープにスチレンが最大で33ｐｐｂ（ｐｐｂは10億分の1を表す濃度の単位）溶け出すことがわかっています。

そして、そのスチレンには実は発がん性があるのです。ラットにスチレンを慢性的に吸入させた実験では、乳がんや白血病が生じ、さらにマウスに対する経口投与実験では、肺がんが多発することが確認されています。

また、欧米のプラスチック生産工場などで、長期にわたってスチレンの吸入暴露を受けた労働者に白血病とリンパ腫が多発したことが知られています。

ですから、キャンプなどでせっかく自然を楽しんでも、ポリスチレン製の食器で熱いスープやみそ汁などを飲むと、微量とはいえ発がん性物質を摂取することになるのです。

一方、【セブンプレミアム すべりにくい丈夫な紙ボウル】はパルプで作られ、両面がポリエチレンでコーティングされています。ポリエチレンは、合成樹脂の中ではもっとも安全性が高いもので、動物実験ではほとんど毒性は認められていません。原料となるエチレンにも、危険性はないので、安心して使うことができるのです。

頭痛薬

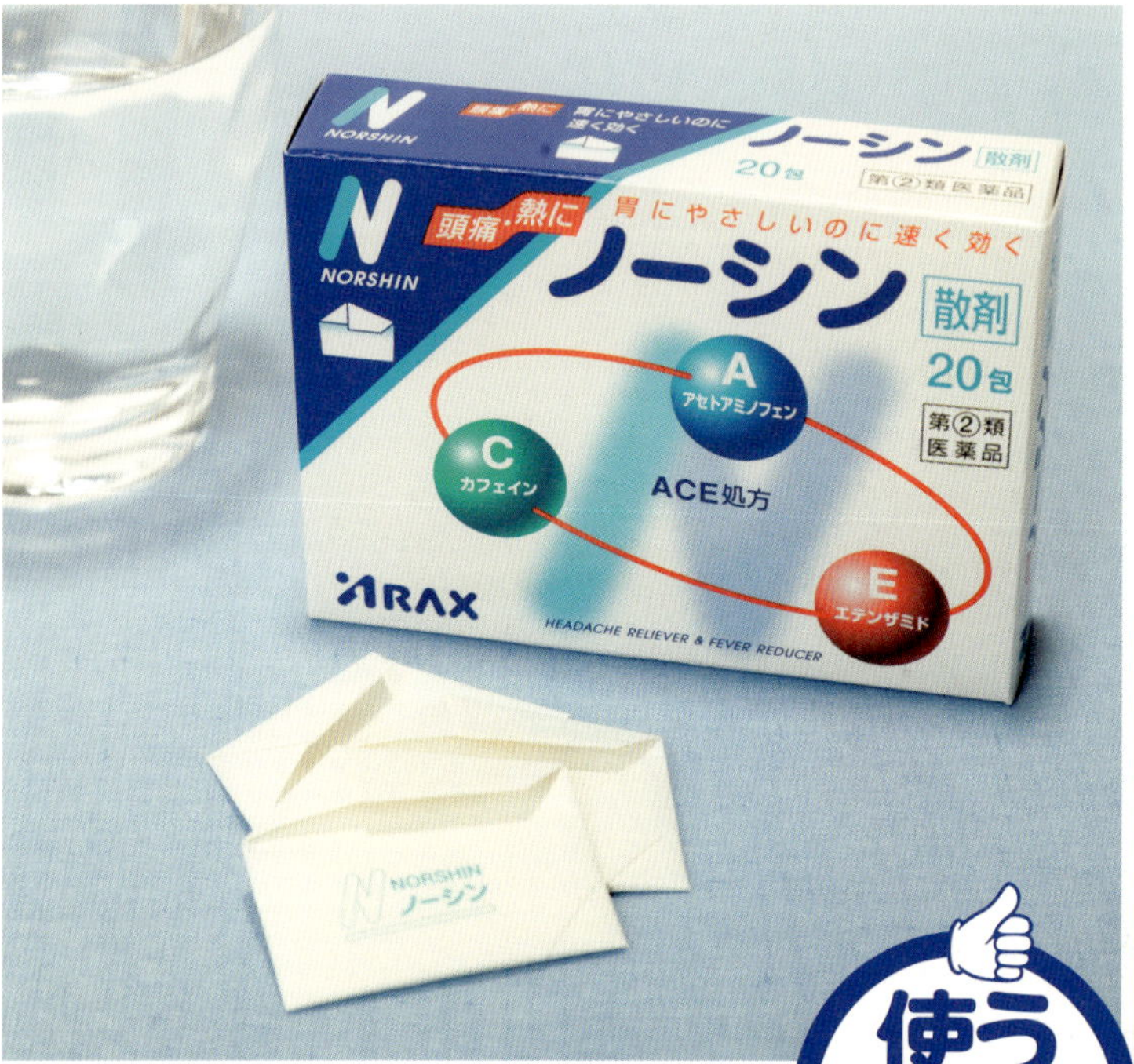

使うなら、こっち

ノーシン

(アラクス)

[成分] 1包 (690mg) 中
アセトアミノフェン 300mg、エテンザミド 120mg、
カフェイン水和物 (カフェイン) 70mg
[添加物]
グリセロリン酸 Ca、ノイレチンカルシウム、バレイショデンプン、ステアリン酸 Mg

アナフィラキシーショックやスティーブンス・ジョンソン症候群などの副作用を起こす可能性が多少あるので注意

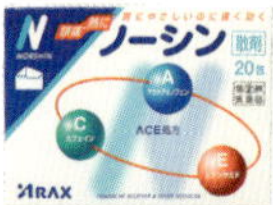

古くから、多くの人に使われてきたという実績があること、副作用がほかの製品と比べて少ないということから、どうしても飲むなら、こっち。

「すぐ効く」「よく効く」で選びがちだけど家族の体を考えると、ちょっと心配・・・。

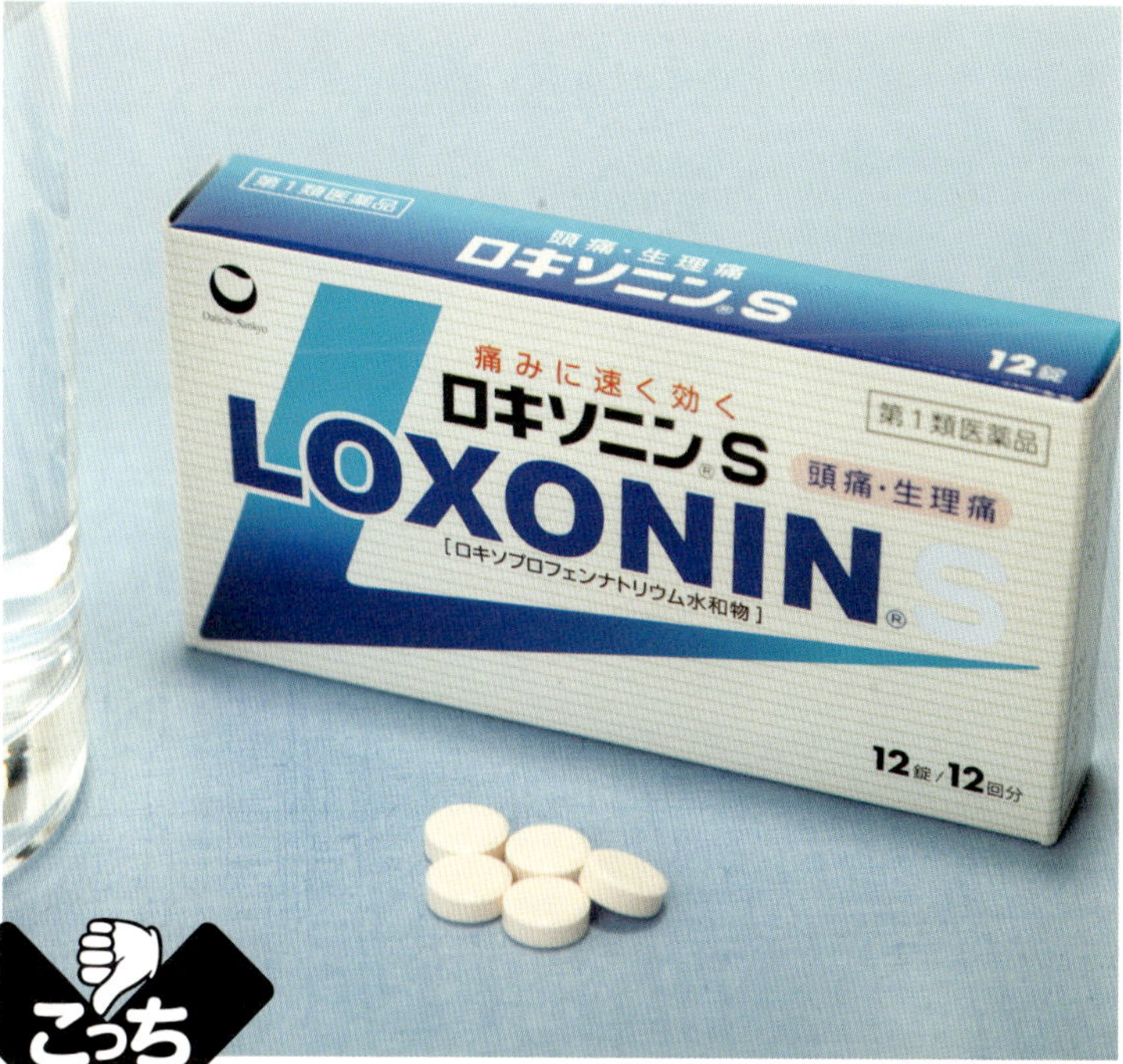

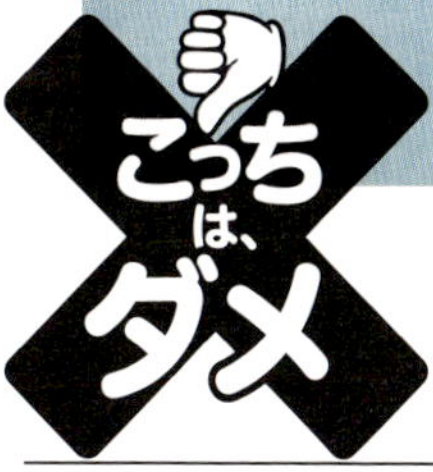

ロキソニンS

(第一三共ヘルスケア)

効き目は強いが、あまりにも副作用が多いので、使ってはダメ。家族の体を思うなら、安易な使用や継続的な使用は避けた方が賢明。

[成分](1 錠中)
ロキソプロフェンナトリウム水和物 68.1mg(無水物として 60mg)
[添加物]
ヒドロキシプロピルセルロース、ステアリン酸 Mg、乳糖水和物、三二酸化鉄

痛みを引き起こすプロスタグランディンの生成を抑える。ただ、プロスタグランディンはほかにも重要な働きを持っているため、それが生成されにくくなると、体のあちこちに障害が現れる心配がある

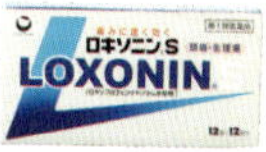

頭痛薬

テレビＣＭでおなじみの【ロキソニンＳ】ですが、少し前までは医師しか使えない病院用医薬品でした。ところが、厚生労働省が２０１１年１月から、第１類医薬品として薬局やドラッグストアでの販売を認めたため、一般に使われるようになったのです。ただ、もともとは病院用医薬品、効き目が強い一方で、副作用も強いので注意が必要です。

【ロキソニンＳ】の作用メカニズムは、成分のロキソプロフェンナトリウムが、痛みを引き起こすプロスタグランディンという生理活性物質の生成を抑えるため、結果的に痛みが治まるのです。しかし、プロスタグランディンは、痛みを起こすほかに血圧の上昇や降下、血小板凝集、血管拡張、子宮・気管支・血管などの収縮、骨の新生と吸収など、重要な働きを持っているため、それが生成されに

バファリンＡ

(ライオン)

これもダメ

胃もたれや腹痛などの副作用を起こす心配が。また、添加物に発がん性の疑いのある酸化チタン、タール色素の青色１号を使用。

[成分]（1 錠中）
アセチルサリチル酸 330mg、合成ヒドロタルサイト（ダイバッファー HT）100mg
[添加物]
トウモロコシデンプン、ステアリン酸 Mg、ヒドロキシプロピルメチルセルロース、酸化チタン、マクロゴール、青色１号

くくなれば、体のあちこちに障害が現れることになります。
説明書には、副作用として「過度の体温低下、虚脱（力が出ない）、四肢冷却（手足が冷たい）等の症状」とあり、さらに消化性潰瘍やむくみ、消化管出血（血を吐く、吐き気・嘔吐、腹痛、黒いタール状の便、血便等が現れる）、消化管穿孔《せんこう》（消化管に穴があくこと。吐き気・嘔吐、激しい腹痛等が現れる）など、副作用のオンパレード。もちろんアナフィラキシーショックやスティーブンス・ジョンソン症候群が見られることもあります。したがって、効き目が強いからといっても、安易な使用や継続的な使用は止めた方が賢明です。
一方、【ノーシン】は古くから使われている市販薬で、多くの人に使用されているという実績があります。解熱鎮痛薬のアセトアミノフェンがふくまれるため、アナフィラキシーショックやスティーブンス・ジョンソン症候群などの副作用を起こす可能性がまったくないわけではありませんが、ほかの頭痛薬に比べれば、副作用が少ないとされています。

イブA錠

（エスエス製薬）

これもダメ

動悸や目のかすみ、鼻血などの副作用を起こす心配がある。また、添加物に発がん性の疑いのある酸化チタンを使っている。

［成分］（2錠中）
イブプロフェン150mg、無水カフェイン80mg、アリルイソプロピルアセチル尿素60mg
［添加物］
クロスカルメロースNa、無水ケイ酸、セルロース、ヒドロキシプロピルセルロース、ヒプロメロース、マクロゴール、ステアリン酸Mg、タルク、酸化チタン

風邪薬

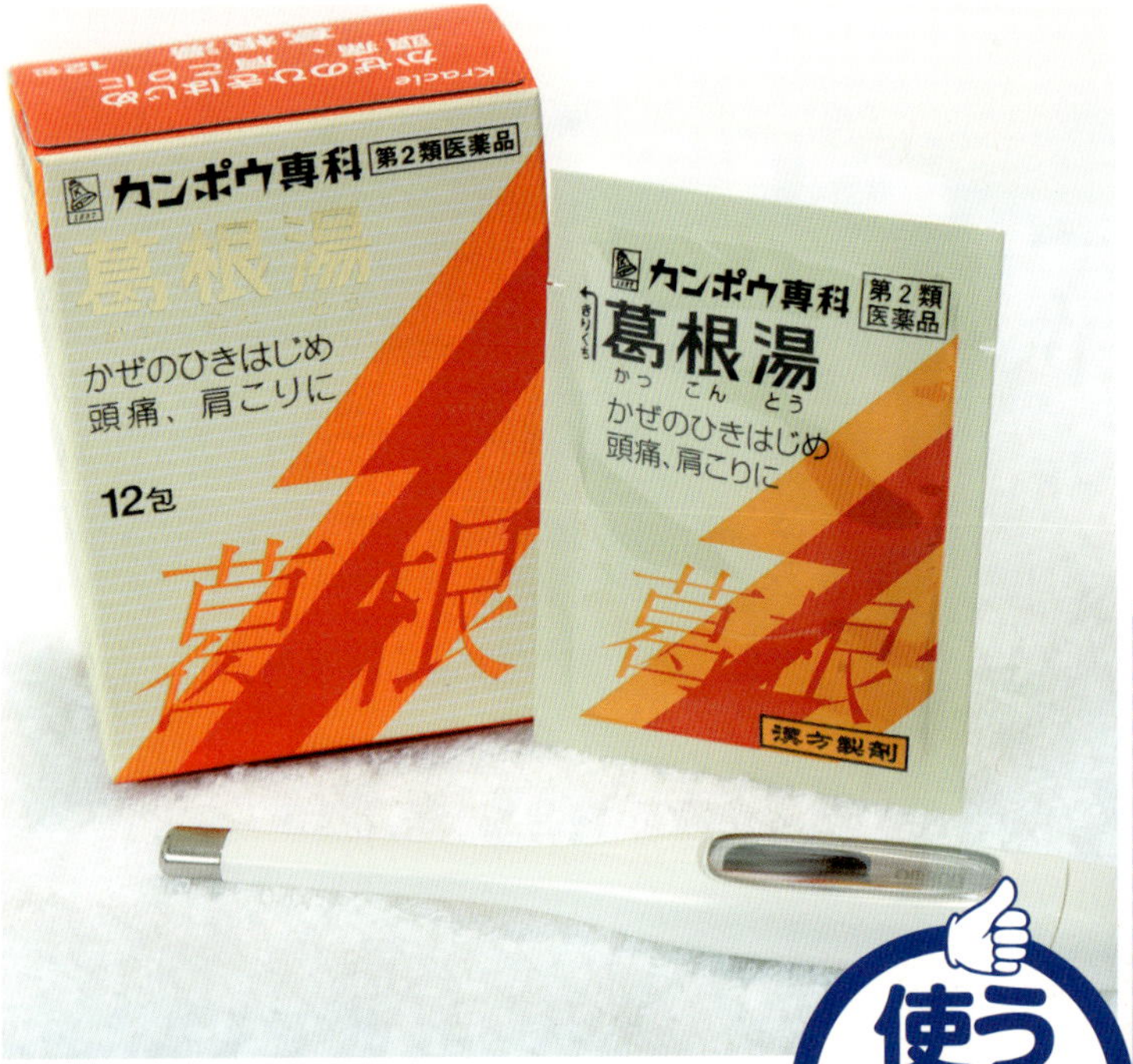

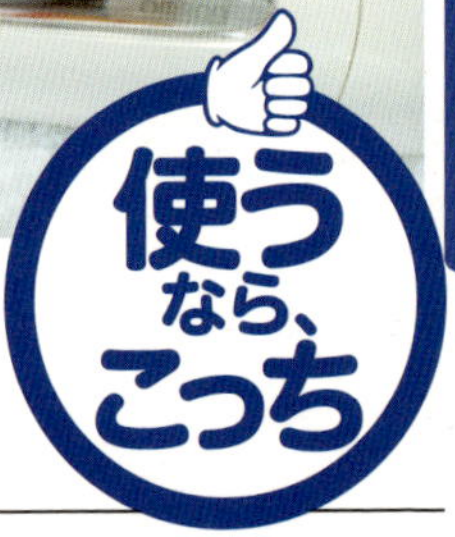

葛根湯 (クラシエ製薬)
エキス顆粒Sクラシエ

[成分](1日分3包中)
葛根湯エキス(3/4量)3900mg(カッコン6g、マオウ・タイソウ各3g、ケイヒ・シャクヤク各2.25g、カンゾウ1.5g、ショウキョウ0.75gより抽出)
[添加物]
ヒドロキシプロピルセルロース、乳糖、ポリオキシエチレンポリオキシプロピレングリコール

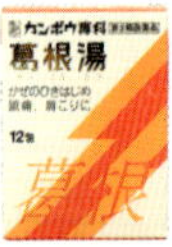

免疫を高め、ウイルス退治を助ける働きをする製品なので○。また、アナフィラキシーショックやスティーブンス・ジョンソン症候群の心配もなし。

知っていましたか？　風邪薬なのに、風邪を治すことができないという事実。

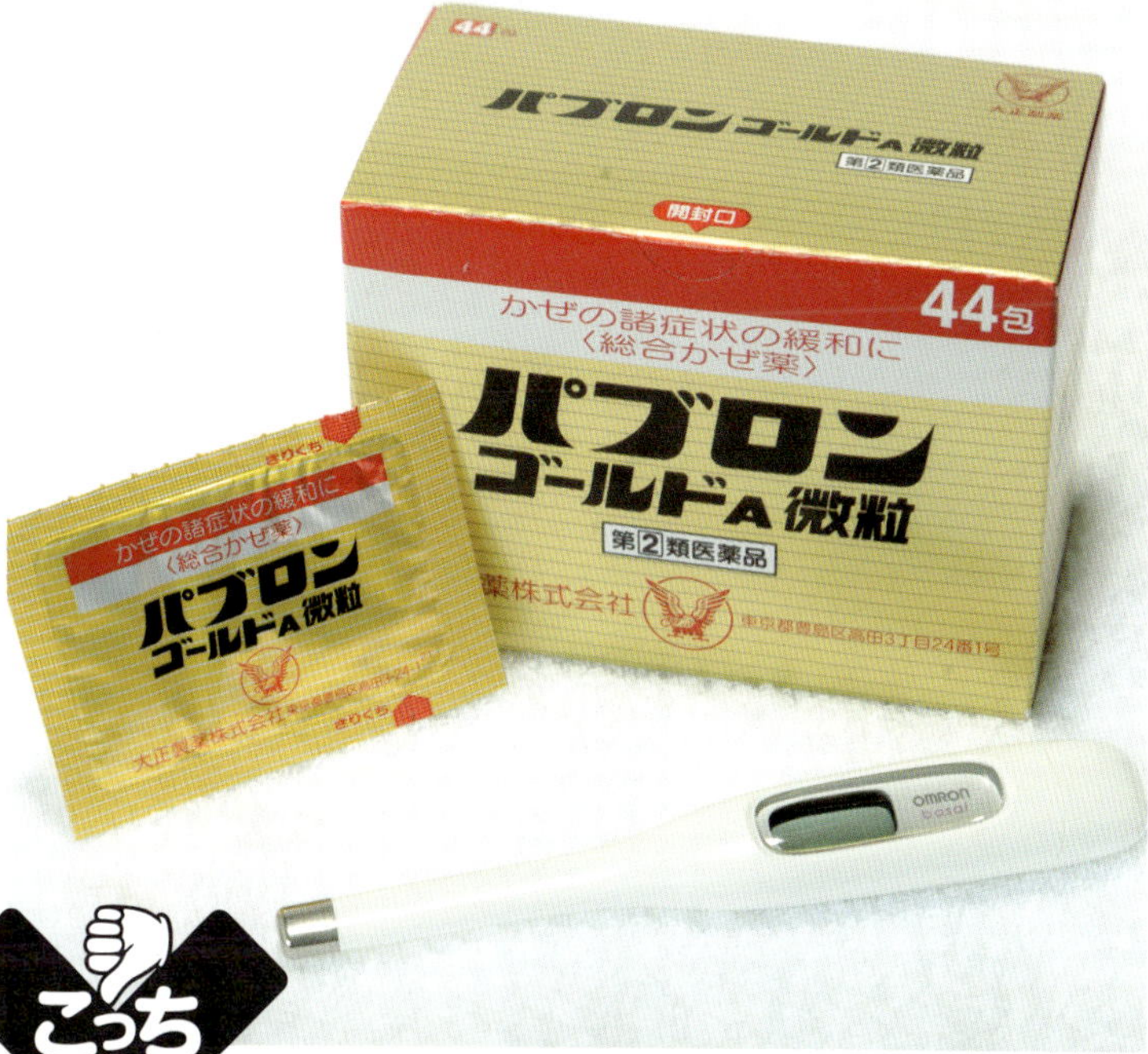

こっちは、ダメ

パブロンゴールドA微粒

（大正製薬）

風邪の治りを遅くするだけでなく、アナフィラキシーショック、肝機能障害、腎機能障害など、重い副作用を起こす心配があるのでダメ。

［成分］(1包0.97g中）ジヒドロコデインリン酸塩8mg、dl-メチルエフェドリン塩酸塩20mg、グアイフェネシン41.67mg(3包中125mg)、アセトアミノフェン300mg、リゾチーム塩酸塩20mg(力価)、マレイン酸カルビノキサミン2.5mg、無水カフェイン25mg、ビスイブチアミン(ビタミンB_1誘導体)8mg、リボフラビン(ビタミンB_2)4mg

［添加物］セルロース、バレイショデンプン、ヒドロキシプロピルセルロース、無水ケイ酸、リン酸水素Ca、グリチルリチン2K、メタケイ酸アルミン酸Mg、香料、バニリン

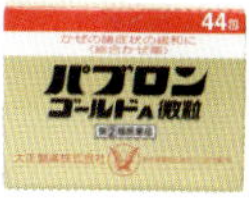

風邪薬

「効いたよね、早めのパブロン」というテレビＣＭで知られる【パブロンゴールドＡ微粒】ですが、これは視聴者をある意味だましている可能性があるといえそうです。というのも、「効いた」という言葉は、一般には「治った」と同じ意味に受け取る人が多いと思います。ですが、【パブロンゴールドＡ微粒】は風邪を治す力を持っていないのです。

風邪の原因は9割以上がウイルスとされていますが、風邪薬には、ウイルスを退治する作用はありません。発熱や頭痛を抑えたり、咳や鼻の症状を鎮めたりと、症状を緩和するだけなのです。つまり、ウイルスを退治できないのですから、治すことはできないのです。にもかかわらず、「効いた」と宣伝するのは、過大広告の疑いがあります。

ベンザブロックＬ

これもダメ

（武田薬品工業）

【パブロンゴールドＡ微粒】と同様な問題がある。発がん性の疑いのある酸化チタンの存在も不安。

[成分]6錠（1日服用量）中
イブプロフェン450mg、塩酸プソイドエフェドリン135mg、クロルフェニラミンマレイン酸塩7.5mg、ジヒドロコデインリン酸塩24mg、無水カフェイン75mg

[添加物]
乳糖水和物、クロスカルメロースNa、ヒドロキシプロピルセルロース、セルロース、ステアリン酸Mg、ヒプロメロース、酸化チタン、トウモロコシデンプン

また、一般に風邪薬は、風邪の治りを遅くしてしまう恐れがあります。風邪のウイルスを撃退できるのは、体の免疫ですが、免疫力は、体温が高い方が高まります。また、風邪ウイルスは、高温に弱いのです。ところが、風邪薬を飲むことで無理に体温を下げると免疫力は低下し、風邪ウイルスは逆に活発化してしまいます。その結果、風邪が治りにくくなってしまうのです。

また、副作用も心配されます。【パブロンゴールドA微粒】の場合、アナフィラキシーショックやスティーブンス・ジョンソン症候群、肝機能障害、腎機能障害などの重い副作用がまれに起こることがあります。

一方、【葛根湯エキス顆粒Sクラシエ】の場合、体力を高めることで、風邪を治そうというものです。単に症状を抑えるのではなく、免疫によるウイルス退治を助けるような働きをするのです。

また、アナフィラキシーショックやスティーブンス・ジョンソン症候群の心配はありません。

新ルルAゴールドDX

(第一三共ヘルスケア)

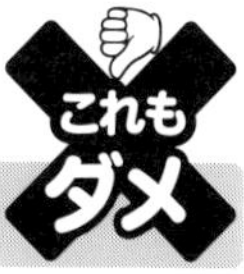

【パブロンゴールドA微粒】と同様な問題がある。【ベンザブロックL】同様、酸化チタンも使用。

[成分](9錠中) クレマスチンフマル酸1.34mg、ベラドンナ総アルカロイド0.3mg、ブロムヘキシン塩酸塩12mg、トラネキサム酸420mg、アセトアミノフェン900mg、dl-メチルエフェドリン塩酸塩60mg、ジヒドロコデインリン酸塩24mg、無水カフェイン60mg、ベンフォチアミン(ビタミンB_1誘導体)24mg

[添加物]セルロース、CMC-Ca、ヒドロキシプロピルセルロース、ステアリン酸Mg、ヒプロメロース、マクロゴール、酸化チタン、ポリビニルアルコール(部分けん化物)、タルク、炭酸Ca、カルナウバロウ

整腸薬

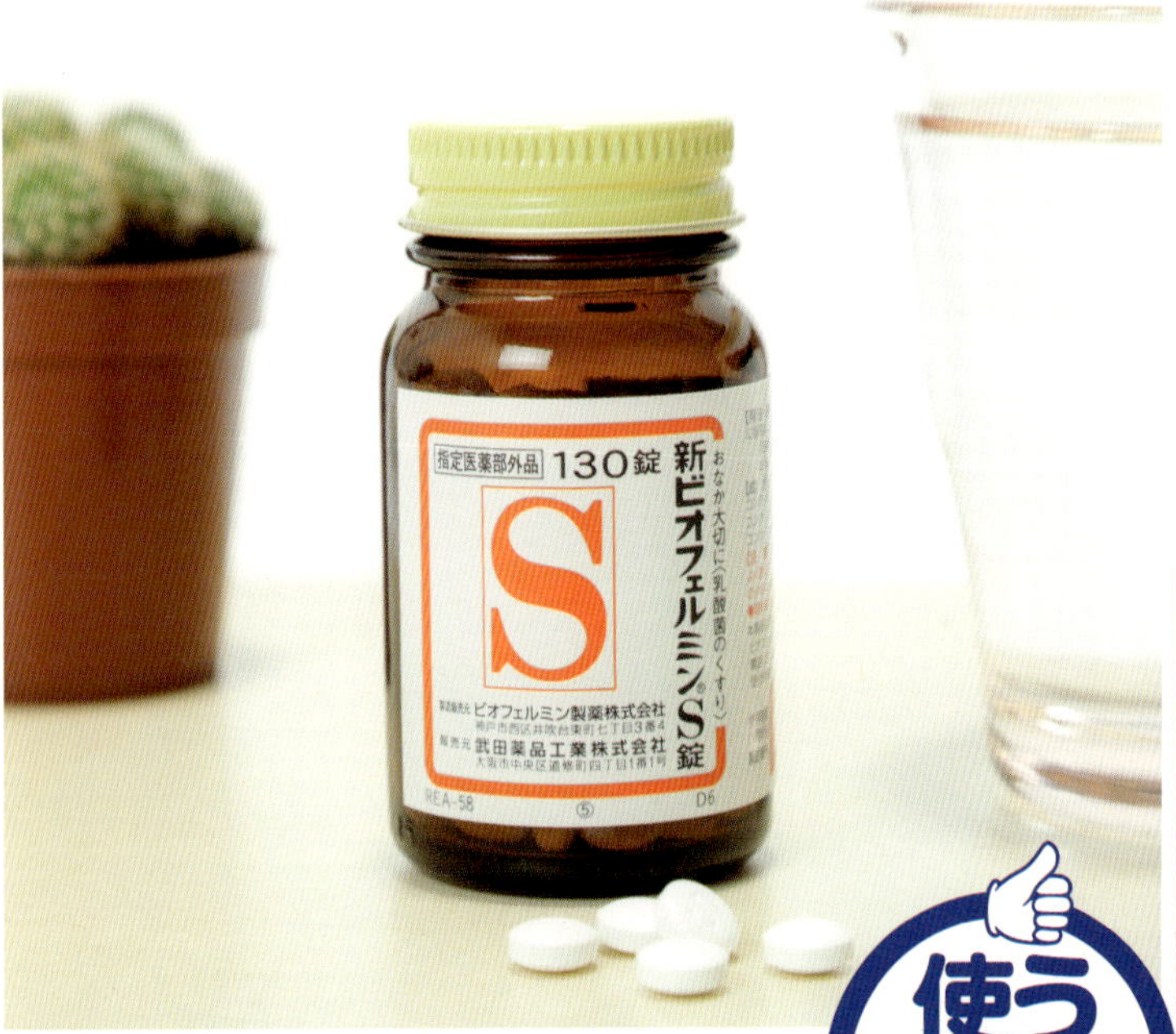

使うなら、こっち

新ビオフェルミンS錠

（ビオフェルミン製薬）

[成分]9 錠中
コンク・ビフィズス菌末 18mg、コンク・フェーカリス菌末 18mg、コンク・アシドフィルス菌末 18mg
[添加物] トウモロコシデンプン、デキストリン、乳糖水和物、沈降炭酸カルシウム、アメ粉、白糖、タルク、ステアリン酸マグネシウム

どれも善玉菌で、これらが腸の中に入ると、悪玉菌の勢力を抑えて、腸内環境を改善する

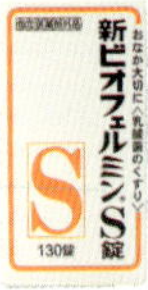

善玉菌を成分としているため、ほとんど副作用が起こらない。これなら、薬に敏感な人であっても、比較的安心して飲むことができる。

お腹が下ってピンチ!　そんなときに心強いけど、どんな副作用があるか知っていますか?

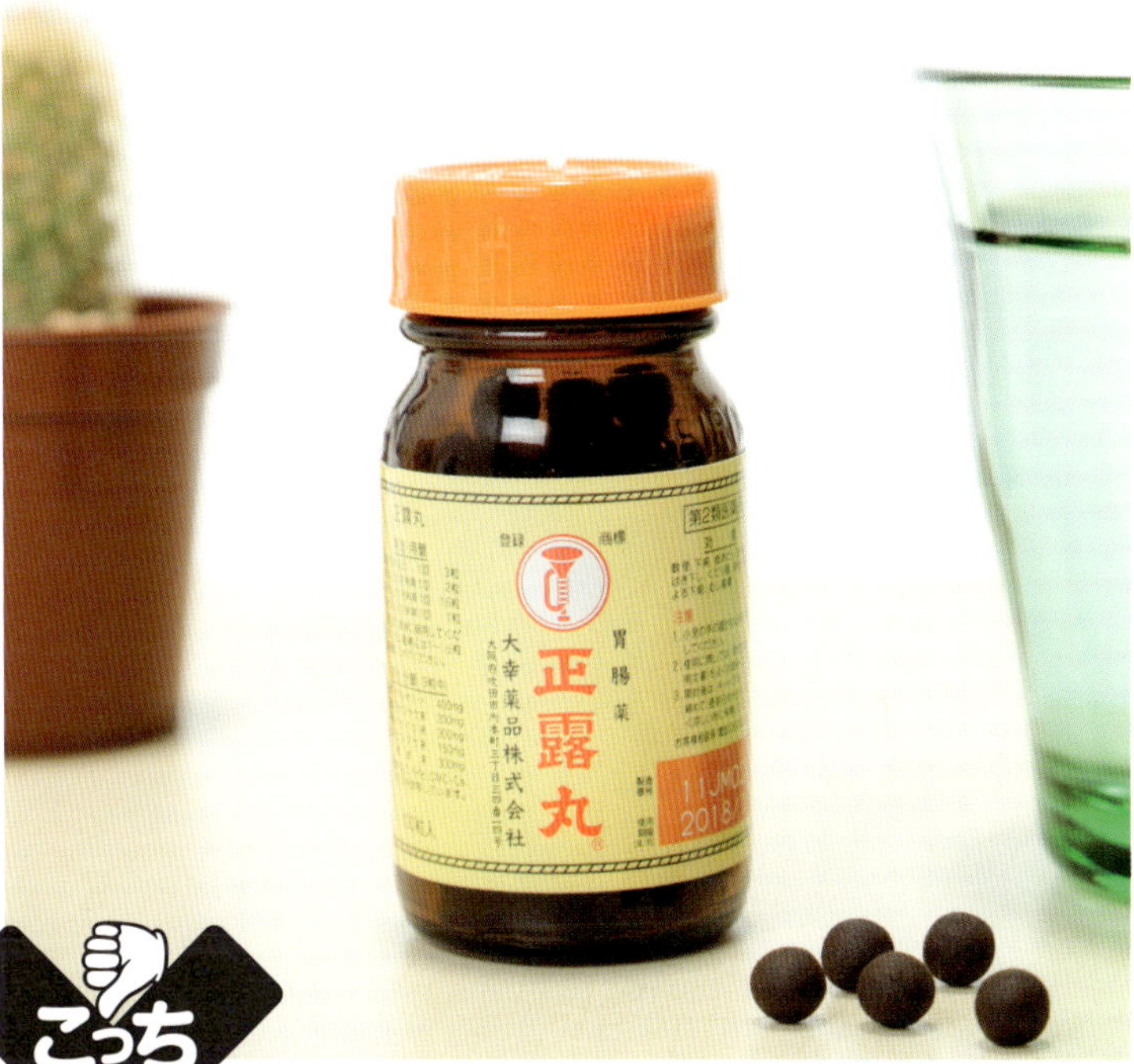

こっちは、ダメ

正露丸

（大幸薬品）

さまざまな副作用を引き起こす危険性のある木クレオソートという成分が入っている。体への影響を考えるならば、使わない方が無難。

[成分]（9粒中）
木クレオソート 400mg、アセンヤク末 200mg、オウバク末 300mg、カンゾウ末 150mg、陳皮末 300mg
[添加物]
ケイヒ、CMC-Ca、グリセリン

口内や胃に刺激を感じ、場合によっては、皮膚に発疹や発赤などの副作用が現れる。吐き気や嘔吐、胃部不快感、めまい、頭痛などの副作用が現れることもある

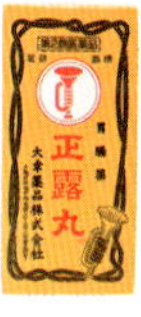

整腸薬

腸内には、100種類以上、100兆個もの細菌が棲みついているといわれています。それらは一定のバランスを保ち、「腸内細菌叢《ちょうないさいきんそう》」を形成していますが、暴飲・暴食やストレスなどによって、それが乱れると、下痢が起こると考えられています。

そうした腸内細菌叢の乱れを整えるのが、【新ビオフェルミンS錠】（現在は指定医薬部外品に該当）です。この製品には、善玉菌のビフィズス菌、フェーカリス菌、アシドフィルス菌がふくまれています。ですから服用すると、これらが腸の中に入って、悪玉菌の勢力を抑えて、腸内環境を改善します。そのため、乱れた腸内細菌叢が整えられて、下痢などの症状が治まるというわけです。

なお、医薬品には通常副作用があるものです。それは説明書に書かれており、注意が喚起されていますが、【新ビオフェルミンS錠】

ビオフェルミン止瀉薬

(ビオフェルミン製薬)

漢方薬と乳酸菌が成分。ただ、タンニン酸アルブミンをふくむためか、まれにアナフィラキシーショックを起こす心配がある。

[成分]（3包3.6g中）
タンニン酸アルブミン（タンナルビン）2700mg、ゲンノショウコエキス（生薬エキス）600mg、ロートエキス（生薬エキス）33mg、フェーカリス菌末（乳酸菌）180mg
[添加物]
バレイショデンプン

の説明書には、副作用のことが一切書かれていません。それは、善玉菌を成分としているため、ほとんど副作用が起こらないためです。したがって、薬に敏感な人であっても、比較的安心して服用することができます。

一方、【正露丸】の場合ですが、主成分は「木クレオソート」になります。この成分は、大腸の過剰な蠕動《ぜんどう》運動を正常化し、腸管内の水分量の調整や腸内静菌によって、下痢などの症状を改善するとされています。

しかし、木クレオソートには、毒性の強いグアヤコール、クレゾール、フェノールなどの化学物質がふくまれています。したがって、口内や胃に刺激を感じますし、場合によっては、皮膚に発疹や発赤などの副作用が現れることがあります。また、吐き気や嘔吐、胃部不快感、めまい、頭痛などの副作用が現れることもあります。

このように、さまざまな副作用を引き起こす心配があるので、できれば服用しない方が無難でしょう。

ストッパ下痢止めEX

（ライオン）

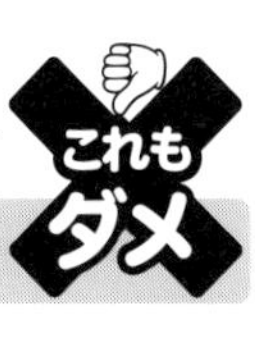

副作用は少ない方だけど、添加物として、発がん性の疑いのある合成甘味料のアスパルテームを使っている。だから、これもダメ。

［成分］（1錠中）
ロートエキス3倍散 60mg、タンニン酸ベルベリン 100mg
［添加物］
D-マンニトール、セルロース、クロスポビドン、トウモロコシデンプン、アラビアゴム、ステアリン酸Mg、アスパルテーム（L-フェニルアラニン化合物）、l-メントール、香料

胃腸薬

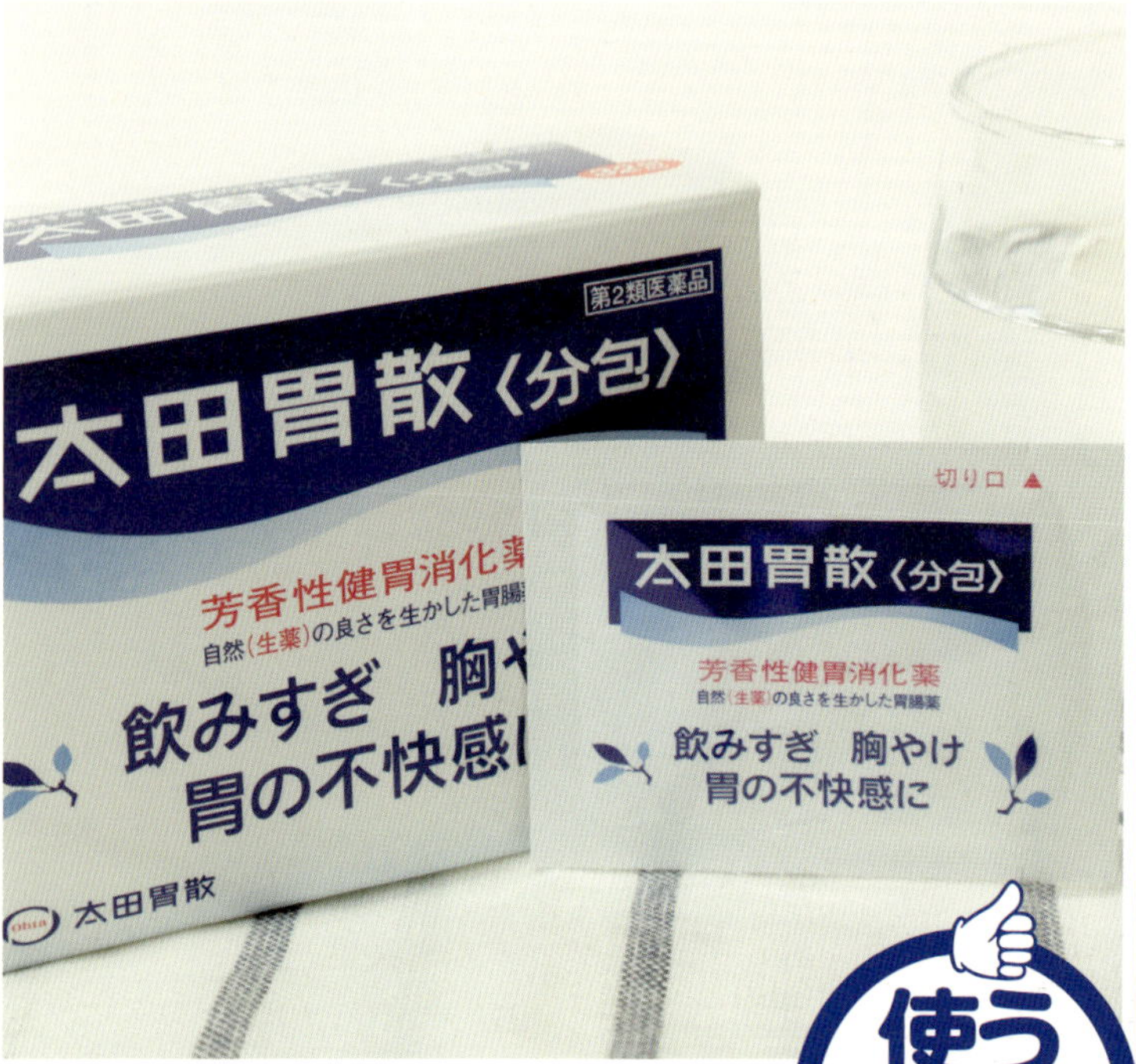

使うなら、こっち

太田胃酸

（太田胃酸）

[成分](1.3g 中)
ケイヒ 92mg、ウイキョウ 24mg、ニクズク 20mg、チョウジ 12mg、チンピ 22mg、ゲンチアナ 15mg、ニガキ末 15mg、炭酸水素ナトリウム 625mg、沈降炭酸カルシウム 133mg、炭酸マグネシウム 26mg、合成ケイ酸アルミニウム 273.4mg、ビオヂアスターゼ 40mg
[添加物]
l- メントール

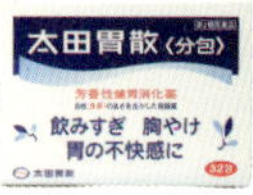

古くから使われていること、また副作用は発疹や発赤、かゆみなどの症状くらいで、重い副作用はほぼ見られないことから、使うならこっち。

胃がキュ〜っと痛くてしょうがないとき飲んでいい胃腸薬はどっち?

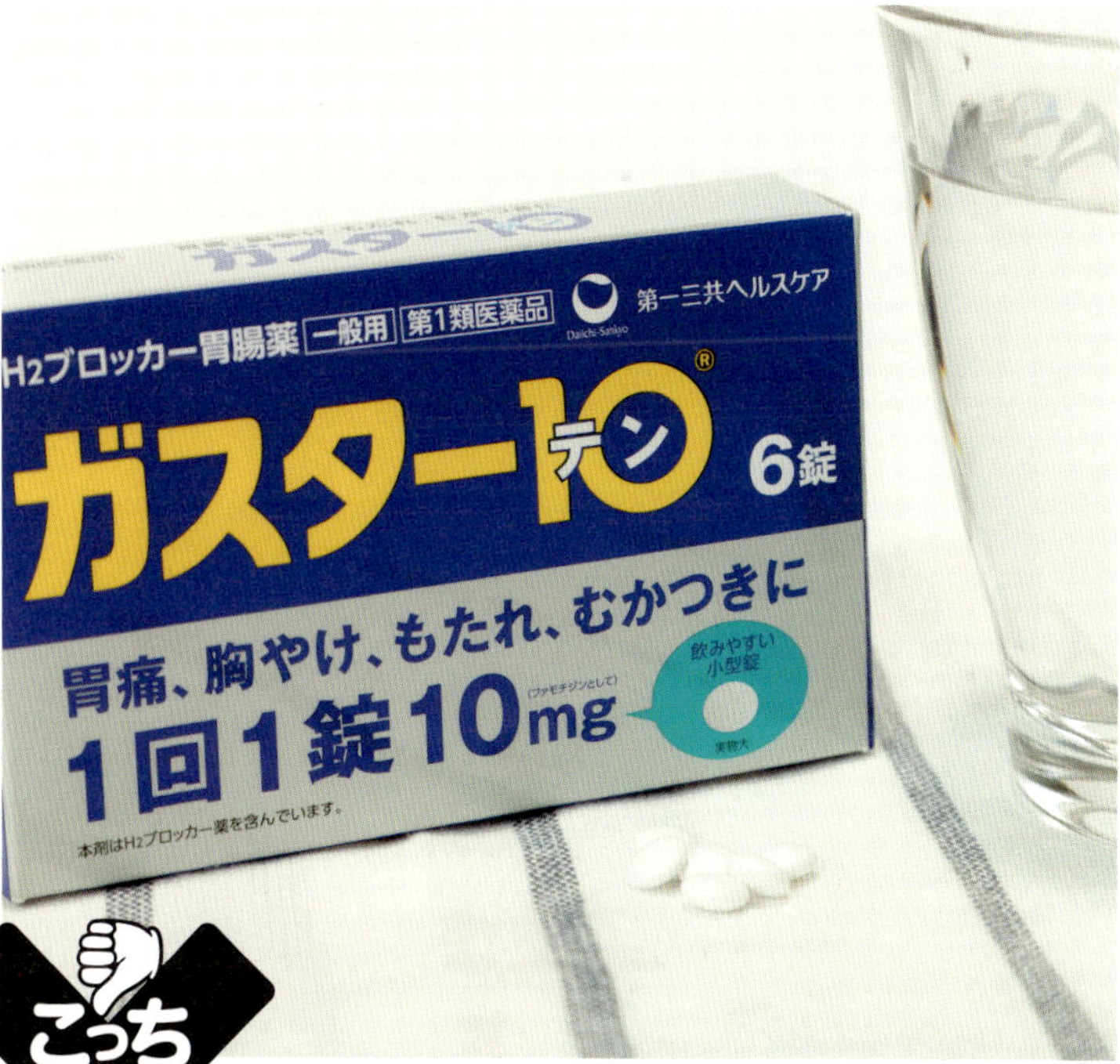

こっちは、ダメ

ガスター10

(第一三共ヘルスケア)

危険性が高い第1類医薬品であること、ファモチジンによってさまざまな副作用を引き起こす可能性があることから、使ってはダメ。

[成分](1錠中)
ファモチジン 10mg
[添加物]
リン酸水素 Ca、セルロース、乳糖、ヒドロキシプロピルセルロース、トウモロコシデンプン、無水ケイ酸、ステアリン酸 Ca、白糖、乳酸 Ca、マクロゴール、酸化チタン、タルク、カルナウバロウ

さまざまな副作用を引き起こす危険性がある

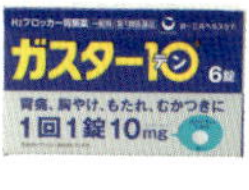

胃腸薬

【ガスター10】は、第1類医薬品に位置づけられています。これは、医薬品としての使用経験が少なく、副作用や相互作用などに安全上、とくに注意を要するものです。そのため、薬剤師のいる店でしか販売することができず、お客に服用の際の注意点を説明しなければならないことになっています。つまり、それだけ危険性の高い医薬品ということです。

【ガスター10】は、胃痛・胸やけ・もたれ・むかつきなどの症状に効果があるとされています。その効果は胃酸の分泌を抑制することでもたらされるものです。生理活性物質のヒスタミンが、胃の粘膜細胞の受容体に結合すると胃酸が分泌されますが、【ガスター10】の成分であるフェモチジンは、この受容体と結合し、ヒスタミンが結合することを邪魔します。その結果、胃酸の分泌が抑制されるわ

大正漢方胃腸薬

（大正製薬）

漢方薬を成分としているため作用は穏やかで、副作用は弱いが、それでも、発疹・発赤・かゆみのほか、まれに肝機能障害を起こす心配がある。

[成分]1包（1.2g）中
安中散（下記生薬の混合粉末）700mg:ケイヒ 200mg、エンゴサク 150mg、ボレイ 150mg、ウイキョウ 75mg、シュクシャ 50mg、カンゾウ 50mg、リョウキョウ 25mg、芍薬甘草湯エキス末（下記生薬の抽出乾燥エキス末）140mg：シャクヤク 280mg、カンゾウ 280mg
[添加物]
無水ケイ酸、バレイショデンプン、乳糖、セルロース、ヒドロキシプロピルセルロース、タルク

けなのです。つまり、胃の本来の機能をブロックするものなのです。

また、この成分は、さまざまな副作用を引き起こす危険性を秘めているのです。発疹や発赤、かゆみなどのアレルギー症状、脈の乱れ、めまい、けいれん、悪心《おしん》（気分が悪くなること）、倦怠感、発熱、のどの痛みなど。さらに、まれにですが、アナフィラキシーショック、スチーブンス・ジョンソン症候群、肝機能障害、腎障害などを起こす心配もあります。これでは、いくら胃痛や胸やけが治っても、意味がありません。ですから、安易な服用は止めた方がよいでしょう。

一方、【太田胃酸】は古くから使われている胃腸薬で、胃もたれや胃痛、胸やけ、胃部不快感などに効果があるとされています。また、副作用は発疹や発赤、かゆみなどの症状くらいで、重い副作用はほとんど見られないようです。

ただし、胃潰瘍気味の人が服用すると、それが悪化する可能性がありますので、その点だけは注意してください。

便秘薬

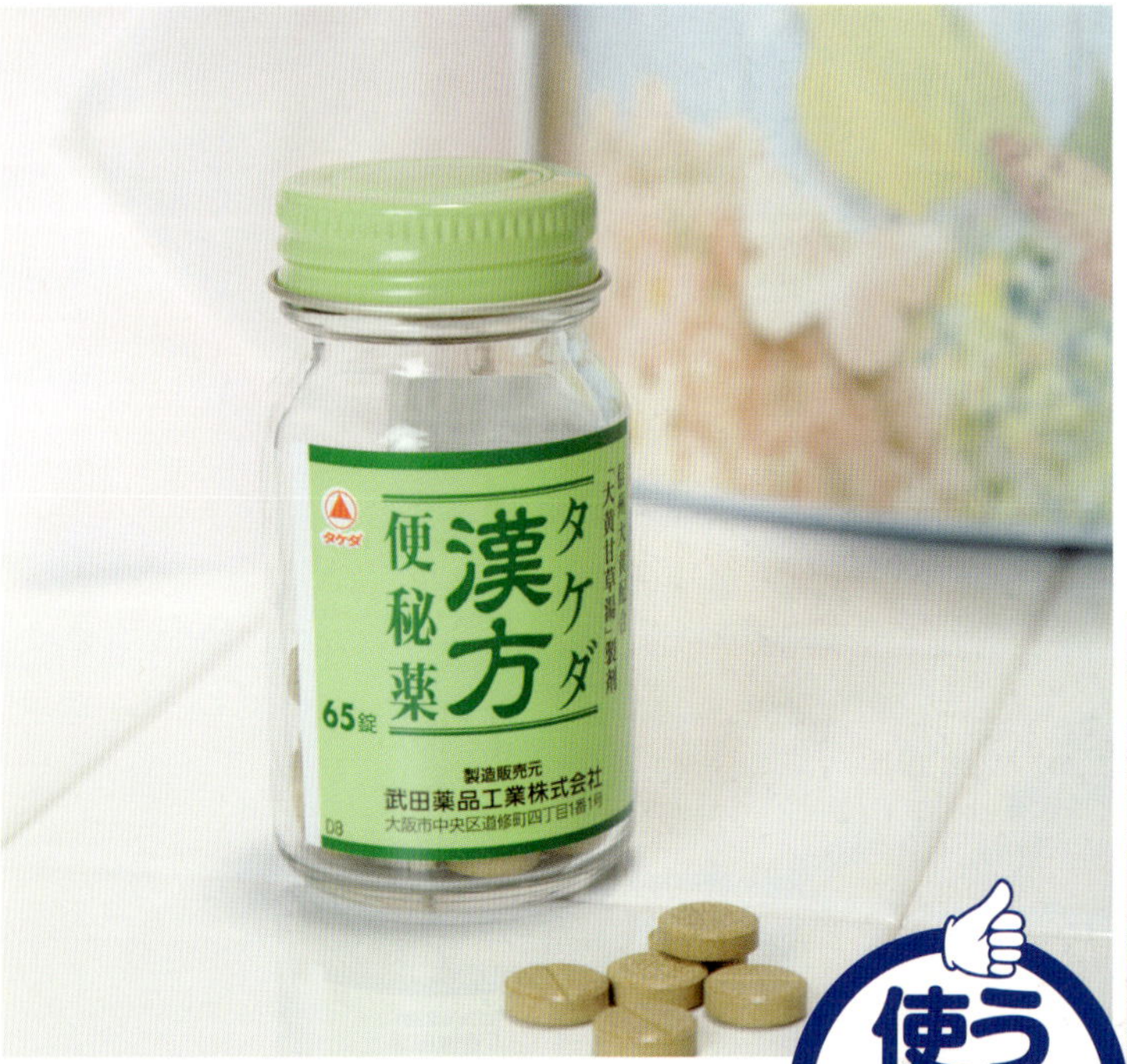

使うなら、こっち

タケダ漢方便秘薬

（武田薬品工業）

[成分](4 錠中)
大黄甘草湯エキス散 800mg(ダイオウ 1067mg、カンゾウ 267mg より抽出)
[添加物]
無水ケイ酸、セルロース、カルメロース Ca、ステアリン酸 Mg

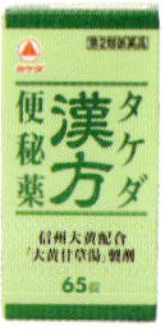

漢方薬を成分とし、添加物が少なく、それらの安全性も問題はない。【スルーラック S】と比べると、こちらの方が安全性が高いといえる。

きっと悩んでいる人も多いはず!
そんな人が一番安心して飲めるものはどれ?

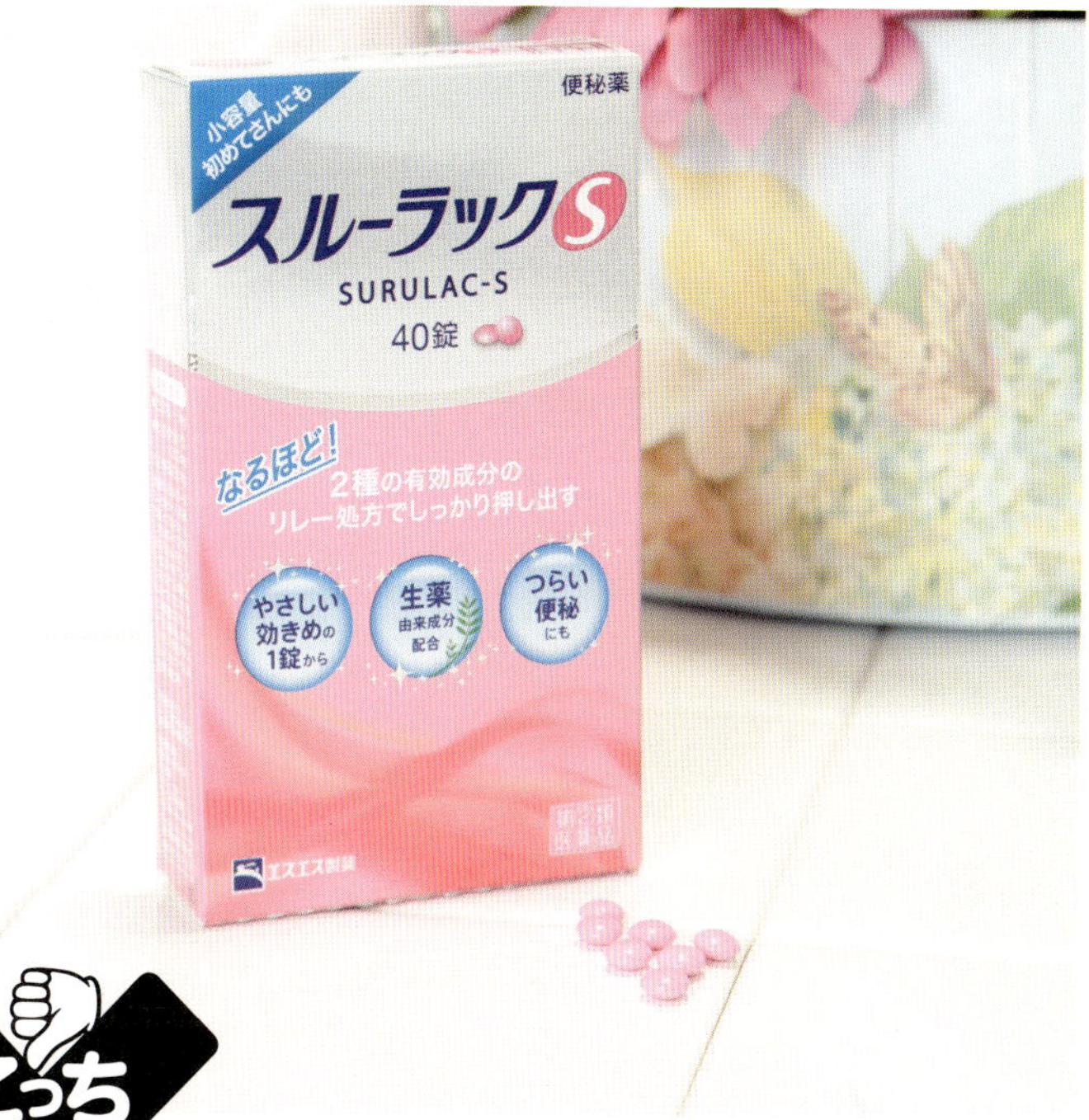

こっちは、ダメ

スルーラックS

(エスエス製薬)

添加物が非常に多く、中には赤色2号や赤色3号、酸化チタンなど危険性の高いものもふくまれている。そのため、使わない方が安心。

[成分](1錠中)
ビサコジル 5mg、センノサイドカルシウム 13.33mg
[添加物]カルメロースCa、セルロース、乳糖、白糖、ヒプロメロース、ヒプロメロースフタル酸エステル、ポビドン、マクロゴール、アラビアゴム、カオリン、炭酸Ca、カルナウバロウ、グリセリン脂肪酸エステル、ステアリン酸Mg、セラック、タルク、
酸化チタン、バレイショデンプン、
赤色2号、赤色3号

どちらもタール色素の一種。動物実験の結果から発がん性が疑われている

ラットに吸入させた実験で、肺がんの発生率が高まるという結果が出ている

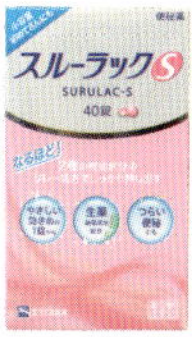

便秘薬

便秘になると、便にふくまれている毒性物質が腸から吸収されて、全身にまわることになるので、体にとってよくありません。また、便が出ないとスッキリしないので、精神的にもマイナスです。

便秘は、できるだけプレーンヨーグルトを食べたり、食物繊維の多い野菜や果物、海藻、きのこなどを食べるなどして、改善するようにしてください。それでも便秘が続く場合は、便秘薬に頼らざるを得ないでしょう。

しかし、オススメできない便秘薬もあり、【スルーラックS】もその1つです。成分のビサコジルは、ジフェニルメタン系の薬剤で、大腸粘膜に作用して、腸管の蠕動《ぜんどう》運動を高めて排便をうながすといいます。また、センノサイドカルシウムは、生薬センナの有効成分で、緩下作用を現します。ただし、人によっては、発疹や発赤、か

ビオフェルミン便秘薬

(ビオフェルミン製薬)

副作用として、発疹・発赤・かゆみ、また激しい腹痛などと書かれているが、添加物が比較的少なく、安全性も高いので、ギリギリ OK。

[成分] (5 錠中)
ビコスルフェートナトリウム水和剤 7.5mg、ビフィズス菌 20mg、ラクトミン（乳酸菌）20mg
[添加物]
トウモロコシデンプン、デキストリン、沈降炭酸カルシウム、乳糖水和物、アメ粉、白糖、ステアリン酸マグネシウム

ゆみ、あるいは激しい腹痛、吐き気・嘔吐などの副作用が現れることがあるので、注意しなければなりません。

さらに問題なのは、添加物がひじょうに多く、しかも危険性の高いものが使われている点です。タール色素の一種の赤色2号は、アメリカの動物実験で発がん性の疑いが強いということで、使用が禁止されたものです。また、赤色3号も、動物実験の結果から、発がん性が疑われています。このほか、酸化チタンは、ラットに吸入させた実験で、肺がんの発生率が高まるという結果が出ており、これも発がん性が疑われています。どうしてこのように安全性が不確かな化学物質を安易に医薬品に使うのか、理解に苦しみます。

一方、【タケダ漢方便秘薬】は、漢方薬を成分としたものです。説明書には、副作用として発疹のほか、はげしい腹痛を伴う下痢や腹痛、吐き気・嘔吐などが書かれていますが、添加物が少なく、それらの安全性も問題はありません。したがって、【スルーラックS】に比べて、安全性は高いといえます。

コーラック

(大正製薬)

これもダメ

添加物として、発がん性が疑われている赤色3号、さらに動物実験で肺がんの発生率を高めた酸化チタンが使われているので、NG。

[成分](2錠中)
ビサコジル 10mg
[添加物]
白糖、タルク、アラビアゴム、ヒマシ油、メタクリル酸共重合体S、メタクリル酸共重合体L、トウモロコシデンプン、ステアリン酸Mg、グリセリン、酸化チタン、乳糖、赤色3号、カルナウバロウ、サラシミツロウ、マクロゴール

マルチビタミン

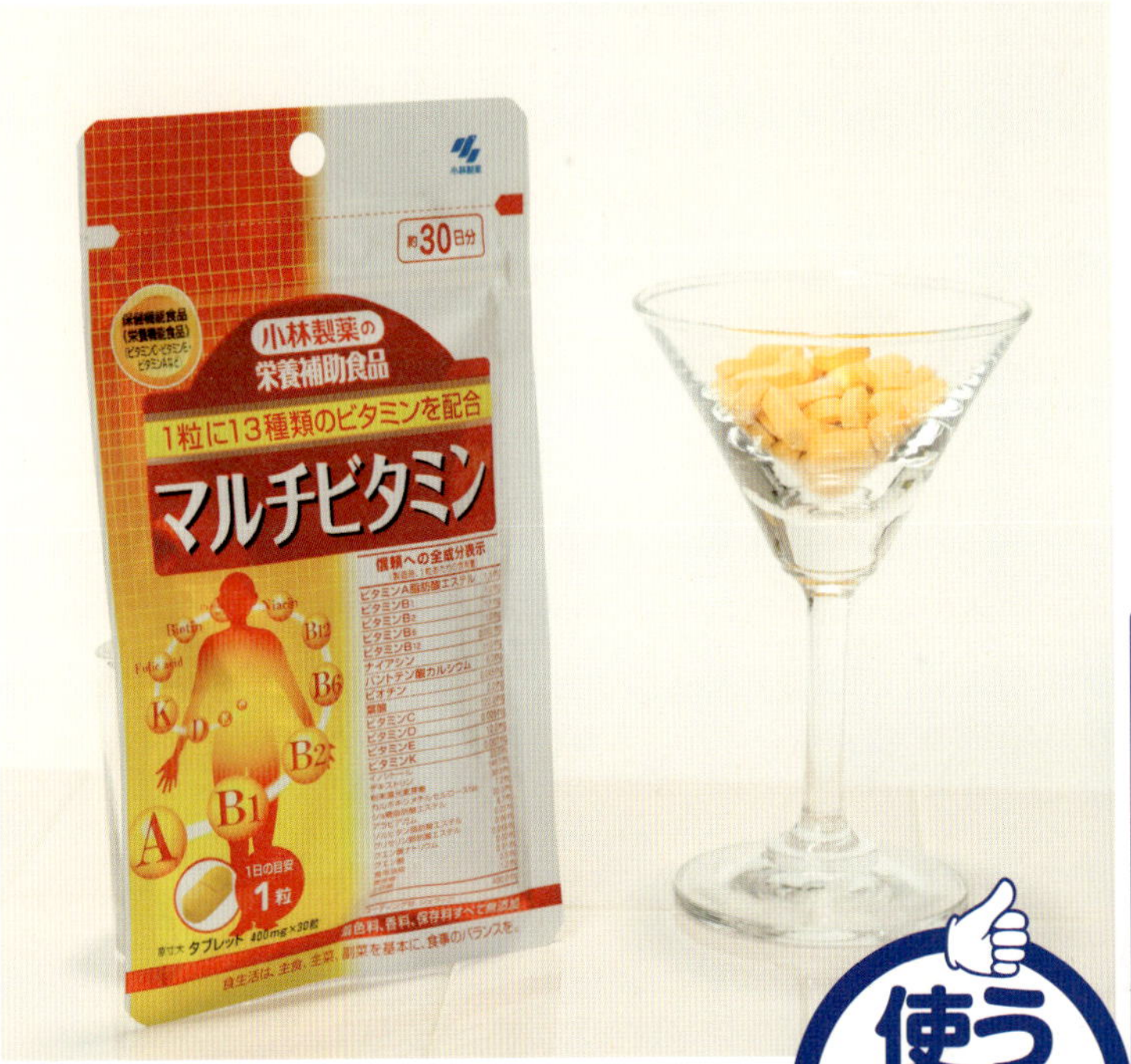

使うなら、こっち

マルチビタミン

（小林製薬）

デキストリン、粉末還元麦芽糖、麦芽糖、上白糖、食用油脂、V.C、イノシトール、ショ糖脂肪酸エステル、V.E、ナイアシン、アラビアガム、糊料（カルボキシメチルセルロース Na）、パントテン酸 Ca、シェラック、V.A、V.B_2、V.B_1、V.B_6、ソルビタン脂肪酸エステル、葉酸、グリセリン脂肪酸エステル、クエン酸 Na、ビオチン、クエン酸、V.K、V.D、V.B_{12}

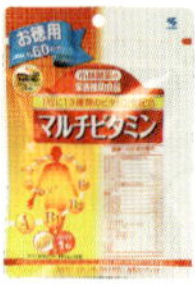

ショ糖脂肪酸エステルやアラビアガムなど、栄養強化剤以外の添加物が使われているが、発がん性と関係のあるものがないため、飲むならこっち。

いろいろあるマルチビタミンサプリ。一番安心して飲めるのはどれ?

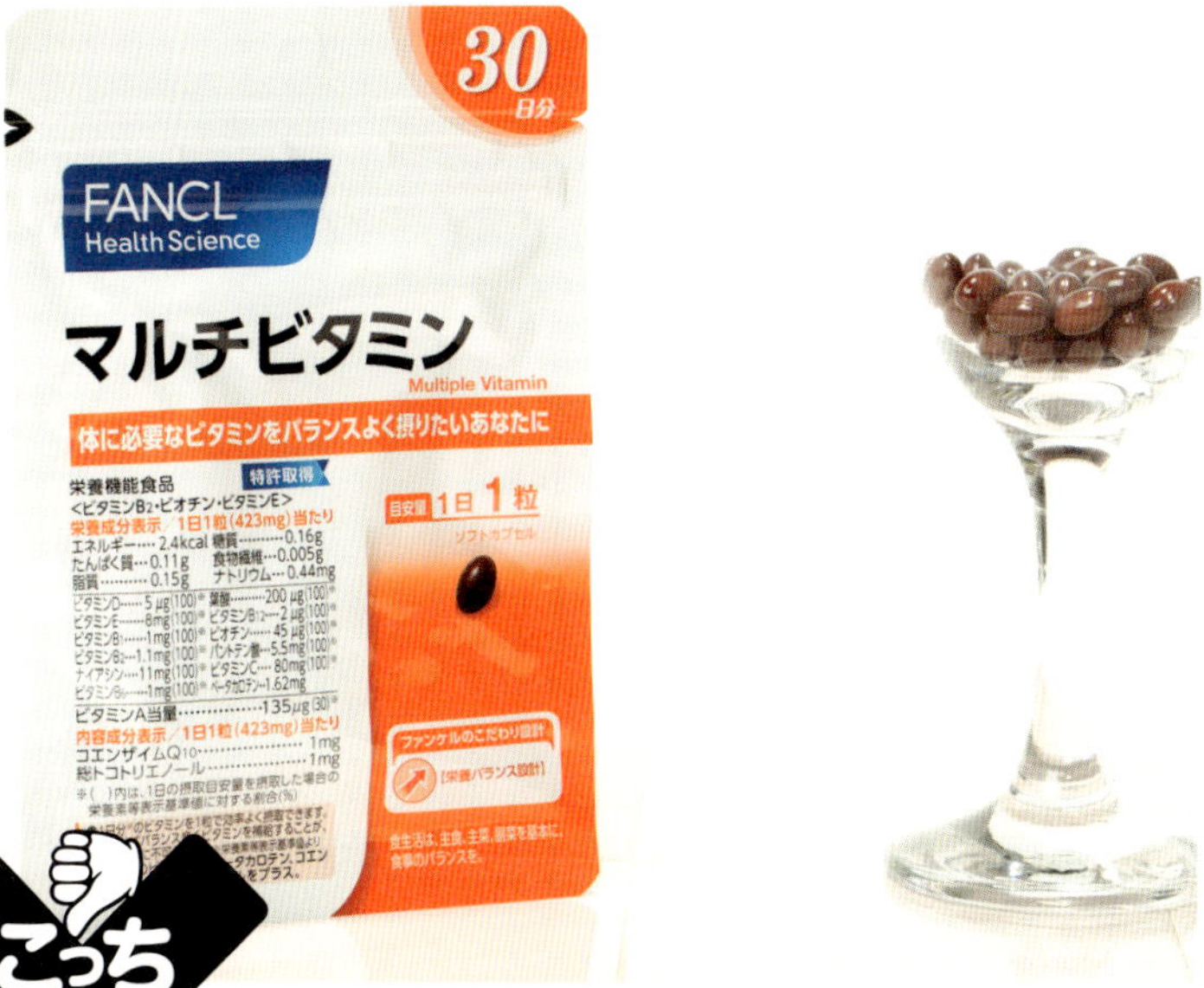

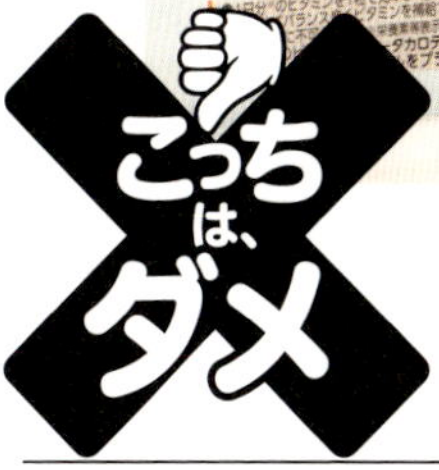

マルチビタミン

（ファンケル）

発がん性物質をふくんでいるかもしれないカラメル色素が使われているので ×。どうせ飲むなら、できるだけ不安点の少ないものを選ぶべき。

食用加工油脂、トコトリエノール含有米油エキス、コエンザイム Q10、ゼラチン、ビタミン C、グリセリン、ミツロウ、ナイアシンアミド、ビタミン E、パントテン酸カルシウム、デュナリエラカロテン、カラメル色素、レシチン (大豆由来)、ビタミン B_1、ビタミン B_6、ビタミン B_2、葉酸、ビオチン、ビタミン D、ビタミン B_{12}

全部で４種類あり、そのうち２つには発がん性物質がふくまれている。でも、製品には「カラメル色素」としか表示されない

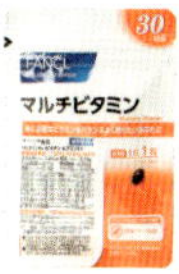

マルチビタミン

　本来ビタミンは、野菜や果物などからとるべきですが、毎日必要な各種ビタミンをまんべんなくとるのは、なかなか難しいことです。ビタミンは体内のエネルギー産生、赤血球の形成、皮膚や粘膜の生成などにかかわっているので、不足するとそれらが十分行われなくなる恐れがあります。ですから、どうしても食べ物だけでは十分にビタミンをとることができない人は、サプリを利用するのも１つの方法でしょう。

　マルチビタミンサプリは各社からいろいろな製品が出ていますが、ファンケルの【マルチビタミン】は止めた方がいいでしょう。なぜなら、カラメル色素がふくまれているからです。

　カラメル色素は、食品を褐色に染める食品添加物で、全部でカラメルⅠ、Ⅱ、Ⅲ、Ⅳの４種類があるのですが、ⅢとⅣには、原料に

ディアナチュラ マルチビタミン

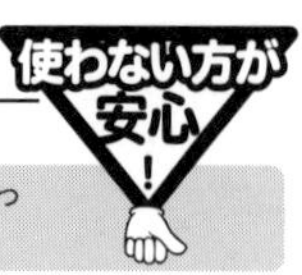

（アサヒフードアンドヘルスケア）

試しに飲んだところ、舌が刺激されて、胃がもたれ、重苦しい感じになったので、オススメできない。

V.C、セルロース、イノシトール、V.P、ナイアシン、酢酸ビタミンE、パントテン酸Ca、V.B_6、V.B_2、V.B_1、ステアリン酸Ca、微粒酸化ケイ素、V.A、葉酸、ビオチン、V.B_{12}、V.D、（原材料の一部に乳成分を含む）

アンモニウム化合物が使われています。そして、色素を作る過程でその原料が化学変化を起こして、4-メチルイミダゾールという物質ができてしまうのですが、アメリカの動物実験では、4-メチルイミダゾールには発がん性のあることがわかっているのです。

ただし、製品には「カラメル色素」としか表示されません。そのため、ⅠからⅣのどれが使われているのかわからないのです。でも、ⅢあるいはⅣが使われていた場合、4-メチルイミダゾールがふくまれることになります。ということは、発がん性物質を摂取することになってしまいます。これでは、いくらビタミンを摂取しても逆効果です。

一方、小林製薬の【マルチビタミン】の場合、発がん性と関係のある添加物は使われていません。ショ糖脂肪酸エステルやアラビアガムなど、栄養強化剤以外の添加物がいくつか使われていますが、試しにしばらく飲んでみたところ、胃粘膜に対する刺激はほとんどありませんでした。

マルチビタミン

(ディーエイチシー)

使わない方が安心！

問題となるような添加物は使われていない。ただし、成分が入っているゼラチンカプセルが胃の粘膜に刺激をもたらす心配がある。

オリーブ油、ビタミンE含有植物油、ゼラチン、ビタミンC、グリセリン、デュナリエラカロテン、酵素処理ルチン、ナイアシン、ヘスペリジン（オレンジ由来）、パントテン酸Ca、ミツロウ、ビタミンB_6、ビタミンB_2、ビタミンB_1、ビタミンD_3、レシチン（大豆由来）、葉酸、ビオチン、ビタミンB_{12}

ビタミンC

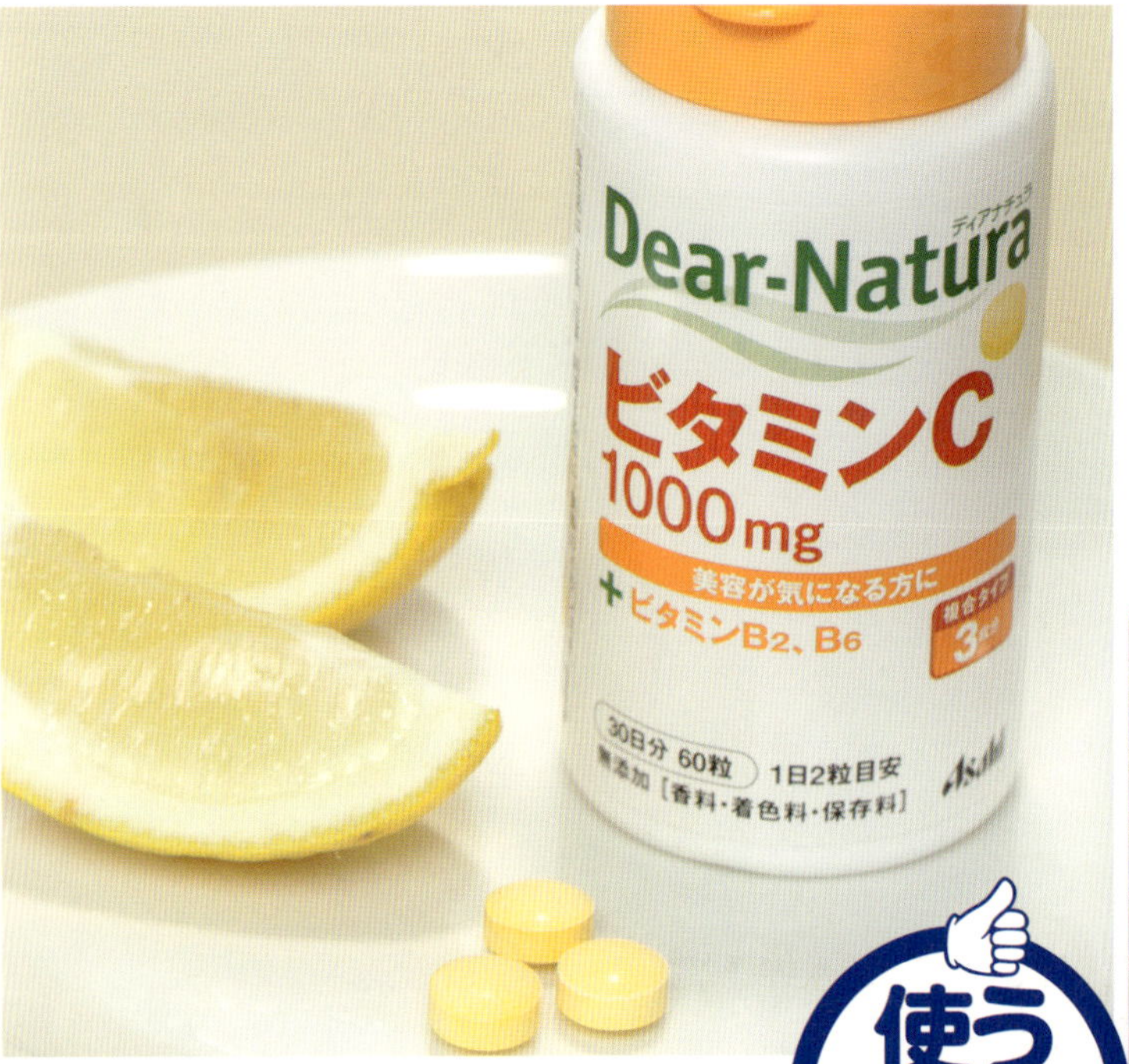

使うなら、こっち

ディアナチュラ ビタミンC（アサヒフードアンドヘルスケア）

ビタミン C、セルロース、ステアリン酸 Ca、ビタミン B2、ビタミン B6

セルロース：植物の細胞壁を構成する成分

ステアリン酸 Ca：脂肪酸にカルシウム(Ca) が結合したもの

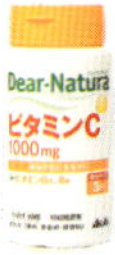

聞き慣れない名のセルロースとステアリン酸 Ca もふくめ、どの添加物も安全性に問題はない。そのため、ビタミン C サプリを飲むなら、これ。

いつでも、どこでも、気軽にビタミンCをゲット。ただ、必要のない副作用までゲットしないように。

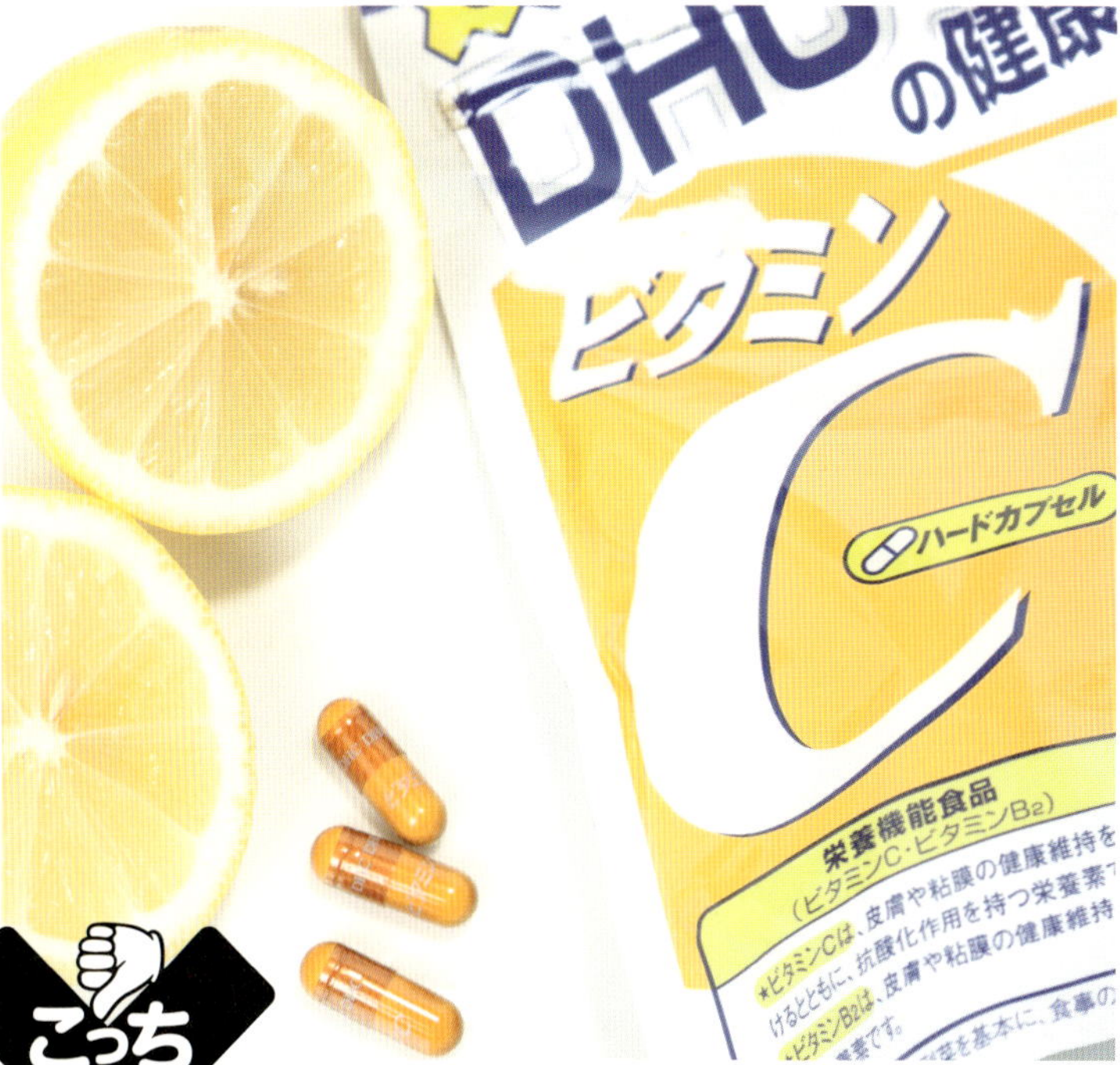

こっちは、ダメ

ビタミンC

(ディーエイチシー)

着色料・カラメル（カラメル色素）を使っているのでオススメできない。これには、発がん性物質がふくまれている可能性がある。

ビタミンC、ゼラチン、着色料(カラメル、酸化チタン)、ビタミンB_2

カラメル：発がん性のある4-メチルイミダゾールがふくまれている可能性がある

酸化チタン：発がん性の疑いがある

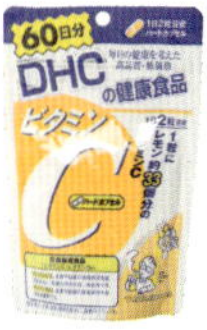

ビタミンC

「肌が荒れている」「歯茎から血が出る」という人は、ビタミンC不足が原因している可能性が高いといえます。なぜなら、ビタミンCが不足すると、肌の真皮《しんぴ》や血管壁を構成するタンパク質のコラーゲンが体内で十分作られなくなり、真皮や血管が不完全な状態になるからです。

壊血病《かいけつびょう》という病気をご存知でしょうか。歯茎や皮膚などから出血が起こり、貧血や衰弱などに陥り、最悪の場合には死に至ることもある病気です。

昔は、船乗りがよくかかる病気として知られていました。長い航海の際にビタミンCをふくむ新鮮な野菜や果物をとることができなくなり、ビタミンC不足になって発病するのでした。ですから、「肌が荒れる」「歯茎から出血する」という方は、軽い壊血病という

ビタミンC（アスコルビン酸原末）

（岩城製薬）

これもOK!

成分は、ビタミンC（アスコルビン酸）のみで、他は何もふくまれていない。そのため、これも安心して飲むことができる。

2g（1日量）中アスコルビン酸（ビタミンC）2g含有

見方もできると思います。

それを防ぐためには、ビタミンCをふくむ野菜や果物を食べればいいわけですが、仕事が忙しくてなかなかそれが難しいという人もいると思います。そんな人は、ビタミンCのサプリメントで補うのも1つの方法でしょう。

ただし、ディーエイチシーの【ビタミンC】は、オススメできません。というのも、着色料のカラメル（カラメル色素）がふくまれているからです。カラメル色素には、発がん性のある4-メチルイミダゾールがふくまれる可能性があります。

また、発がん性の疑いのある酸化チタンもふくまれています。

一方、【ディアナチュラ　ビタミンC】の場合、不安を感じる添加物は使われていません。

セルロースは、植物の細胞壁を構成する成分、ステアリン酸Caは、脂肪酸にカルシウム（Ca）が結合したもので、どちらも安全性に問題はありません。

ビタミンC
（小林製薬）

これもダメ

メチルヘスペリジンは、マウスでの実験で体重増加率の減少が見られた。そのため、人間の体への悪影響も考えられるため、これもダメ。

デンプン、ビタミンC、結晶セルロース、ショ糖脂肪酸エステル、ビタミンB_2、メチルヘスペリジン

カルシウム

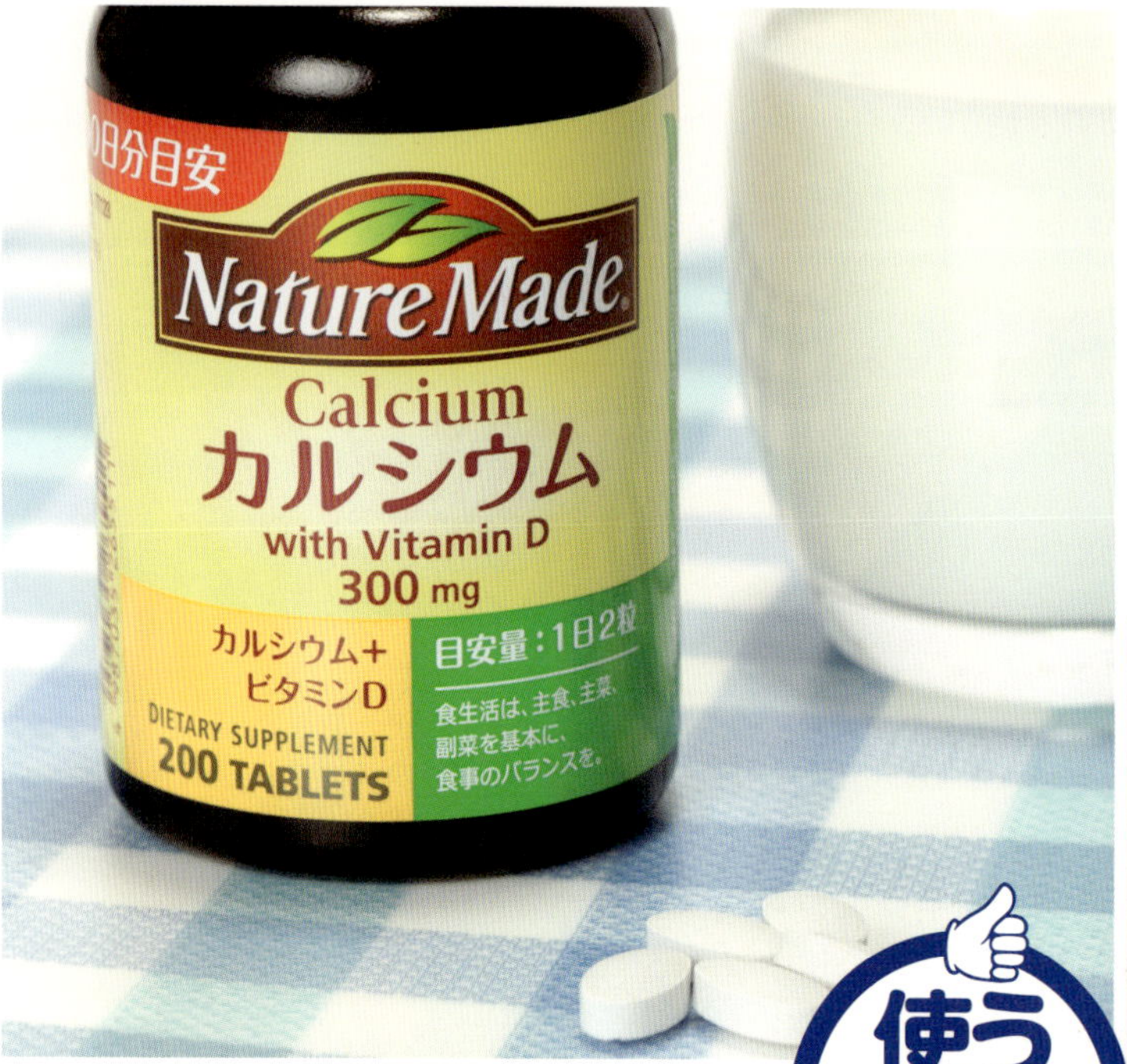

使うなら、こっち

ネイチャーメイド カルシウム（大塚製薬）

貝カルシウム、セルロース、ショ糖脂肪酸エステル、V.D

植物の細胞壁を構成するもの

ショ糖と脂肪酸を結合させたもので、添加物の一種。一度にたくさん摂取しない限り問題はない

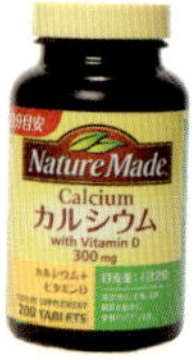

貝殻を原材料としているので安心。その他の添加物も安全性に問題はない。そのため、カルシウムを補給したいときは、こっちを選ぶべき。

必要な量のカルシウムを摂取することは大切。でも、不必要なものまで摂取していませんか？

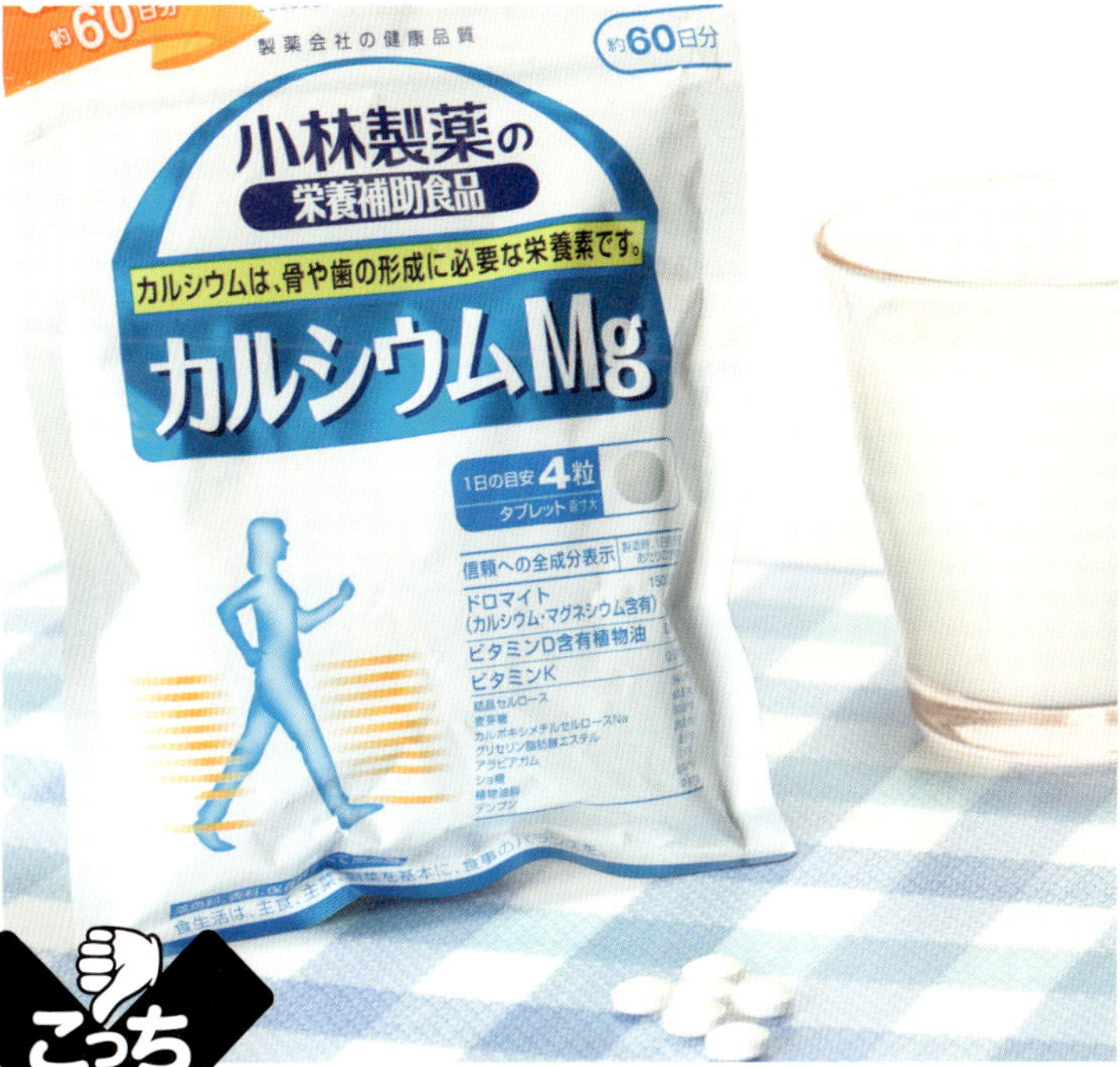

こっちは、ダメ

カルシウムMg

（小林製薬）

安全性の不確かなドロマイトを使っているのでダメ。毎日飲むものだから、不安要素のある製品はできる限り避けた方が無難。

ドロマイト、麦芽糖、ショ糖、植物油脂、デンプン、結晶セルロース、糊料（カルボキシメチルセルロースNa)、グリセリン脂肪酸エステル、アラビアガム、ビタミンK、ビタミンD

鉱物の一種。もともと鉄鋼業や化学工業で利用されていて、それがサプリメントにも使われるようになった。人によっては、胃のもたれや重苦しさなどを感じることがある

食品添加物の一種。吸入した人が喘息や鼻炎を発症したという報告がある

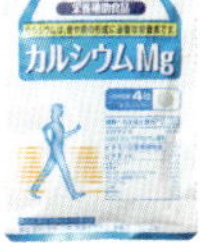

カルシウム

一般に日本人はカルシウム不足といわれていて、所要量の600mgに達しない人が少なくないようです。とくに高齢者の場合、カルシウムが不足すると、骨の形成が不十分となって、骨粗しょう症になる可能性があります。本来なら乳製品や小魚などで摂取すべきなのですが、なかなか難しい人もいて、サプリメントに頼る人もいるのでしょう。

カルシウムのサプリメントは各社から出ていますが、小林製薬の【カルシウムMg】はオススメできません。「ドロマイト」という得体の知れない原材料が使われているからです。ドロマイトは、苦灰石《くかいせき》、または白雲石ともいわれ、鉱物の一種です。石灰石にふくまれるカルシウムの一部がマグネシウムに置き換わったもので、もともとは鉄鋼業や化学工業で利用されてきたものです。それが、サ

ディアナチュラ カルシウム×マグネシウム＋マルチビタミン（アサヒフードアンドヘルスケア）

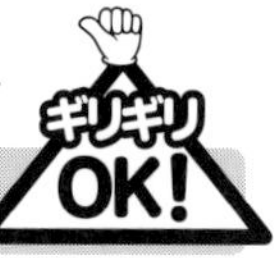

貝Ca（カルシウム）が使われている。添加物のステアリン酸CaとHPMC（メチルセルロース）が使われているが、毒性は認められていない。

デキストリン、貝Ca、セルロース、酸化Mg、V.C、イノシトール、ステアリン酸Ca、酢酸V.E、V.P、ナイアシン、糊料（HPMC）、パントテン酸Ca、$V.B_6$、$V.B_2$、$V.B_1$、V.A、葉酸、ビオチン、V.D、$V.B_{12}$、（原材料の一部に乳成分を含む）

プリメントにも使われるようになったのですが、まだ食品としての歴史が浅く、本当に安全なのかどうかわかっていない状況です。人によっては、胃のもたれや重苦しさなどを感じる心配があります。

また、アラビアガムは、アラビアゴムノキ、またはその他の同属種の分泌液を乾燥して得られたもので、食品添加物の一種。

しかし、それを吸入した人が喘息や鼻炎を発症したという報告があります。毎日飲むものなので、こうした不安要素のある製品はできるだけ避けた方がよいでしょう。

一方、【ネイチャーメイド カルシウム】は、貝殻を原材料としているので安心できます。

また、ショ糖脂肪酸エステルは、ショ糖と脂肪酸を結合させたもので、添加物の一種ですが、一度にたくさん摂取しない限り、問題はありません。セルロースは植物の細胞壁を構成するもの、V・D（ビタミンD）はカルシウムの吸収に必要な栄養素。どちらも問題はありません。

ローラ カルシウム＋D

使わない方が安心！

（明治）

原材料に骨カルシウムを使っているが、添加物である酸味料、乳化剤、香料に何が使われているのかわからず、そのため安全性も不明。

砂糖、骨カルシウム、酸味料、乳化剤、増粘剤（プルラン）、香料、調味料（有機酸等）、V.D、（原材料の一部にりんごを含む）

コラーゲン

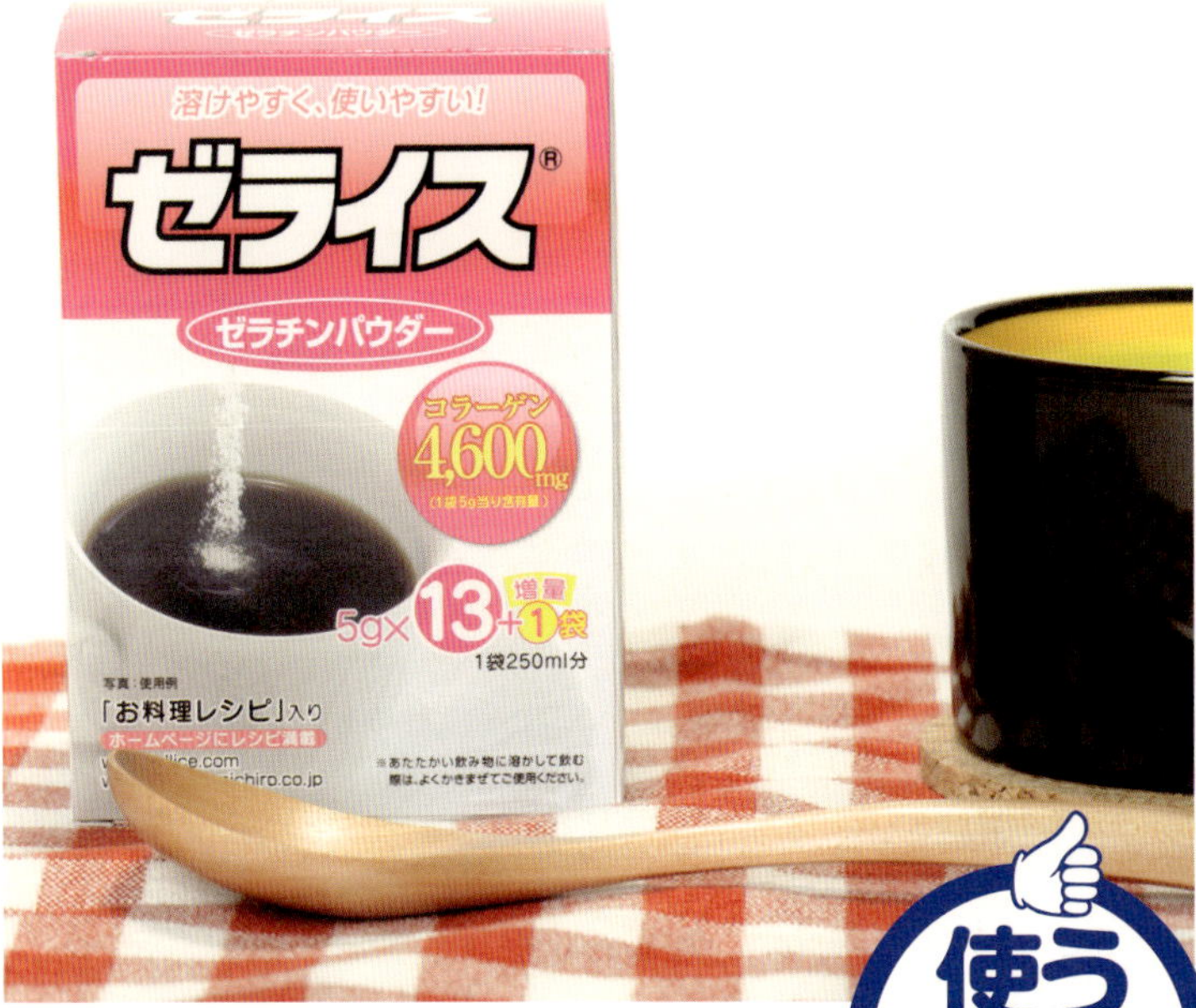

使うなら、こっち

くすり・サプリ

ゼライス

(マルハニチロ)

ゼラチン
コラーゲンを少し分解したもの

この製品は、豚の皮などから得たコラーゲンを原料に作られたゼラチンパウダーで、添加物は使われていない。だから、安心して摂取できる。

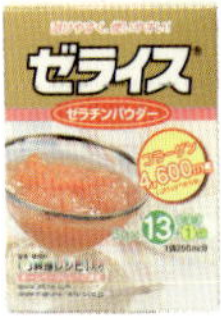

女性だったら誰もがほしがるコラーゲンだけど、余計なものが入っていないかチェックして。

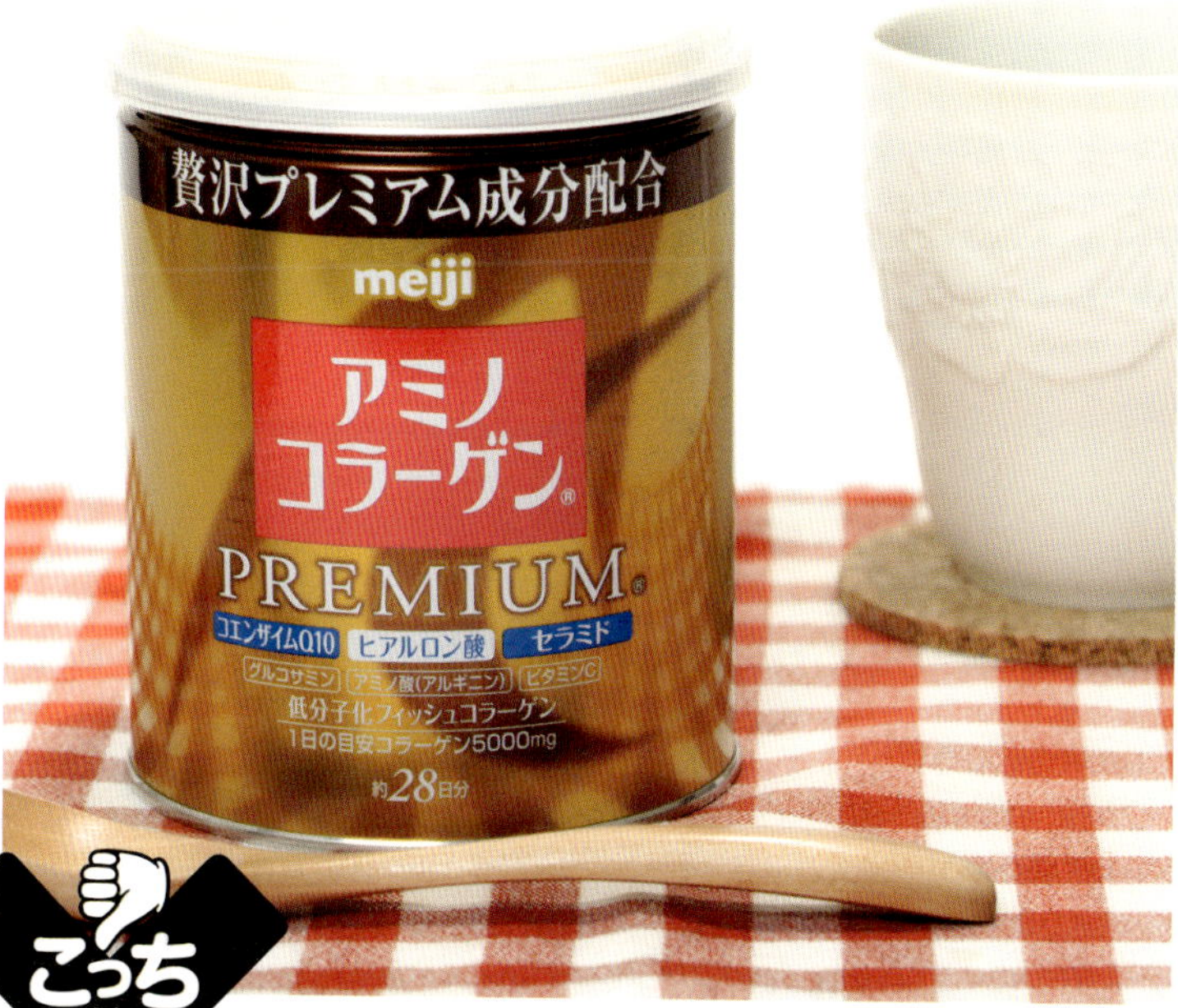

こっちは、ダメ

アミノコラーゲン プレミアム

(明治)

合成甘味料のスクラロースがふくまれている製品。これは免疫力を低下させる可能性のある添加物なので、摂取することはオススメできない。

魚コラーゲンペプチド(ゼラチン)、マルトデキストリン、植物油脂、コエンザイムQ10、米胚芽抽出油(セラミド含有)、トレハロース、V.C、グルコサミン、アルギニン、香料、ヒアルロン酸、乳化剤 (大豆を含む)、増粘剤(アラビアガム)、甘味料(スクラロース)

有機塩素化合物の一種であり、ラットを使った実験では、胸腺や脾臓のリンパ組織を委縮させることがわかっている。だから、免疫力が低下する可能性がある

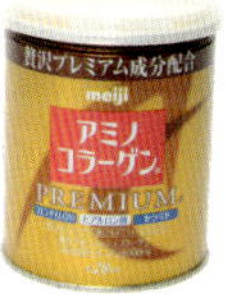

コラーゲン

肌をしっとりスベスベにするとして、女性に大人気のコラーゲン。それを手軽に補給できるということで売られているのが、コラーゲンサプリで、粉末タイプやドリンクタイプの製品が売られています。しかし、そのほとんどはオススメできません。なぜなら、安全性の不確かな合成甘味料が入っているからです。

人間の体は60～70％が水で、次に多いのがタンパク質で15～20％を占めています。そのタンパク質のうち、実に約30％がコラーゲンなのです。皮膚の真皮《しんぴ》、血管壁、軟骨、目のガラス体など多くの組織は、主にコラーゲンでできているからです。したがって、体内でコラーゲンが十分に生成されないと、肌が荒れたり、血管がもろくなったりするのです。

コラーゲンは分子量が大きいので、摂取してもそのまま吸収され

クックゼラチン

（森永製菓）

これもOK!

【ゼライス】と同様にゼラチンパウダーであり、通常の食品。ゼラチンのみで、添加物は使われていないので、安心してとることができる。

ゼラチン

ませんが、消化管で分解されて各種アミノ酸となって吸収されます。体内では、それを原料にコラーゲンが生成されます。したがって、ゼラチン（コラーゲンを少し分解したもの）を摂取すれば、アミノ酸となって吸収され、皮膚の真皮がしっかりしたものとなり、肌の状態がよくなるのです。

ただし、【アミノコラーゲン プレミアム】には、合成甘味料のスクラロースが添加されているので、オススメできません。スクラロースは、悪名高い有機塩素化合物の一種であり、ラットを使った実験では、胸腺《きょうせん》や脾臓《ひぞう》のリンパ組織を委縮させることがわかっています。ですから、免疫力が低下する可能性があるのです。

一方、【ゼライス】は、豚の皮などから得られたコラーゲンを原料に作られたゼラチンパウダーで、添加物はふくまれていません。ですから、安心して摂取することができます。これは通常の食品であり、コーヒーゼリーやフルーツゼリーにして食べてください。みそ汁やカフェオレなどにそのまま溶かして飲んでもＯＫです。

ザ・コラーゲン＜ドリンク＞

（資生堂薬品）

これもダメ

クエン酸以降が食品添加物になる。安全性の不確かな合成甘味料のスクラロースやアセスルファムＫが使われている。

[原材料名] エリスリトール、コラーゲンペプチド（魚由来）、杜仲葉・高麗人参エキス、こんにゃく芋エキス（セラミド含有）、ローヤルゼリー、アムラ果実エキス、ユズ種子エキス、オルニチン、ハトムギエキス、GABA（γ-アミノ酪酸）、クエン酸、ビタミンC、香料、甘味料（スクラロース、アセスルファムK）、ヒアルロン酸、（原材料の一部にゼラチンを含む）

マカ

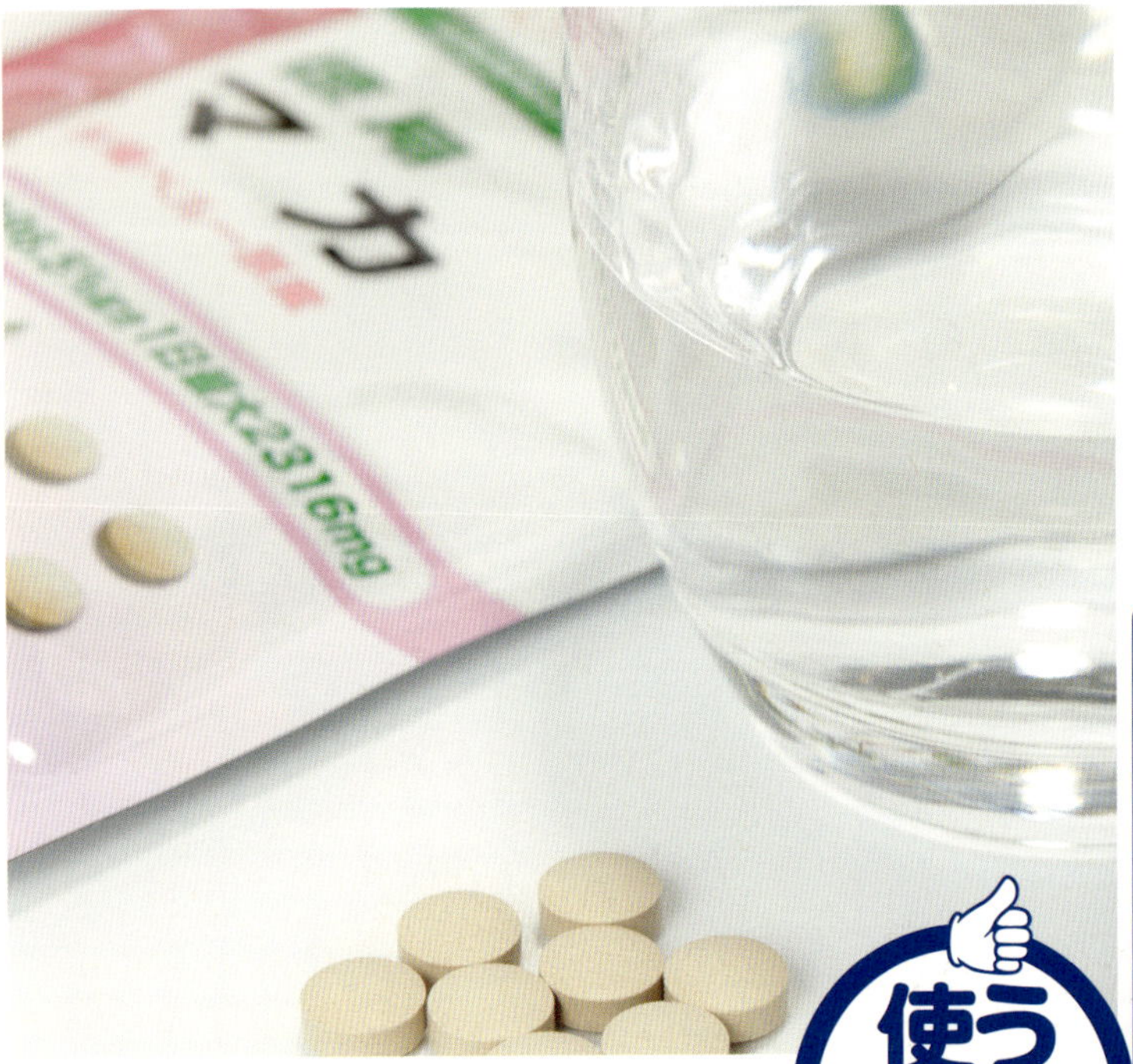

使うなら、こっち

徳用マカ

（エーエフシー）

マカ、微粒二酸化ケイ素、ステアリン酸カルシウム

ガラスの成分の二酸化ケイ素を細かい微粒子状にしたもの。体に悪影響はないと見られるが、抵抗を感じる人もいるだろう

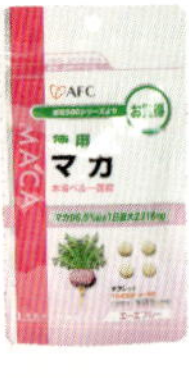

成分は３つだけで、その中に体へ悪影響をおよぼす可能性のあるものはない。だから、比較的安心して飲むことができる。選ぶなら、こっち。

精力増強作用のあるマカ。どうせ飲むなら安心できるものを。

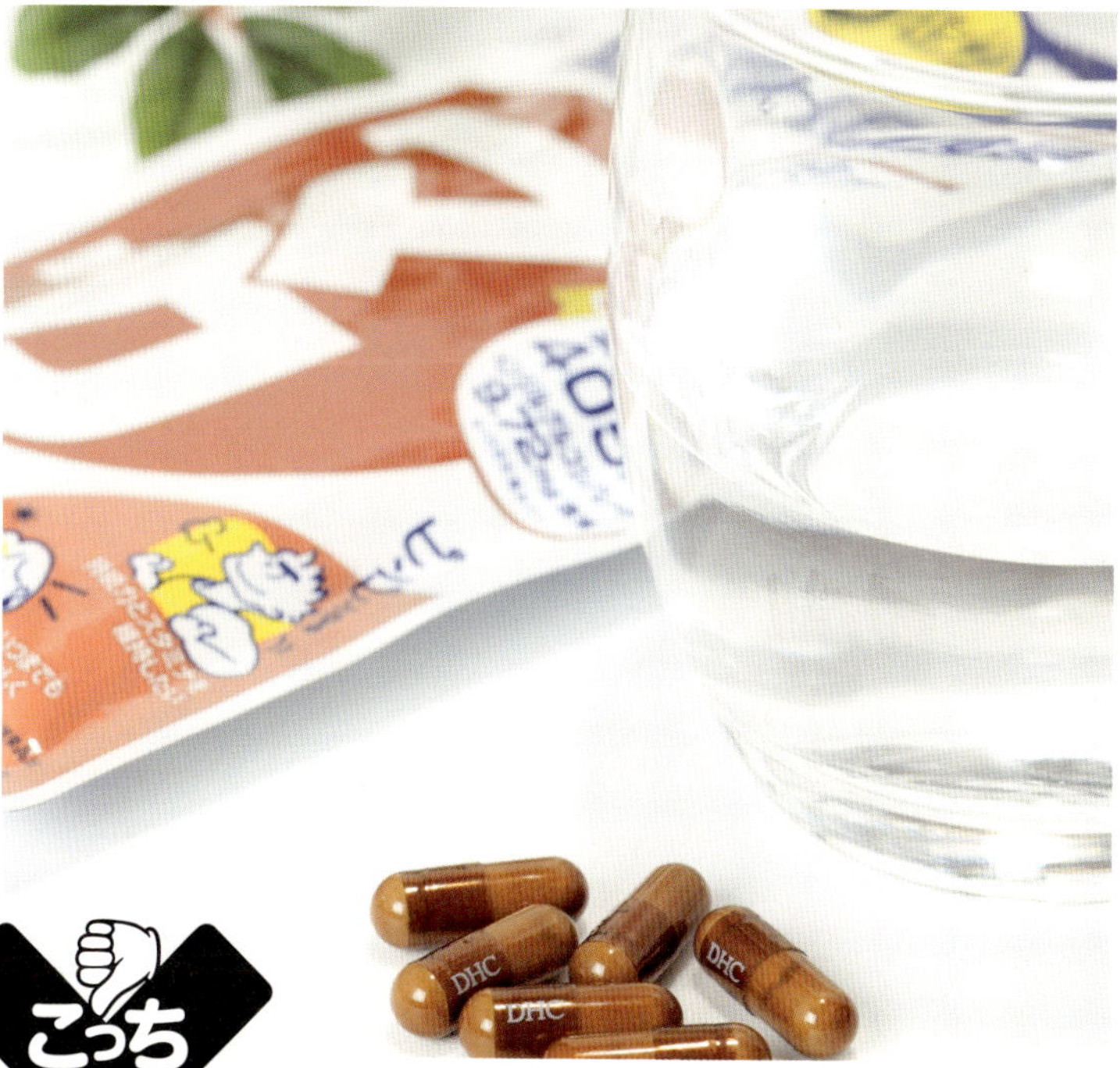

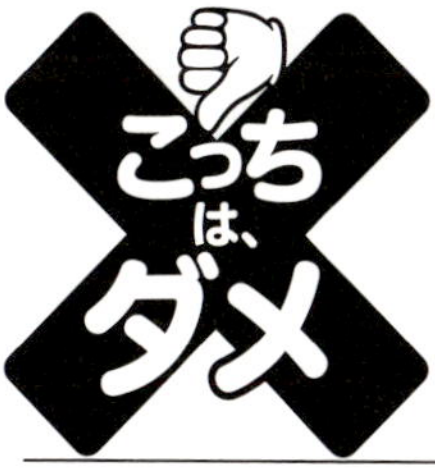

マカ
（ディーエイチシー）

発がん性物質がふくまれる可能性のある着色料のカラメル、発がん性の疑いのある酸化チタンが使われている。そのため、こっちはダメ。

マカ濃縮エキス末（マカ抽出物、デキストリン）、ガラナエキス末、亜鉛酵母、冬虫夏草菌糸体末、セレン酵母、ゼラチン、セルロース、グリセリン脂肪酸エステル、着色料（カラメル、酸化チタン）

全部で４種類あり、そのうち２つには発がん性物質がふくまれている。でも、製品には「カラメル」としか表示されない

発がん性の疑いがある

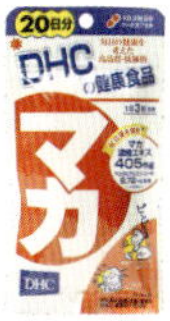

マカ

年齢を重ねるとともに精力は確実に低下していきます。また、最近では、若い男性も精力の低下に悩んでいる人がいるようです。そんな人をターゲットとした精力剤がいろいろ売られていますが、いずれも効果を裏づける証拠はないようです。そんな中で、珍しく科学的にある程度の精力増強作用が示されているものがあります。それが「マカ」なのです。

マカは、南米原産のアブラナ科の多年草で、カブに似た根茎部分が、現地では古くから食用として利用されています。俗に男女ともに「強壮作用がある」といわれ、それを期待して食べている人も多いようです。そして、その作用は確かなようなのです。

健康食品について、その効果や安全性を検証している国立健康・栄養研究所の「『健康食品』の安全性・有効性情報」によると、「健康な男性56名（32〜56歳）を対象とした二重盲検並行群間無作為化

ディアナチュラ マカ

（アサヒフードアンドヘルスケア）

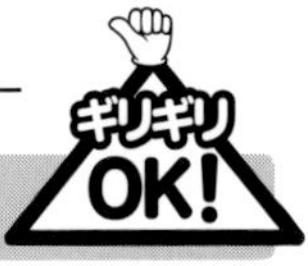

デキストリンはいくつものぶどう糖が、ステアリン酸Caは脂肪酸にカルシウムが結合したもので問題はないが、舌に多少刺激がある。

マカエキス末（マカエキス、デキストリン）、デキストリン、醗酵黒にんにく末、グルコン酸亜鉛、ステアリン酸Ca、糊料（プルラン）、セラック、V.B$_6$、V.B$_2$、V.B$_1$

プラセボ比較試験において、マカを1.5ｇまたは３ｇ／日、12週間摂取させたところ、性欲を改善することが示唆されたという報告がある」といいます。

また、安全性については、「短期間であれば適切に用いた場合、経口摂取で安全性が示唆されている」とのこと。

こうしたデータもあってか、さまざまなマカのサプリが売られています。そんな中で、エーエフシーの【徳用マカ】は、原材料がシンプルなので、比較的安心です。微粒二酸化ケイ素は、ガラスの成分の二酸化ケイ素を微粒子状にしたもので、錠剤を固めるために使います。消化管から吸収されることはないと考えられるので、体に悪影響をおよぼすことはないでしょう。ステアリン酸カルシウムは、脂肪酸とカルシウムが結合したものなので、問題はありません。

一方、ディーエイチシーの【マカ】は、発がん性物質がふくまれる可能性のある着色料のカラメル、そして発がん性の疑いのある酸化チタンが入っているのでＮＧです。

マカ

（ファンケル）

使わない方が安心！

亜鉛酵母やセレン酵母など、食経験の短いものが使われているので、食べない方が安心。

マカエキス末、食用ホタテ貝殻粉、でんぷん、亜鉛酵母、セレン酵母、セルロース、ショ糖エステル、シェラック

グルコサミン

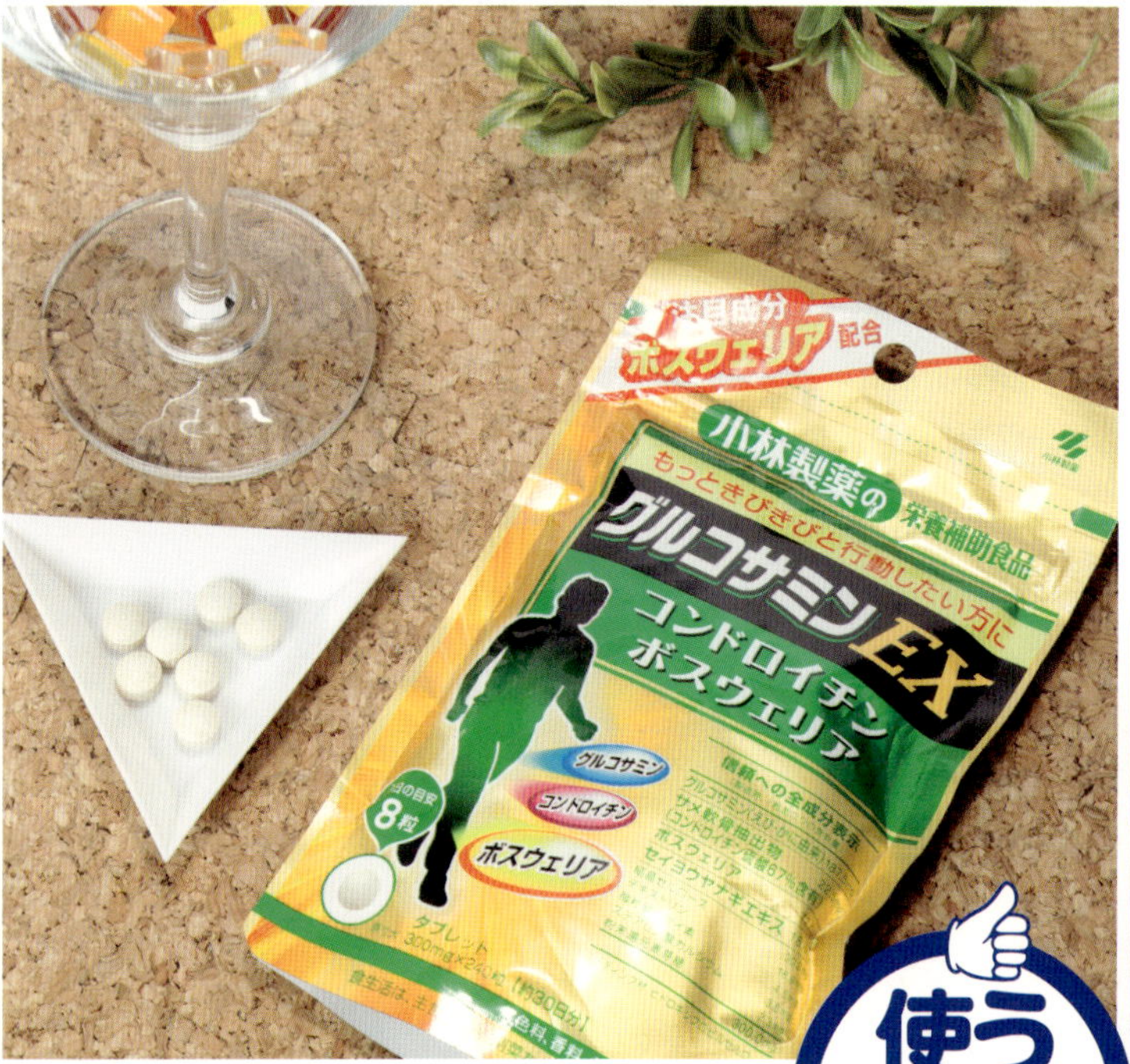

使うなら、こっち

グルコサミンEX

（小林製薬）

サメ軟骨抽出物、デキストリン、ヤナギエキス、ボスウェリアエキス、粉末還元麦芽糖、グルコサミン（えび・かに由来）、結晶セルロース、微粒酸化ケイ素、ヒドロキシプロピルセルロース、ステアリン酸カルシウム

ガラスの成分の二酸化ケイ素を細かい微粒子状にしたもの。体に悪影響はないと考えられる

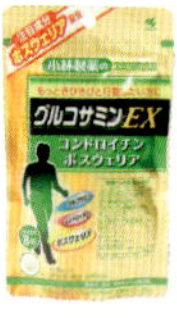

体に悪影響をおよぼす可能性のある成分はふくまれていない。だから、グルコサミンサプリメントを飲むのであれば、この製品がオススメ。

膝の痛み＝グルコサミンという人は、余計な成分が入っていないか確認を。

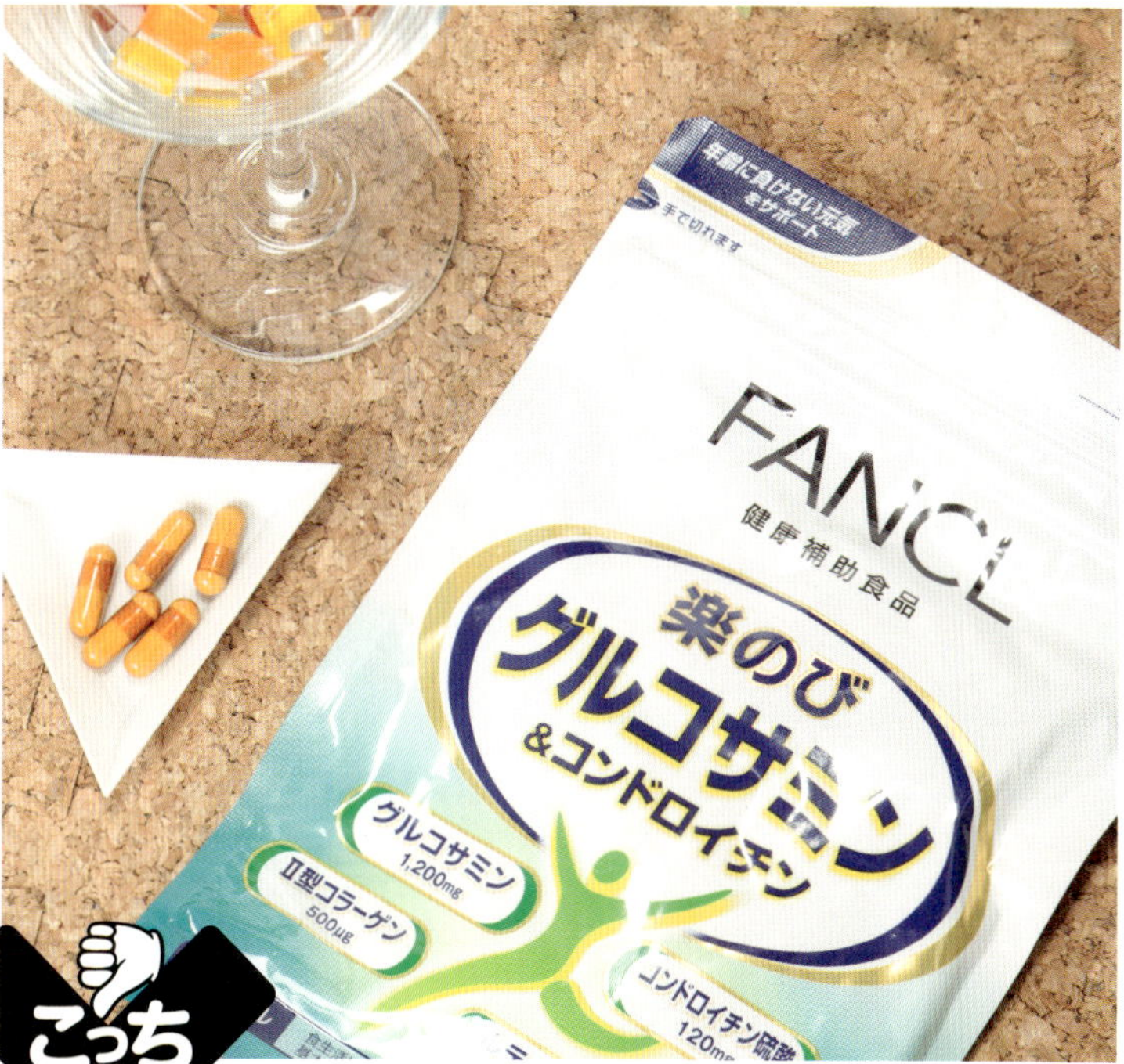

こっちは、ダメ

楽のび グルコサミン &コンドロイチン （ファンケル）

発がん性物質がふくまれている可能性のあるカラメル色素が使われている。体に害をおよぼす可能性があるものは、できるだけ避けたいもの。

グルコサミン（えび・かにを含む）、コンドロイチン含有ムコ多糖たんぱく（さけを含む）、マリーゴールドエキス(ルテイン含有)、鶏軟骨エキス(コラーゲン含有)、ヒドロキシプロピルメチルセルロース、セルロース、ビタミン C、ショ糖エステル、スパイス抽出物、カラメル色素

全部で４種類あり、そのうち２つには発がん性物質がふくまれている

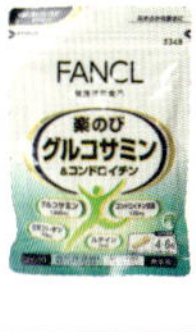

グルコサミン

お年寄りだけでなく、膝の痛みに悩まされている方はとても多いようです。

膝の関節には歩く際に体重の2~3倍、階段を降りる際にはなんと5倍もの力がかかります。そのため、負担がかかって痛みを覚えるのです。その原因は、膝の軟骨がすり減っていることにあり、これは、変形性膝関節症といわれます。

そこで、軟骨成分の1つであるグルコサミンを成分としたサプリメントが売られているというわけなのです。では、その効果のほどはどうなのでしょうか?

国立健康・栄養研究所の「『健康食品』の安全性・有効性情報」によると、「ヒトでの有効性については、硫酸《りゅうさん》グルコサミンの摂取が骨関節炎におそらく有効と思われている」といいます。これまでに症状が改善したという例がいくつもあって、その1つは、「膝に骨関節炎を持つ患者において、硫酸グルコサミン摂取者はプラセボ摂取者に比べて、痛みと機能を測定する値が改善したという報告があり、この効果は投与期間を数週間から3年までとした複数の研究で再現性があった」というもの。

グルコサミンは、グルコース（ブドウ糖）にアミノ基（$-NH_2$）がついたアミノ糖の一種であり、分子量が小さいので、消化管からそのまま吸収されると考えられます。そして、それが膝関節に移行して、軟骨が形成されてしっかりするため、痛みや機能が改善すると考えられます。

したがって、グルコサミンをふくむサプリメントを飲み続ければ、痛みや機能が改善される可能性はあるのです。

ただし、ファンケルの【楽のび グルコサミン&コンドロイチン】には、発がん性物質をふくむ可能性のあるカラメル色素がふくまれているので、避けた方がよいでしょう。

パワーグルコサミン

使わない方が安心！

（ディーエイチシー）

グルコサミンは確かにふくまれているが、筋骨草エキス末や骨砕補エキス末など、正体不明の原材料が使われているので、飲まない方が賢明。

サメ軟骨抽出物（コンドロイチン硫酸含有）、鶏軟骨抽出物（Ⅱ型コラーゲン、コンドロイチン硫酸含有）、コラーゲンペプチド（魚由来）、筋骨草エキス末、骨砕補エキス末、ボスウェリアセラータエキス末、エラスチンペプチド（魚由来）、グルコサミン（えび、かに由来）、セルロース、グリセリン脂肪酸エステル、カルボキシルメチルセルロースCa、ヒアルロン酸、二酸化ケイ素、ステアリン酸Ca

家族の健康のために考えたい空気清浄機のこと

ウイルス、細菌、カビは本当に不必要？

ウイルスや細菌、カビと聞くと、みなさんはどのようなイメージを持つでしょうか？また、普段からそれらのことをどの程度気にしているでしょうか？

イメージについては、ある人は「病気を引き起こす怖い存在」と考え、またある人は「人間に必要ないもの」と思うかもしれません。

一方、どの程度気にしているかについては、季節によってそれぞれの注目度が変わるという人が多いのかもしれません。

たとえば、夏になると、気温や湿度が高くなり、それによって繁殖しやすくなるカビのことばかりがすごく気になる。冬になると、インフルエンザが流行し、ウイルスのことばかりがすごく気になる。このように、その時期、一番目につきやすいものに気をとられる人が多いのではないでしょうか。

ただ、いずれにせよ、ウイルスや細菌、カビのことが気にはなるけれど、否定的にとらえているという方がほとんどだと思います。

その証拠に、現在さまざまな企業から室内の空気を浄化する、言い換えれば、室内からウイルスや細菌、カビを取り除くための空気清浄機（もしくは加湿空気清浄機）が盛んに売られています。

しかし、そもそもウイルスや細菌、カビを室内から取り除くことは本当に必要なことなのでしょうか？　そして、その機能を持つ空気清浄機は必要なのでしょうか？

その疑問を、代表格であるシャープとパナソニックの空気清浄機の働きと効果を通して考えていきましょう。

シャープの空気清浄機

「プラズマクラスターは、シャープだけ」というキャッチフレーズを、テレビＣＭで聞いたことのある方も多いと思います。そう、シャープの空気清浄機のウリは、この「プラズマクラスター」。

このプラズマクラスターとは、自然界にあるのと同じプラスイオン（Ｈ＋）とマイナスイオン（O_2^-）を、プラズマ放電という技術によって空気中に大量に発生させます。それが浮遊するカビや細菌、ウイルスの表面に付着し、酸化力のひじょうに高いＯＨラジカルに変化します。そして、カビや細菌、ウイルスから水素（Ｈ）を抜き取り、結果、タンパク質が破壊されて、それらは死んでしまいます。

なお、残ったＯＨラジカルは、抜き取られた水素（Ｈ）と結合して、水（H_2O）になり、空気中に戻ります。

では、効果はどうかというと、第三者機関を通して行った実験では、約8畳相当の試験空間にプラズマクラスターイオンを放出したところ、約１９５分で99％の浮遊するカビを除去できたといいます。

また、約6畳相当の試験空間にウイルスを浮遊させ、プラズマクラスターイオンを放出した実験では、約９分でウイルスの作用を99％抑えたといいます。

パナソニックの空気清浄機

シャープが「プラズマクラスター」をウリにしているのに対し、パナソニックのウリは「ナノイー」。

何が違うのか疑問に感じる人もいるかと思いますが、両者の働きは基本的に同じものであると考えていいでしょう。

ただ、念のためにナノイーの働きを説明すると、まず活性酸素の一種であるOHラジカルを包み込んだ水の粒子（＝ナノイー）を発生させます。それが、空気中の酸素や窒素に邪魔されることなく、浮遊するウイルスや細菌、カビなどに到達します。そして、浮遊するウイルスや細菌、カビなどの表面のタンパク質内にある水素（H）と結合して、水素を取り去ってしまいます。その結果、タンパク質は変質して、ウイルスは無力化、細菌やカビの働きは抑制されるわけです。

効果は、第三者機関によって行われた実験では、約6畳相当の試験空間にナノイーを放出したところ、約13分で99％の浮遊するウイルスを抑制できたといいます。浮遊する細菌の場合は、25㎥の試験空間にナノイーを放出したところ、4時間で99％以上抑制できたといいます。

つまり、効果の差はあるにしても、シャープ、パナソニックのどちらの空気清浄機も、ウイルス、細菌、カビなどをかなり減少させることができるわけなのです。

空気清浄機が人間の免疫を低下させるかも？

ここまで読んできて、「ウイルス、細菌、カビを除去してくれる空気清浄機はやっぱり必要なのでは？」と思った方が大半だと思います。

でも、ここで最初の疑問に立ち戻って考えてみてほしいのです。

ウイルス、細菌、カビを室内から消し去ってしまうこと、それははたして必要なことなのでしょうか？　また、それは体にとってよいことなのでしょうか？

実は、室内を浮遊するウイルスは、病原性をほとんど持っていないのです。カビも同じで、病気を引き起こすものはほとんどいません。もしそれらが病原性を持っていたら、みんな病気になってしまうはずです。ですから、部屋の中でカビが大量発生してしまったと聞いたら、誰もが気味悪く思うでしょうが、そうであっても病気になることはほとんどないのです。

むしろ、人間の体というのは、こういった微生物と共存することで、一定の免疫力を維持しているのです。

人間の体には、数多くの微生物が棲み着いています。たとえば、腸には１００種類以上、

100兆個程度の細菌が棲み着いています。のどにはカンジダなどのカビ、肺にはカリニ原虫という原生動物、口の中にも300種類くらいの細菌が棲み着いています。

でも、こんなにもたくさんの微生物が人間の体の中にいるというのに、ふだん私たちはなんの不調もなく生活しているわけです。

それは、体の免疫が細菌の増加を抑え、細菌に悪さをさせていないためなのです。つまり、微生物と免疫はつねに拮抗し、一定のバランスを保っているわけなのですが、もし微生物がいなくなってしまうとどうなるか考えてみてください。免疫は、微生物がいなくなればなるほど働く必要がなくなっていき、その力は低下していってしまうでしょう。

また、それは人間の体の中にいる微生物に関してだけの話ではありません。人間の体の周囲にいる微生物に関しても同じことがいえます。それは、免疫はそこでもバランスをとろうと働くわけですから、それらがいなくなってしまえば、やはり免疫の力が低下していってしまうからです。

そして、ここが一番大事なところなのですが、そんな状態の人が外へ出たらどうなってしまうでしょうか?

当然、免疫の力が衰えているわけですから、病原性のウイルスや細菌に感染する可能性が高まってしまうはずです。

空気清浄機とインフルエンザの関係

少し話がそれますが、気になる人も多いと思いますので、空気清浄機がインフルエンザ予防にどれほどの効果があるかについても考えてみましょう。

たとえば、家族の誰かがインフルエンザウイルスに感染したとします。その場合、空気清浄機はその人から別の人にインフルエンザウイルスが感染することを防ぐことができるでしょう。なぜなら、空気清浄機は浮遊するウイルスの働きをほとんど抑えることができるためです。

でも、インフルエンザなどの病原性ウイルスは、基本的に外で感染するものです。そうなると、空気清浄機は室内で使用するものですから、当然その力はおよばず、ほとんど意味がないということになってしまいます。

使ってもいい空気清浄機は、どれ？

これまでの話をまとめてみると、室内からウイルスや細菌、カビを除去してしまうことが一概に正しいとはいえなさそうです。また、空気清浄機を使うならどれが良くて、どれが悪い、という判断をすることも難しくなってしまいます。

それは、ここまで述べてきたように、すべての空気清浄機の目的が、ウイルスや細菌、カビなどを取り除くことだけに向けられ、人間の免疫力の低下に関しては考えられていないためです。

さらに、インフルエンザ予防に関しても、どれも効果があるとはいえないためです。

それよりもむしろ大切なのは、「ウイルスや細菌、カビはいない方がいいに決まっている」という思い込みを捨てることでしょう。

そして、カビや細菌、ウイルスを除去する空気清浄機が本当に必要なのか、一人ひとりが考えてみることです。

よく考えれば、答えは自ずと出てくると思います。

知っておいて損はない医薬品と医薬部外品の違い

医薬品とは

一口に生活用品といっても、単なる生活雑貨、化粧品、医薬品、医薬部外品などさまざまな種類があります。ドラッグストアやスーパーなどでは、これらがごっちゃになって売られています。消費者からすれば、医薬品であろうと、医薬部外品であろうと、安全で役に立てばいいわけですが、やはりそれらの違いをある程度知ったうえで、購入したり、使ったりした方がプラスになるでしょう。そこで、それらの違いについて見ていきたいと思います。

これらの中で、一番ほかと違いがあるのが「医薬品」です。これは、薬事法という法律によって厳格に定義されています。その定義とは、次のようなものです。

1. 日本薬局方に収められている物
2. 人又は動物の疾病の診断、治療又は予防に使用されることが目的とされている物であって、機械器具、歯科材料、医療用品及び衛生用品（以下「機械器具等」という。）でないもの（医薬部外品を除く。）
3. 人又は動物の身体の構造又は機能に影響を及ぼすことが目的とされている物であって、機械器具等でないもの（医薬部外品及び化粧品を除く。）

以上ですが、つまり人間や動物の病気の治療や予防、診断などに使われるものであって、機械や器具でないものということです。

なお、「日本薬局方」とは、医薬品の性状や品質の適正化を図るために、厚生労働大臣が定めた医薬品の規格基準です。

厚生労働大臣は、医薬品を製造しようとする企業などから申請があった場合、それの効能・効果、安全性などについて審査して、医薬品として適当かどうかを判断し、適当と判断された場合、製造を承認します。適当でない場合、承認は下りず、医薬品として製造・販売することはできません。

現在、医薬品は、第1類医薬品、第2類医薬品、第3類医薬品に分類されています。第1類は、医薬品としての使用経験が少なく、副作用や相互作用などに安全上、とくに注意を要するもので、薬剤師のいる店でしか販売できず、お客に服用の際の注意点を説明しなければなりません。解熱鎮痛薬の【ロキソニンS】や胃腸薬の【ガスター10】などがこれに当たります。

第2類は、第1類ほど危険性は少ないものの、副作用や相互作用などに注意を要するもので、薬剤師または登録販売者（薬販売の一定の実務経験があり、都道府県知事の試験に合格した者）のいる店でしか販売できません。漢方薬もふくめて、大半の市販薬がこれに当たります。なお、第2類の中でもとくに注意を要するものは、指定第2類医薬品として、「2」という番号を丸か四角で囲む必要があります。

第3類は、副作用や相互作用に関して多少注意を要するもので、これも薬剤師や登録販売者のいる店でしか販売できません。整腸薬や消化薬、ビタミン剤などが当たります。

ところで、現在、医薬品のインターネットでの販売が解禁され、ほとんどの医薬品が販売できるようになりましたが、ここに至るまでには紆余曲折がありました。2006年の薬事法改正にともなう省令改正によって、インターネットや郵便などで医薬品を販売することは、ビタミン類などリスクの低い第3類医薬品を除いて原則禁止されました。

ところが、これにネット通販を行っていた業者が猛反発。大手2社が国を相手にネット販売の権利確認を求めて、裁判所に提訴しました。そして、2013年1月、最高裁判所は「ネット販売を一律に禁じる厚生労働省令の規定は改正薬事法に反し無効」として、2社の販売権を認めた二審判決を支持し、ネット販売権が認められることになったのです。

この判決を受けて厚生労働省は、約11000点ある医薬品（一般用）のうち99・8％に当たる品目のネット販売を解禁することにしました。ただし、安全性に懸念のある28品目については、販売を禁止したり、制限することを決めました。殺菌消毒薬の【エフゲン】など劇薬5品目は禁止、第3類医薬品の【リアップ×5】など市販後間もない23品目は、原則として3年間かけて安全性を確認できれば、ネット販売を認めるとしました。この決定は、2014年6月から実施され、インターネットでの医薬品の販売が可能となったのです。

医薬部外品と医薬品との違い

次に医薬部外品を見ていきましょう。これは、医薬品とは違います。医薬部外品は、人体に対する作用が緩和なものであって、薬事法で次のように定義されています。

1. 次のイからハまでに掲げる目的のために使用される物

イ　吐き気その他の不快感又は口臭若しくは体臭の防止

ロ　あせも、ただれ等の防止
ハ　脱毛の防止、育毛又は除毛
2. 人又は動物の保健のためにするねずみ、はえ、蚊、のみその他これらに類する生物の防除の目的のために使用される物
3. 医薬品と同じ目的のために使用されるもののうち、厚生労働大臣が指定したもの

以上ですが、具体的には、歯磨き粉や制汗スプレー、育毛剤、薬用シャンプー、ハンドソープ、薬用リップスティック、入浴剤、ゴキブリ駆除剤などが、医薬部外品に当たります。なお、3.については、これを指定医薬部外品といいます。胃腸薬や栄養ドリンクなどで、以前は医薬品の部類に入っていましたが、２００９年の薬事法改正による規制緩和によって、指定医薬部外品になったものです。

医薬部外品も、医薬品と同様に企業などが製造を厚生労働大臣に申請し、効能・効果や安全性が認められた場合、製造が承認されるものです。そのため、効能・効果を製品に表示することができます。ただし、医薬品と違って、一般のスーパーやコンビニなどでも販売することができます。

範囲が広い化粧品

次に化粧品ですが、これはかなり対象となる商品の範囲が広いものです。口紅や香水、乳液、美容液などのいわゆる化粧品はもちろんのこと、シャンプーやリンス、ボディソープも、法律上は化粧品の部類に入ります。薬事法での化粧品の定義は次の通りです。

「人の身体を清潔にし、美化し、魅力を増し、容貌を変え、又は皮膚若しくは毛髪を健やかに保つために、身体に塗擦、散布その他これらに類似する方法で使用されることが目的とされている物で、人体に対する作用が緩和なものをいう」

ですから、ボディソープは「身体を清潔に」するものですし、シャンプーやリンスは「毛髪を健やかに保つため」のものですから、化粧品に当たるということになります。

なお、厚生労働大臣が指定する成分をふくむ化粧品を製造・販売する場合は、品目ごとに厚生労働大臣の承認を受けなければなりません。

ちなみに、医薬部外品か化粧品かはなかなか微妙で、2013年夏に白斑症状が出て問題になったカネボウ化粧品の美白化粧品は、一般には化粧品と呼ばれていますが、法律上は医薬部外品です。シミやソバカスの原因となるメラニンの生成を抑える効果が認められていたためです。同じように一般には化粧品と呼ばれながら、実際には医薬部外品という製品は少なくないのです。

生活雑貨の表示

さて、医薬品にも医薬部外品にも化粧品にも当てはまらないものは、生活雑貨ということになります。台所用洗剤や洗濯用洗剤、トイレ用消臭剤、ラップフィルム、ボディタオルなどがそうです。これらについては、家庭用品品質表示法によって、成分や素材の表示が義務づけられています。

家庭用品品質表示法は、消費者が日常使用する家庭用品を対象に、商品品質について事業者が表示すべき事項や表示方法を定めたもので、消費者が商品を購入する際に、適切な情報の提供を受けることができるようにするための法律です。

この法律の対象となるのは、1繊維製品、2合成樹脂加工品、3電気機械器具、4雑貨工業品の4種類で、台所用洗剤や洗濯用洗剤は、4の雑貨工業品に当たります。これらの製品には、成分の界面活性剤、炭酸塩やけい酸塩といった補助剤が表示されていますが、これはこの法律に基づくものです。また、塩素系の漂白剤やトイレ用洗剤に「まぜるな危険」と表示されているのも、この法律に基づいています。

そのほか、【ヒートテック】などの衣料品は、1の繊維製品に当たり、素材について、「ポリエステル」や「アクリル」、あるいは「綿」などと表示されています。また、ラップフィルムは、2の合成樹脂加工品に当たり、合成樹脂の種類や耐熱温度などが表示されています。


以上のように、生活用品にはいくつかの種類があって、法律上はそれぞれ違った扱いになります。

ただし、消費者から見れば、医薬部外品であろうと、化粧品や単なる生活雑貨であろうと、いずれも生活用品の1つであり、法律上どう取り扱われていても、それほど関係ないでしょう。大切なのは、それらの製品が消費者にとって、本当に必要で役に立ち、そして安全であるかということです。これらの観点から製品を選ぶようにすればよいでしょう。

おわりに

「この製品は素晴らしい」「これは役に立つ」などといわれると、「では、使ってみようか」と思ってしまうのが、人間の性《さが》です。

でも、それが本当にそうなのかは、なかなかわからないものです。テレビＣＭに踊らされているだけかもしれませんし、インターネットの口コミ情報に惑わされているだけかもしれません。

各生活用品メーカーは、利益が出そうな製品を次から次へと開発し、売り出しています。企業としては、自社を存続させるためには利益を上げなければならないので、これは仕方のないことなのでしょう。

ただし、それらの生活用品が消費者にとってプラスになればいいのですが、そうではないものが多いのです。利益を優先させようとするあまり、それを使う消費者のことを考えていない企業が多いからです。

ですから、消費者は、数ある製品の中から、本当に役立つもので、しかも安全性の高い製品を選択していかなければならないのです。そうしないと、お金をムダにするばかりでなく、健康を害することにもなりかねないのです。

今は、おびただしい数の生活用品とそれに関する情報があふれかえっている時代です。しかし、製品の選び方は、意外にシンプルなものです。成分、あるいは原材料をきちんと見て、それがどんなものか知って、使っていいか、使うべきでないかを判断すればよいのです。そうすることが、自身の健康を守ることになり、また家族の健康を守ることにもなるのです。

本書は、製品を1つずつ具体的に取り上げ、「良いか」「悪いか」を示したものです。生活用品を購入する際に、お役に立てていただければ幸いです。

なお、本書の企画・編集にあたっては、サンクチュアリ出版・編集部の新関拓さんにたいへんお世話になりました。この場を借りて、感謝の意を表したいと思います。

2014年8月　渡辺雄二

とくに危険な成分一覧

本文中でとり上げた成分を中心に、危険性の高い成分をまとめました。買い物の際には、これらの成分をふくむ製品は避けるようにしてください。

[合成界面活性剤]

アルキルエーテル硫酸エステルナトリウム、直鎖アルキルベンゼンスルホン酸ナトリウム、ポリオキシエチレンアルキルエーテル、ポリオキシエチレンラウリルエーテル硫酸ナトリウム（ラウレス硫酸Na）、ラウリル硫酸ナトリウム、ラウレス-4、ラウレス-16

[殺菌剤・漂白剤]

次亜塩素酸ナトリウム、水酸化カリウム、水酸化ナトリウム、過酸化水素、塩化ベンザルコニウム、第四級アンモニウム塩

[洗浄剤]

塩酸

[防腐剤]

安息香酸ナトリウム、イソプロピルメチルフェノール、サリチル酸、サリチル酸メチル、パラベン

[酸化防止剤]

エデト酸Na、EDTA-2Na、EDTA-4Na、ブチルヒドロキシトルエン（BHT）

[防虫剤]

ピレスロイド系殺虫剤、パラジクロロベンゼン

[着色料]

カラメル色素（カラメルⅢおよびⅣ）、タール色素（赤色２号、赤色３号、赤色40号、赤色102号、赤色104号、赤色105号、赤色106号、黄色４号、黄色５号、青色１号、青色２号、緑色３号など）

[甘味料]

アスパルテーム・L-フェニルアラニン、アセスルファムK、スクラロース、サッカリンナトリウム

[その他]

酸化チタン、セタノール

主な参考文献

『洗剤の毒性とその評価』（厚生省環境衛生局食品化学課編著、社団法人・日本食品衛生協会発行）
『図説洗剤のすべて』（三上美樹ほか著、合同出版刊）
『抗菌・防カビ技術』（内堀毅監修、シーエムシー出版刊）
『発がん物質事典』（泉邦彦著、合同出版刊）
『有害物質小事典』（泉邦彦著、研究社刊）
『農薬毒性の事典　改訂版』（植村振作ほか著、三省堂刊）
『第7版　食品添加物公定書解説書』（谷村顕雄ほか監修、廣川書店刊）
『食品添加物の実際知識　第3版および第4版』（谷村顕雄著、東洋経済新報社刊）
「スクラロースの指定について」（厚生労働省行政情報）
「アセスルファムカリウムの指定について」（厚生労働省行政情報）

渡辺雄二

Yuji Watanabe

1954年生まれ。栃木県出身。千葉大学工学部合成化学科卒業。消費生活問題紙の記者をへて、1982年にフリーの科学ジャーナリストとなる。食品・環境・医療・バイオテクノロジーなどの諸問題を提起し続け、雑誌や新聞に精力的に執筆。とりわけ食品添加物、合成洗剤、遺伝子組み換え食品に造詣が深く、全国各地で講演も行っている。

著書に『買ってはいけない』『新・買ってはいけない』(共著、金曜日)、『「食べてはいけない」「食べてもいい」添加物』(大和書房)、『加工食品の危険度調べました』(三才ブックス)、『体を壊す10大食品添加物』『体を壊す13の医薬品・生活用品・化粧品』(幻冬舎新書)、『がんになる29の添加物を食べずに生きる方法』(宝島社)、『アレルギーを防ぐ37の真実』(青志社)など多数。

使うなら、どっち!?

2014年10月1日　初版発行

著者　渡辺雄二

撮影　榊智朗

デザイン　井上新八

DTP　小山悠太(アシスト　本田恵理)

編集　新関拓(アシスト　大川美帆)

印刷・製本　日経印刷

発行者　鶴巻謙介

発行所　サンクチュアリ出版

〒151-0051　東京都渋谷区千駄ヶ谷2-38-1

TEL 03-5775-5192　FAX 03-5775-5193

http://www.sanctuarybooks.jp

info@sanctuarybooks.jp

※本書に掲載されている会社名・商品名・成分データは2014年8月当時のものです。